音楽家のための
アレクサンダー・テクニーク入門

Indirect Procedures: A Musician's Guide to the Alexander Technique

ペドロ・デ・アルカンタラ
Pedro de Alcantara

小野ひとみ監訳　今田匡彦訳
Hitomi Ono　　　Tadahiko Imada

春秋社

日本語版への序文

　あれは 1998 年のことだ。本書のオリジナル版 *Indirect Procedures: A Musician's Guide to the Alexander Technique* を出版したばかりの私は、ロンドンの英国王立音楽大学で開かれた学会に出席していた。そのとき、1 人の日本人女性が私に近づいてきて言った。「あなたの本を日本語に翻訳しようと思うの！」もちろん私はとてもうれしかったし、なにより日本とのつながりができることに興奮したのを覚えている。

　私が育ったブラジルのサンパウロは、世界最大の日系人口を誇っている。ダウンタウンで暮らしていた私の祖母は、日系の隣人たちに囲まれていて、幼いころから私はそんな祖母のそばで日本に魅きつけられていた。きっとブラジルが血肉化したもう 1 つの日本を見ていたのだろう。日本人の男性や女性の顔、ジェスチャー、音、意味はわからないが優雅な日本文字で書かれた店の看板、祖母がキッチンにかけていたカレンダー（そこから、日本の森や庭園がかもしだす繊細な四季のイメージを感じることができた）……それらすべてが美しくて、好奇心をそそられた。日本文化について私が感じたことは、しかし、審美的なものを超えていた。私は子供の頃からすでに予感していたのだと思う。日本は私の人生でとても重要な役割を演じるだろうことを。

　私がアレクサンダー・テクニークの最初のレッスンを受けたのは、哲学の教授だったドイツ人オイゲン・ヘリゲルが日本の禅僧に弓道を学んだ時の苦闘をつづった古典的な名著『無我と無私――禅の考え方に学ぶ』〔邦訳　藤原正彦他訳、ランダムハウス講談社〕をちょうど読んでいた時だった。そのためかテクニークに出会った最初の日から、私のアレクサンダー・テクニークへの感覚は、その時の私が理解していた禅の教えの「いたらぬがままに」という色に染まっていた。フレデリック・マサイアス・アレクサンダーによると、あなたの問題を解決するためには、「問題を解決したい」

というその望みをあきらめることこそが最初の一歩であり、それに代わって、一連の間接的な取り組み（問題とは一見関係がなさそうな）を始めることである。この取り組みによって、あなたは、頭を整理し、あなた自身の心身のバランスを取り戻していく——問題が消えてなくなるまで、あなたはそれを考えもしないだろう。アレクサンダーが〈ノン・ドゥーイング〉と呼んだこのアプローチは、もし私の理解が正しければ、禅に通じる優れた方法だ。

　アレクサンダー・レッスンを受け始めて間もないころ、私は通っていた大学の合気道部に加わった。しかしその時から合気道は、私の人生における大きな心痛と混乱の源となったのだ。初心者にとっては特に、合気道の練習は肉体的な痛みを伴う。しかし合気道の本当の難しさは形而上学的なのだ。稽古では、まったく違った生の在り方——宇宙の核そのものとつながりを見出すような、焦点の定まった、流動的な存在としての人間——をかいまみる。どうやってそこに到達するのか、そしてどうやって日常生活と合気道を融合するのか——これこそが、肉体の痛み以上の本当の難しさなのだ。

　私は、休み休みではあったが何年も合気道の練習をつづけた。しかし結局、初心者以上にはなれなかった。きっと、禅の教えと同じように、合気道をきちんと理解はしていなかったのだろう。しかし、私は合気道から学んだ多くのことをアレクサンダー・テクニークの指導に応用させている。私は自分のレッスンを「あまり気合いをいれない合気道」と名づけたりしている。つまり、合気道が目指すゴールやメソッドよりは、ちょっぴり気楽に、あなたの生命の源を見出すことができる方法ということだ。

　さて、そろそろ、私がこの本が日本で出版されたことをなぜ喜んでいるか、おわかりになっただろう。あのとき翻訳を申し出た女性は、私の同僚でありアレクサンダー指導者の小野ひとみであった。日本語版刊行を実現するまでの彼女のさまざまな努力と忍耐に、深く感謝する。彼女とともに、「間接的なアプローチ」の本質をつかみ、日本語という特異な言語に翻訳する努力をされた今田匡彦博士は、驚異的な仕事をこなした。日本語

を話すことも読むこともできない私がこのような評価をできるのは、私の弟子、ジュン‐グイ・クウォン（Jun-Gui Kwon）のお陰である。彼は英語の原文と日本語版とを詳細に検証し、翻訳者が果たした素晴らしい成果に対する感嘆を私と分かちあった。

　日本という国とそこに暮らす人々は、私の人生に数知れないギフトを贈ってくれた。本書が、日本の皆様へのささやかな返礼となることを願ってやまない。

　　　　　2009 年 2 月 14 日　パリにて

　　　　　　　　　　ペドロ・デ・アルカンタラ

アレクサンダー・テクニークへの期待

　本書の監訳者の小野ひとみさんとは、私がマスター・クラスをしているヴェルビエ音楽祭で毎年顔を合わせています。

　ある生徒を教えていたとき、その生徒は大変背の高いアメリカ人だったので、小柄な私とはまた違う身体の使い方が必要と考え、小野さんにアレクサンダー・テクニークのレッスンをしてもらいました。

　その時に小野さんが言っていたのは、終始、頭と首のありかたでした。ほんの20分ほどの短いレッスンでしたが、生徒が椅子から自然にすっと立った時の姿は、はっとするほど美しかったのです。

　数年前、小澤征爾さんと生徒の指導について話していたとき、彼が「あの子は頭が上がっているから」とふと口にしたことがありました。その時はなんとも思わなかったのですが、小野さんのレッスンを見ていたとき、私の中で、その言葉がはっと結びつきました。——頭が上がっているとは、身体のどこにも硬さがないということ。余裕があって、他の人の音がよく聞こえているということ。頭が、耳が、目が、開かれていること。そういうことではないだろうか？

　ヴェルビエで小野さんが言っていた「頭を上に、前に」という言葉は、いま、私自身のふだんの生活や練習のなかにも生きています。アレクサンダー・テクニークはおそらく、習ってすぐに効果が出るものではなく、じわじわと蓄積されていくものでしょう。特殊なメソッドではなくて、ふだんの生活に——立ったり座ったり、話をしたり——自然に結びついているところがこのテクニークの素晴らしいところだと思います。

　本書は、音楽をする人に限らず、何かを表現しようと思うすべての人に読んでほしい書物です。

ヴィオリスト

今井信子

刊行に寄せて

サー・コリン・デイヴィス
[*]

> 人間はさまざまな過ちをおかすものだが、その過ちはまず
> 自分自身に向けくり、次に、外界に向けての振る舞いかたに
> 表れてくる。そのような過ちを防ぐ方法はただ一つ、自分を
> 本当に変えるしかない。　　　　　F. M. アレクサンダー

　アレクサンダー・テクニークは、いまや多くの人が知っているとおり、F. M. アレクサンダーが描いた夢——「自分自身の上手な使い方」を回復させたいという夢から生まれたものだ。生まれた時にはすこぶる健やかな子どもだったはずの私たちが、大人になる旅の途上で、一体、いつ、どうやって、「上手な使い方」を失ってしまったのだろう？

　詩人ウィリアム・イェイツは教えてくれる。私たちは皆——

　　大人になる苦労に耐えなければならない
　　少年時代の恥ずべき行為、そして
　　少年から大人へと変化する時の苦しみにも
　　未熟な人間であることにも、その不様な姿を
　　目の前に突きつけられる苦痛にも耐えなければならない
　　成熟した人間が敵に囲まれたら？
　　悪意のある目が鏡となり
　　己が瞳に映してみせる
　　その汚く、醜い姿から
　　逃れることなどできない
　　これこそが自分の姿だ、と思うにちがいない　　（『自己と魂の対話』より）

子どもから大人へ、長い旅路を経た今、「上手な使い方」を回復し、再び小さな子どものように生きる能力を取り戻すことはできるだろうか？私にはわからない——しかし、努力する価値はある。「醜い姿」に向き合い、もとの自分に戻るために努力をする。自分自身について深く考えようと試みては、それができない自分の力なさを思い知る——その繰り返しで味わってきた葛藤の思いは、長い年月のあいだに澱のように自分の中に堆積している。

　アレクサンダーの「道」は、真の発見である。自分自身の思考に奴隷のように振り回されている人間でも、長年の課題を克服できる、まったく新しい術なのである。優秀な指導者の眼差しは、まるでモーツァルトのように、私たちがいかに不合理にふるまっているかに気づかせてくれる。使いものにならない習慣、化石のように古い物事の見かたに気づかせ、変化の可能性がそこにあることを教えてくれる。

　私たちはともすると、堕落した生き方（人間らしさを失うという意味では死にひとしい生き方）へ傾きがちで、人生は堕落への誘惑に満ちている。しかし、この「道」にそって歩んでいけば、そのような絶え間のない誘惑から逃れることができるのだ。

　アレクサンダーの直弟子であったウィルフレッド・バーロウのもとに私を送ってくれたのは、エイドリアン・ボールトである。彼には心から感謝している。それが私の最初のアレクサンダー・レッスンだったからだ。

　バーロウは言った。「おやおや、君ね、そんなことを続けていたら、そのうちきっと身体を痛めてしまうよ！」40年も昔の話だ。

　現在、私の妻はアレクサンダー・テクニークの教師となっていて、私たちは一家で（みな音楽家だ）彼女のレッスンを受けている。私たちは皆、このテクニークがいかに有効かを確信している。治療でもエクササイズでも心理分析でもない。しかし、人間の行動のすべての側面に確実に働きかける。長時間辛抱したあげくにやっと自由を獲得できるような、いつもの「練習」とは違う。アレクサンダーのレッスンでは、「草木のかげの子ども

たちの／密やかな笑い声」がそこかしこから響いてくる。子ども時代の自分が自然にもっていたはずの、健やかで伸び伸びとした能力を、みずからの内に確かに感じながら実践することができるのだ。

「書物には注意しろ」と F. M. アレクサンダーは言う。その通り。印刷された言葉でアレクサンダーの「道」のすべてを理解するなど不可能だ。しかし、ほかに何があるだろう？ 説明の文章がまったくなければ、「行間を読む」こともできない。どうせ書物ではわからない、と、あきらめてはいけない！

本書は、アレクサンダー自身やその他の優れた教師の言葉、たくさんの写真、テクニークの目的と応用についての徹底的な分析など、智恵の宝庫である。本書の中のひとことでも、読者の心に響く言葉があり、その言葉が読者の足をこの「道」に向かわせることができたなら、ペドロ・デ・アルカンタラ氏の努力は十分にむくわれることだろう。

さあ、本書で、まず最初のアレクサンダーのレッスンを受けてみよう。そしてぜひ、良い旅を──ボン・ヴォヤージュ！

〔＊訳注〕コリン・デイヴィスは 1927 年生まれの英国の指揮者。コヴェント・ガーデン王立歌劇場をはじめヨーロッパの主要な歌劇場と、ボストン交響楽団、バイエルン放送交響楽団など数々の名門オーケストラで優れた指導力を発揮。1995 年からロンドン交響楽団の首席指揮者。

はじめにひとこと

　たとえば歌唱法について、これまでに優れた書物がたくさん出ているが、それさえ読めば歌えるようになる、と思う人はいないだろう。地質学や三角法も同じで、優秀で熱心な指導者の助けがあれば別だが、教科書だけから独学で学ぶのは難しい。心身の感覚が主要なテーマとなる事柄を、書物から学ぶのは不可能なのだ。

　アレクサンダー・テクニークも同じである。書物は、アレクサンダー・テクニークをすでに学んだことがある人や、いま学んでいるという人になら、意味があるだろう。レッスンを受けたことはないけれど、興味はもっているという人もいるかもしれない。そんな人には、ぜひ、レッスンを受けてください、と心からお願いしたい。アレクサンダー・テクニークを本当に知りたいなら、それが唯一の方法だからである。

　本書の中で、私は繰り返し、書物から学ぶことはできない、と言っている。ちょっとしつこいと感じる人もいるかもしれないが、どうぞ許してほしい。

目　次

第 III 部
アレクサンダー・テクニークを音楽演奏に応用する

序 章

　天使のように演奏していた無垢な天才少年がいたとしよう。彼は大人になるにつれ、楽器や、音楽そのものや、聴衆に対して、自意識過剰になっていった。どんなに努力をしても、自分の演奏が不安定になっていくのをとめることができない。

　その世代を代表する優れた才能と目されていた若者が、先天性と思われる深刻な腰痛に悩まされるようになり、20代前半という若さで手術が必要となった。聴衆や批評家からは相変わらず絶賛されているが、親しい音楽仲間（彼の才能が開花していくのを見守ってきた人たち）は、彼の演奏に奇妙なむらがあるのを感じている。

　ある若い女性音楽家はレコード会社の戦略で、クラシック音楽界のアイドルとして売り出された。期待に応えるために、彼女は、家族・ステージ・自分自身と、3つの場面で人格を使い分けなければならなかった。

音楽をすることは苦しいこと？

　ある雑誌の調査で、いつも不安感に悩まされていると答えたオーケストラ団員が驚くほどたくさんいることがわかった。団員の多くは、演奏会の前後だけでなく休憩の時でもアルコールを必要としている団員もいて、精神安定剤や不安抑制剤を服用している人さえいるという。腰痛、頭痛、腱
鞘炎、ＲＳＩ（反復運動過多損傷）、潰瘍や、鬱などに悩む人も多くいた。

　著名な指揮者や、歌手などの演奏家が、ふつうの人ならびっくりするような常軌を逸した行動をするというのは、なかば常識になっている。わがままかつキャンセル魔で非常識な振る舞いをする歌姫は、ゴシップ記事

のよいネタだ。それが「芸術家気質」というもので、いわば必要悪のものとされている。

　才能を失うこと、短いキャリアで終わってしまうこと、演奏の出来がその時々で不安定なこと、決して褒められない行動、強いフラストレーション、苦しみや痛み——これは、プロの音楽家なら必ず体験すると言われる。しかし「本当にそうなのだろうか？」本質的に、音楽をすることが苦しみにつながる何かがあるのだろうか？

　もちろん、そんなはずはない。私たちは、アルトゥール・ルービンシュタインの、いとも軽々と紡ぎだされる優美さ、老境に入っても失われない若々しさを知っている。ヴラド・ペルルミュテール、リヒテル、ペライアの卓越した演奏にうっとりと聴き入り、クラウディオ・アラウの深みのある熟練した息づかい、コンクール優勝者だったころの眼もくらむような超絶技巧を敬愛してやまない。何十年にもわたって、演奏家・教育者として活躍を続け、静かな威厳を保ちつづける偉大な声楽家たちにも、教えられることは多い。

原因はストレス？

「どうしても克服できない問題」を抱えている音楽家（年齢も能力もさまざまだ）は、その理由をいろいろとあげるものである。しかし、ではどうして他の音楽家は成功しているのかを考えると、彼らのあげる理由は、実は理由にならないということも多いのである。

　音楽家にかぎらないが、問題が起こると必ず理由にあげられる１つに（使いふるされた言葉だが）ストレスがある。ノーマン・カズンズは次のように述べる。「誰もが納得することだろうが、最も深刻な現代病はストレスだ。ストレス学説の提唱者ハンス・セリエは、苦しみの表れと表現していて、ある人の感情的・身体的なキャパシティを超えるような要求のことだと言う(1)」。

　このストレスの定義は、一見わかりやすいが、的をはずしていると思う。こんなたとえはどうだろう。橋は、絶え間なく続く車の流れやその他

さまざまな外部からの「ストレス」にさらされている。長年のあいだには、ひび割れなどの破損が生じてくるが、それは外部からの刺激を受けて、金属その他に歪み（ゆが）などの変化が生じるからだ。橋が傷むのは、外部からのストレス（刺激）そのものが原因なのではなく、それに対する反応の結果なのである。

橋は何年にもわたって、絶え間のないストレスに耐え抜いている。生きていくうえで、ストレスは必然的に伴うものでもあって、なくすことはできない。それ自体は、良くないとか望ましくないというものではないのである。何百、何千の聴衆の前で魂を燃焼させるような、最もストレスフルな状況下でも、成功をおさめている音楽家はたくさんいる。

演奏は、身体に無理を強いるもの？

先ほどの引用で「キャパシティを超えて」という言葉があったが、ストレスに関連して、「人間のデザイン」が議論になることもある。丈夫な橋はストレスに耐えられるかもしれないが、人間の身体は、今日のさまざまな問題に耐えられるようにはつくられていないという説である。これも一見もっともに聞こえるが、「人間のデザイン」と「現代文明」の両方を誤解している説だと思う。

まず「人間のデザイン」について。小さな身体にはヴィオラは向かない、小さな手ではピアノは弾けない、人間の声は現代の巨大な交響楽団と協演するようにはつくられていない、と思いこんでいる人は多い。私たちの足は、長距離マラソンを走ったり、そもそも靴を履くようにはできていない、コンクリートの上を歩くようにはできていない、などなど。

しかしこうした議論には中途半端なものが多い。ヴィオラ奏者で教師のウィリアム・プリムローズは、「ヴィオラを弾くには、大きな手で、中背あるいは長身のほうが有利だが、もちろん絶対条件ではない」と言っている。リヒテル、ギレリス、ルプーなど多くの弟子を持つゲンリッヒ・ネイガウスは『ピアノ演奏芸術』の中で次のように書いている。

人間の手の解剖学的構造は……ピアニストにとっては理想的だ。ピアノからあらゆる音色を引きだすのに最も適切で、効率よく、知的なメカニズムである。手のメカニズムはまた、鍵盤のメカニズムと完全に調和している(3)。

あまり開かない小さな手の持ち主は、手首・前腕・肩をフルに活用することになる。大きな手（大きく開く手）に比べると、ヒンターランド〔うしろに控えている領地〕のすべてを使わなければならない。だからこそ、大きな手と骨格を持つ演奏家より、小さく困難なところのある手だが才能ある演奏家のほうが、ピアノの本質や「ピアニスティックな」身体とは何かをよく理解している。**彼らは弱点を美点に変えているのだ**(4)」。

「人間のデザイン」の間違った考え方は捨てて、人間は「この世界最高の美、万物の模範」だというハムレットの言葉に素直にうなずこう。二足歩行で、両手の親指がうまい具合に対称的な位置にある、万物の霊長なのだ。驚くほど美しく、豊かな恵みを与えられた人間の身体は、演奏に必要なすべてに応えられるはずである。

現代の生活スタイルが人間を苦しめている？

人間のデザインは、自然からかけ離れた形に進化してしまい、現代文明の要求についていけなくなっている、と考える人もいる。たとえば、オーケストラの椅子は人間には座りにくいデザインである。音楽コンクール？　もちろん有害だ。長期のツアーは？　大都市での暮らしは？　排気ガスを吸うことは？　……昔は良かった。競争社会から逃げだして、田舎に引っ越すことができたら。18世紀（それとも16世紀？）に戻れたら。いっそ、エデンの園へ戻ろうか？

こういう「現代文明」批判も、もっともに聞こえるが、お粗末な議論だと思う。椅子は現代生活の病理を象徴すると主張する人もいるが、それでは、理想的な椅子ができれば健康問題はすべてなくなる（軽くなる）のだろうか？　シェークスピアの『終わりよければすべて良し』の道化師がこ

んな台詞を言っていて、人間工学の限界を教えてくれる——「それはどんな尻にもぴったりする床屋の椅子のようなものです。とんがった尻、ぺったんこな尻、ごつごつ尻、他のどんな尻でもね」。そんな椅子はどこにもないし、ちゃんとした使い方を知らずに、健康になれる家具などないのだ。良いデザインの家具は心地よく、悪いデザインはそうではないと言われるが、どちらにも確たる証拠はない。アレクサンダーの提言は、「必要なのは、学校の家具を改善することではなく、子どもたちを教育することだ」である。

　コンクールはまことに反・文明的なもので、音楽の本質を歪め、若い音楽家の将来を傷つけ、聴衆の趣味を良くない方向に走らせると言う人たちもいる。しかし、真の競争心とは健全で、本能的なものだ。どの文化にも、歴史の変わり目には必ず競争の原理が働いている。ベル・カント時代の偉大な歌手たちは、競い合うように歌っていたからこそ、音楽がより優れたものになっていったのではないだろうか？

　コンクールそのものを、音楽家を苦しめる元凶だからと非難することはできない。コンクールが有益なものになるかどうかは、参加者の態度次第なのだ。オーストラリアの偉大なテニス・チャンピオン、ロッド・レーバーは、競い合うことについて次のように述べている。

　　持てる力をすべて出す。自分のゲームができなければ、負けるしかない。勝つかどうかを心配しても、パニックになるだけだ。自然にショットを打てばいい。ショットを決めようなどと考えてはいけない。そんな考えがトラブルを引き起こす。

　現代の文明的な生活のせいで問題が起こっていると考えるなら、当然の結果として、過去へ帰るしかなくなる。これは誰もがときおり感じる密かな欲求らしい。旧約聖書の時代から人々はそんなふうに感じていた。「過去のほうが良かったなどと言ってはいけない。賢い答えなどどこにもないのだから」。伝道の書に記されたこの美しい助言は、こんなふうにも言い

換えられる——「過去を切望するなどバカげている」。生きることに必然的に伴う要求に、応えられる能力が十分にないとしたら、要求を減らすのではなく、能力を高めるべきだろう。正しい道はうしろ向きではなく、前向きであるべきだ。

あふれるほどの問題点とさまざまな治療法

音楽家の問題としてもう1つよく言われることは、他者である。熱心すぎる両親とレコード・プロデューサーのあいだで人格を引き裂かれてしまった若い女性の話は先ほど紹介した。オーケストラの演奏家は、指揮者と楽団事務局に不満をもち、指揮者と楽団事務局はオーケストラの団員を責める。声楽家は、周りみんなを責める。

ストレス、人間のデザイン、文明、他者……こうしたすべてが音楽家には問題になり、それぞれに適切な療法が必要となると、こんなことになる。熱心すぎる親が精神的な問題を引き起こし、解決策として心理療法が必要になる。小さすぎる手は腱鞘炎を引き起こし、解決策は理学療法。デザインの良くない椅子は腰痛を引き起こし、解決策は人間工学。コンサートのストレスがあがり症を引き起こし、解決策は β ブロッカー。現代生活が不幸を引き起こし、解決策は自然回帰……。

こういった方策は、長年にわたって多くの患者を救おうとしてきたが、問題は解決されていない。むしろ、プロフェッショナルな音楽の世界では、1、2世代前よりも状況は悪化している。さまざまな心身の症状や悲しみ・苦しみが増え、優雅さがなくなってきている。

治療法は、診断があって初めて決まるものだ。しかし、最初の診断を誤れば、治療そのものが患者の生命を脅かすことになってしまう。音楽家たちが自己流に下している診断が、問題を引き起こしているのだ。心理療法であろうと、理学療法であろうと、服薬であろうと、音楽家が完全に満足できる解決策にはならないのである。

アレクサンダーの統合的な解決策

　フレデリック・マサイアス・アレクサンダー（1869 ～ 1955）は、人間の病理の本質を理解し、痛みを和らげるとか悪化させるといったこととは別の、効果的な解決策を提唱した。

　アレクサンダーは、現代的な考え方そのものに誤りが多く、診断と治療の両面で間違っていると考えた。問題の原因を、私たちに対してなされることではなく、私たち自身がしていることに見出したのである。現代生活の刺激そのものではなく、それに対する反応が問題なのであり、ストレスそのものではなく、ストレスの受け止め方が問題なのである。

　これを彼は〈自己の誤用〉と呼んだ。誤用は人間のデザインのせいで起こるのではなく、〈エンド・ゲイニング〉によって引き起こされる。誤用とエンド・ゲイニングについては、次章で詳しく説明しよう。

　アレクサンダーのアプローチは、多様性が特徴である。彼は、一見、異質に見える問題の中に、共通する糸口を見つけ出したのだ。「熱心すぎる親のせいで神経症になった」とは言わずに、「エンド・ゲイニングが誤用を引き起こした」と説明する。「悪い椅子が腰痛を引き起こした」のではなく、「エンド・ゲイニングが誤用を引き起こした」のである。彼は、人間のデザインと腱鞘炎、文明とストレス、その他の方程式も、同様に立て直す。

　アレクサンダーの発見は、診断と治療とを包括的な方程式へと統合する──**エンド・ゲイニングが誤用を引き起こす**。解決策は〈抑制〉である（第4章参照）。アレクサンダー・テクニークは、心理療法、理学療法、外科的な処置、服薬、人間工学、あるいは関係者の誰かをクビにするとかいった、個別の対処法などよりもはるかに効率よく、はるかに多くの問題を解決できるのである。

第 I 部
アレクサンダー・テクニークの
基本原則

第 1 章
自己の使い方

統合体としての自己 ……………………… 身体と 心 は分けられない

　現代では、人間の身体・心・精神は切っても切れない関係にあると
いうのは常識である。けれども、身体と心、理性と感情、客観性と主観
性、神と人間というふうに、2 つに分けて考える二分法は、長いあいだ、
欧米の生活の基盤になっていた。今ではその二分法は意味を持たなくなっ
て、私たちは物事を違ったふうに見ている。人間は、自分だけで生きてい
る存在ではなく、宇宙の一部であるという意識が強くなったのだ。これ
が、新しい「統合的な」考え方である。

　ヴィルヘルム・フルトヴェングラーは、かつて、「世界の展望なんてこ
とが話題になることはめったにない。あったとしても、実生活に根ざした
言葉というより、リップ・サービスみたいなものだろう。これが私たちの
今日的状況なのだ」と書いた。この言葉は、当時よりも今のほうが切実に
聞こえる。デカルトやアウグスティヌスから始まった二分法とその裏にひ
そむ道徳観は、いまだに力をもっている。心 は善で、身体は悪。理性は
善で、感情は悪。権威は善で、自由は悪、といった具合だ。けれど今日で
は逆に、身体は良くて 心 はだめ。感情は良いが思考はだめ。自由（自己
表現、自発性、個性）は良いけれど権威（階級、規律、コントロール）はだ
め、という見方に変わってきている。

　今日の医学は 心 と身体とは別のものと考えていて、オリヴァー・サ

ックスが言うように、「マインドなき神経学とボディなき心理学」といった不適切なものになっている。現代では、アスリートの肉体と大学教授の知性が皆のあこがれの的というわけだ。身体の働きを、その身体の持ち主の行動とは切り離して考えてしまう。これが二分法の表れだ。私たちはよく「肩が凝る」とか「腰が弱い」と言うが、なぜ、「肩を凝らしている」とか「腰を酷使している」とは言わないのだろう？　同じように、心の働きも、その心の持ち主の行動とは別のものと考えてしまっている。ノーベル賞を受賞するような素晴らしい人でも、妻を殴ったり、電球の取り替えすらできなかったり、ヘビー・スモーカーだったりする。「頭がいい」とは一体どういうことなのだろう？

　音楽家も似たような誤解をしていて、「テクニック」（たとえばヴァイオリンの演奏法）とはすなわち「音楽的概念を具現化するための身体的な手段」と考えている（第15章でこの考え方がいかに狭いかを説明しよう）。あるヴァイオリン教師は、ステージで緊張してしまうのは肉体的・精神的・社会的な原因があると言いながら、原因そのものは考察しないで、対処法だけを細かく分類して紹介したりしている。

　生物学者のサー・チャールズ・シェリントンは、「身体と心の形式的な二分法は、分析を目的とした人工的な説明で、自然のものではない」と言っている。言葉は、私たちの思考法を反映すると同時に形作るものだ。「身体」という言葉を発するとき、私たちは、実際に生きている肉体とは切り離された存在、つまり自然界にはない人工物としての「身体」を当然のように思い浮かべてしまう。こうした人工的なものに振りまわされないためには、言葉の束縛から解放されなければならない。

　F. M. アレクサンダーにはそのことを見抜く先見の明があり、理論や実践だけでなく、言葉の使い方にも才能を発揮した。専門用語はほんの少ししか使わなかったし、「身体のメカニズム」や「心理的な状態」といった、心と身体の乖離を暗示するような言葉も使わなかった。彼はごく単純に、〈自己〉と言い、その使い方と働きかたについて語ったのである。

　シェリントンは、自己という言葉を正確に定義づけている。

生きることは舞台に上がるようなものだ。調子が良かったり悪かったり、喜劇だったり悲劇だったり……自己(セルフ)という**ドラマティックな登場人物(ペルソナ)**の人生ドラマが日々展開している。最後に幕が下りる日まで、ドラマは続く。自己(セルフ)とは1つの統合体である。時間の中での存在感(睡眠中でもそれは途切れない)、何者にも奪うことのできない知覚的な空間での内面性、視点の一貫性、個人的な経験が組み合わさって、個性的な存在を生み出す。自己(セルフ)は多面的な性格をもつが、同時に自己(セルフ)として1つにまとまっている。自己(セルフ)は自己を「個」とみなし、他者もそれを「個」として扱う。それは「個」として命名され、その「個」の法則と在りかたによって、1人の人間として形成される。自己(セルフ)は、自己自身を完全に含むものとして、身体(ボディ)とともに自己(セルフ)を認識する。自己(セルフ)を1つのものと捉えることは、反論の余地もない確信である。文法では、自己(セルフ)は、単数代名詞(this)で表される。自己(セルフ)のすべての要素は、「個」の中で溶け合っているのだ(4)。

　アレクサンダーは、自己(セルフ)を、身体(ボディ)と心(マインド)の2つに分けなかった。アレクサンダーにとっては、身体(ボディ)は心(マインド)をコントロールするものではなかったし(逆も同じ)、無意識が意識をコントロールしたりはしなかった(逆も同じ)。彼が考えた概念〈意識下の自己(サブコンシャス・セルフ)〉とは、「生命の多様性というより、その統合体を指す。[〈意識によるコントロール〉と関連して言えば、]この概念は、コントロールされるものとコントロールそれ自体を区別するものではない(5)」。

　これは、アレクサンダーが自己(セルフ)の働きをどのように考えていたかのヒントとなる。「車が身体(ボディ)で、運転手が頭脳」といったありふれた見方はしないのである。この点については、第2章で詳しく考察したい。

自己の使い方 ⸺⸺⸺⸺⸺⸺⸺⸺ 身体の各部分と全体との関係

アレクサンダーは自己を説明するとき、たとえば「機能する」とか「反応する」といった具合に、いつも何かしら「使用中」のものとして説明した。彼は自分の著書の1つに「自己の使い方」（The Use of the Self）というタイトルをつけているが、アレクサンダー・テクニークとは、リラクゼーションや、姿勢や、身体の使い方のメソッドではなく、〈自己〉の使い方のメソッドであると明言している。

> 「使う」という言葉は、たとえば腕を使うとか足を使うというふうに特定の部位に限定されがちだが、私は、有機体の総合的な働きに適用できるような、もっと包括的な意味で使っている。腕や足など特定の部位を使うことは、必然的に、有機体を支えるさまざまな心理身体的なメカニズムを巻き込んで成立している。つまりこの連係全体が、特定の部分を使う動きにつながると私は考えている。(6)

わかりやすい例として、友人と話をしているところを想像してほしい。話題はなんでもいいのだが、大切なのは、その友人がどんなアイデンティティの持ち主か、である。あなたと友人の2人はそれぞれ独自の音質・音色・響き・言葉づかい・イントネーションをもっている。2人とも、声帯・唇・舌・あご・呼吸器官だけでなく、身体全体を使っていて、それぞれが独自の言葉・文法・視点・議論の進めかたをもっている。たとえば、友人は舌足らずで他愛のないことを言う。あなたは大きな声でせっかちであまり理性的でなく、怒ったような調子で話す。友人は気が小さくてためらいがちで、はっきりしない。そして話しかける時は目をそらす。

こうしてみると、話すことは純粋に肉体的な行為とも言えないし、逆に、純粋に精神的なものとも言えない。「声を使う」とは、あなた自身の

全体と連係した働きなのだから、**声の使い方ではなく、話している時のあ
なた自身の使い方**と捉えたほうが良いだろう。それはすなわち、この行為
の全体ということだ。このように自己（セルフ）の使い方を捉えてみると、それはあ
なた独自のものとして完結していて、さまざまな面に分割しても意味がな
いことがわかる。

　ここまでのことを、いくつかの仮説に沿ってまとめてみよう。

（1）部分は全体を反映する

　声の使い方は、あなた自身の使い方、つまり**あなたが何者か**というこ
とを表している。さらに言えば、あなたの声の一部（たとえば、語彙（ごい）やイン
トネーション、身振り）の使い方は、あなた自身の全体の使い方を反映し
ている。すべての活動はあなたの全体を反映し、あなたの個性を反映して
いる。電話で「もしもし」と聞いただけで、私はすぐにあなたの声だとわ
かる。虹彩診断の専門家は眼球の虹彩をのぞきこむことで、反射療法（リフレクソロジー）の
専門家は足を持ち上げてみることで、鍼灸師（しんきゅう）は脈をとることで、あなた
の健康状態を察知する。これは、各部位が全体を反映することのなにより
の証拠である。

（2）どんな状況でも自己（セルフ）のすべての部分は常に役割をもつ

　腕をまったく動かさないで話そうとしてみると、全体の使い方に影響す
ることがわかる。「使う」とは、活動だけを示す言葉ではない。腕をまっ
たく動かさないのも、1つの「使い方」である。すべての場面で多くの部
位が、消極的であれ何らかの役割を果たしており、自己（セルフ）の全体が協調して
動くための重要な要素となっている。これが、本書を通じて私が明らかに
したいことの1つである。

（3）すべての部位は、他の部位とつながっている

　私の言葉づかいや語彙（ごい）は、私の声の質や響きかたとつながっている。声
の使い方は腕の使い方ともつながっているし、逆も同じである。腕の使い

方は、首・肩・背中の使い方ともつながっている。

　自己（セルフ）の使い方とは、つまり、私自身のすべてを伴う反応のしかたのことである。アレクサンダーは簡潔に「人間の個性・性格とは結局のところ、自分自身をどのように使うかという、その流儀である」と言っている(7)。自己（セルフ）とは、身体（ボディ）と 心（マインド）の２つに分かれているのでもないし、身体（ボディ）と 心（マインド）と魂（ソウル）に３分割されているものでもない。それらはすべて一緒に働いている。身体（ボディ）・ 心（マインド）・魂（ソウル）によって分割されてしまった部分ではなく、１つの全体として統一された自己（セルフ）の中で初めて、それぞれの部分の独立した存在意義があるのだ。

　さて、自分が１つの全体であって分割できない存在であると納得すると、今までとは違った話しかた、違った考え方、違った練習・リハーサル・演奏のしかた、病気の違った治しかたを求めるようになる。もしあなたが１つの全体で存在するならば、１つのものとして機能するだろう。全体から切り離された各部分を試したり、変えたり、コントロールしたりしても、意味がないのだ。

知性とは？

　自己（セルフ）とは、身体（ボディ）と 心（マインド）の組み合わせではなく、常に全体として働く１つの存在である。それを理解するために、さらに２つのキーワードを考えてみよう。１つは、心の働きに関わる〈 知 性（インテリジェンス）〉、もう１つは、身体（ボディ）の働きに関わる〈姿勢（ポスチャー）〉である。

　知性を定義するのは難しい。重要なテーマについて明解で格調の高い文章を書ける学者が、不適切かつ不健康な行動をとったりする。この学者は知的と言えるだろうか？　人工知能について、オックスフォード大学のマイケル・ブレイディ教授は、判断力や思考力は「知性の進化とは関係がない。私は、知覚と行為こそが——思考ではなく——知性の源泉であると思

う」と言っている。知性のある人間とは、知的に行動し生活する——つまり、自分自身を上手く使える人間だ。ゲンリッヒ・ネイガウスはこんなふうに言っている。「芸術家の〝知識〟について語るとき、私の 心 にはいつもアクティヴな力が湧いてくる。知識とは、理解に行為が加わったものである。もっと言えば、正当な思考によって正当な行為をすることである」。

アレクサンダー・テクニークの実践者にとって、「考える」とは、純粋に知的な活動のことではなく、日常生活の中での自己の活動のことである。ということは、正当な思考とは常に正当な行為を導くはずであり、正当な行為は、常に正当な思考の結果として起こる。この２つは切り離すことはできない。

姿勢について

アレクサンダー・テクニークを、姿勢を良くする方法だと思っている人も多い。「姿勢」は「使い方」の１つの要素だが、同義語ではない。アレクサンダー・テクニークの教師はよく、このテクニークは〈姿勢に表れる態度〉（postural behaviour）と深い関わりがあると表現する。姿勢に表れる態度とはつまり、「姿勢」という意味を含むがもっと広い概念のことである。

ふつう私たちは、姿勢とは（意識的・無意識的どちらでも）一定の時間保持する身体のポジションのことだと思っている。しかし身体と 心 は切り離せないという前提に立つと、発想の転換が必要になってくる。

誰かに「良い姿勢とは？」とたずねてみよう。その人はきっと即座に背筋を伸ばし、肩をうしろに反らせて、まるで兵士か下手なダンサーのように、身体を硬く強ばらせるだろう。どうしてこんなふうになるのだろう？それは、姿勢（身体の各部位の配置）は、その人の態度や思想や感覚と密接に結びついていることに気づいていないからだ。姿勢とはすなわち

「 態 度 」と同じなのである。

　また、姿勢と「 動 き 」も、ふつう思われているよりずっと密接につながっている。アレクサンダー・テクニークの良き理解者であった生物学者ジョージ・コグヒルは、姿勢について次のように言っている。

　　　深い睡眠［静止］の状態にあるとき、その個体は、消化器・循環器・呼吸器などの集合体として生きている。活動と静止の境目はつけがたい。［活動中の］生き物は、姿勢か動きのどちらかの行為域にある。姿勢の域にある時には、個体は運動のための一定のパターンで統合され、動きの域では、そのパターンが実行される。［姿勢と動きとは］関連し合っていて、１つの域は、否応なく次の域へと続く。姿勢の域における個体は、動きと同じように活動的である。(10)

　つまり姿勢は、 態 度 と 動 き の両方と切り離せないので、「身体のポジション」だと考えるのは二重の誤りというわけなのである。

　アレクサンダー本人、そして他の教師たち（特にパトリック・マクドナルド）も、身体のポジションについて、はっきりと書いている。なかでもアレクサンダー本人の主張は簡潔だ。人間の成長には終わりがないし、個人によって成長のしかたも違う。正しいポジションを手に入れたとしても、それは自分だけに、しかもほんの少しのあいだだけあてはまるものだろう。今日正しくても、明日はもう正しくないかもしれない。「正しいポジションなどというものはない。正しい方向性があるだけだ」とアレクサンダーは言った。(11) これについては第２章で明らかになるだろう。方向性については第５章で検討する。

　賢明な音楽家なら、固定したポジションを探求するのは誤りだと知っている。ネイガウスは、「最良のポジションとは、最も容易に、最も速く変化させることのできるポジションである」と断言している。(12) これは手のポジションだけでなく、楽器に向かう時の「身体のポジション」や姿勢にもあてはまることだ。

リラクゼーションと緊張 ··

　良いポジションは容易さとスピードをもたらすとネイガウスは言うが、たいていの音楽家は、そのためには身体がリラックスしないといけないと思っている。しかしそれは間違った思いこみだ。間違いの１つは、身体のリラクゼーションは、心（マインド）とは別に可能だという思いこみだ。しかし、リラクゼーションをあまり限定して考えないほうがいい。リラクゼーションをどう定義するかによって、追求する方法も違ってくるからだ。

　２つめの間違いは、リラクゼーションは演奏に必要なものだから真剣に探求すべきだという思いこみである。「生徒たちは、"楽なポジション"と"効率が良い"ことを、"だらんとした怠慢"［＝リラクゼーション］と混同しがちだ」とネイガウスは言う。「この２つはまったく別のものだ。秩序ある演奏をするためには、身体と精神の怠慢をなくさねば」。

　たとえばルービンシュタインやハイフェッツの、一見努力というものを感じさせないような演奏には、真のリラクゼーションがある。しかしこれは努力してもたらされたものだ。表面的なリラクゼーションを追求してはいけない。ジョヴァンニ・バッティスタ・ランペルティは、著書『賢い歌いかた』で次のように言っている。

> 　筋肉のリラックスは、使っている部位から最も遠い筋肉を使いこなせて初めて可能になる。……そうでなければ、ただのだらしなさで終わる。……リラックスとは行為を伴うことであり、何もしないことではない。……まったく努力していないように感じるための、コントロールされた努力である。……歌唱は、対抗する動きとの適切なバランスが必要だ。それは一見すると、休息（リラックス）しているようにも見えるのだが。
> 　実際には歌声は、対抗する原則のぶつかりあいから生まれ、そのぶつか

りあいの緊張によって安定感がもたらされるものなのだ。⁽¹⁵⁾

「緊張<ruby>テンション</ruby>」という言葉は、何か不安な、良くない（ネガティヴな）響きがする。誰かが「緊張している」と言う時は、緊張し過ぎているということであって、もっと正確に言うなら、緊張すべきでない**場所**に、間違った**種類と量**の緊張が、間違った**時間の長さ**でつづいているということだ。緊張そのものはネガティヴなことではない。「緊張は人間の行為には付きものであって、緊張なしで生きることはできない」（パトリック・マクドナルド⁽¹⁶⁾）。緊張が生命を生み、支え、先へと進ませる。緊張とは——もちろん正当な種類の緊張だが——ダイナミックでエネルギッシュで生き生きとした、人間の営みに必須のものなのだ。

　間違った緊張は、たいていは、適切な緊張が足りないために起こる。こういう時には、間違った緊張を直接ほぐそうとしても効果はない。間違った緊張をほぐすには、適切な緊張によって自然なリラクゼーションが起こるのを待つことだ。演奏する時に首・肩・腕が硬くなっているピアニストを想像してみよう。首の緊張は、おそらくどこか他の場所で**必要とされる緊張**が足りないのを補っているだけだろう。肩や腕を支えるために、背中や足を正しく使いさえすれば、首は自然にリラックスする——これが〔本書の原題のタイトルになっている〕間接的なアプローチ（indirect procedure）の例である。

　これを間違って理解してしまうとどうなるか、声楽教師のコーネリアス・L. リードはこのように説明している。

　　見てすぐ「努力している」とわかるような時は、緊張すべき筋肉がリラックスしてしまっているのだ。喉頭器官と咽頭器官の筋肉が正しくかみあって動いていないと、歌唱に使われるべきエネルギーがどこか別の場所に向かってしまう。すると、あご・首・肩・胸の筋肉が、リラックスすべき時に、逆に緊張してしまうのだ。無理にリラックスさせることもできるが、身体の本来の秩序が混乱してしまう。1つの間違ったテクニ

ックを改めたくても、本来の問題を解決しないと、緊張をなくすことはできない。⁽¹⁷⁾

　先に私は「アレクサンダー・テクニークは身体のポジションのためのメソッドではない。正しいポジションなどというものはなく、正しい方向性_{ディレクション}があるだけだ」と言ったが、さらに付け加えたい。「このテクニークは肉体的リラクゼーションのメソッドでもない」と。自己_{セルフ}の良い使い方は、**適切な緊張**――種類・量・場所・タイミングが適切な緊張――を伴うものだ。私はこの本を通じて、ポジションや方向性_{ディレクション}、緊張、そしてリラクゼーションについて、いろいろな考え方を詳しく示していこうと思っている。

使い方と機能

　この章のはじめで、私たちがいかに身体_{ボディ}と 心_{マインド} を切り離して考えてしまっているかを説明したとき、私は同時に、われわれが自己_{セルフ}の働きと自己_{セルフ}それ自体をも切り離して考えてしまっていることも指摘しておいた。「私は腰が弱くて」と言うとき、その「腰」と「私自身」とはあまり関係がないような印象を与える。これが私で、あれが問題を起こす腰です、といった具合に。

　アレクサンダーが非凡なのは、そもそもこんな想定を認めないというところである。人間が本当に1つであり統合体でもあるのなら、「コントロールされるもの」と「コントロールそれ自体」に違いはないはずだ。人間の働きを理解するうえでは、これは単純だが革命的な考えである。腰が私のトラブルの元ではなく、私がトラブルの元なのだ。私自身の使い方が、私がどのように機能的に動くかを決める。機能を向上させたければ、**私は私の使い方を変えなければならない。**

　使い方と機能をもっと深く理解するために、この2つの関係が転倒し

てしまっている例を考えてみよう。

（1）マスクに向けて歌う？

　声楽の先生が生徒に、マスクに向けて歌うように（または「声を前へ出すように」と）指示する（このマスクのうしろに、声楽教師が声の最も響く場所と信じている空洞がある）。ある種の発声法では、確かに、歌い手は声が前へ出ているように感じる。〔マスクとは目、頬、鼻をおおう仮面のことで、ヨーロッパでは社交界のいろいろな催し、祭りなどで使われる。声楽においては、その仮面で覆われている顔の部分を指して使われる。〕

　だが、フレデリック・ハスラーとイヴォンヌ・ロッド＝マーリングはこう書いている。「鼻腔などの共鳴空間〔いわゆるマスク〕の響きは、発声に必要な筋肉の運動の結果として、**二次的に**表れてくるものだ。しかし、言うまでもなく**第1の響き**は、発声器官自体が歌うために音を生み出すことで表れる。ヴォイス・トレーナーはその第1の響きを聴きとることを学ばなければならない」[18]。

　つまり、共鳴空間の響きとは、歌声の機能の一局面であって、その機能の**使い方**を決定しているのは筋肉の運動である。声を機能させるためには、歌手は、その使い方に従うほかない。というわけで、声を直接前に向けようとするのは、まったく筋違いな努力なのだ。残念ながら現代の歌唱教育は、使い方ではなく機能への働きかけが主流になってしまっている。この間違った考え方は、呼吸の支えとコントロールにも見られる。これについては第8章で説明しよう。

（2）腰痛は「腰が弱い」から起こる？

　腰痛持ちのトロンボーン奏者がいるとしよう。医師はたいてい「腰が弱い」と診断して、ウェイト・リフティングや水泳を勧める。けれど、トップ・アスリートのようにきわめて強い肉体をもつ人たちでも、腰痛に苦しむことがある。そうかと思うと、テレビでよく見るように、アフリカでは高齢の女性が巨大な荷物を頭の上にのせて、上手くバランスを取りながら

軽々と運んでいる。あの女性は、アスリートはおろか腰痛もちのトロンボーン奏者ほどの筋肉もないはずだ。つまり、腰の弱さが原因ではなくて、使い方に間違いがあるのははっきりしている。強さとは、良い使い方の結果であって、原因ではない。「私は自分自身を上手く使えるので強い」のだ。「私は強いので自分自身を上手く使える」のではない。

（3）指揮者の言うことをきかないオーケストラ

オーケストラの指揮者は、〔実際に自分で音を出すことなく〕心（マインド）の耳を通して、1つの演奏解釈を見つけだす。頭で思い描いた音楽は、指揮者の内にある種の感情的・肉体的反応を呼び起こす。子どもが勇ましい音楽を聴いて大喜びで行進するように、指揮者の身体は曲のイメージに反応し、それがタクトを振る身振りとなって表れる。そうすれば自分が最初に思い描いたとおりにオーケストラが音にしてくれると願いながら。しかしオーケストラは、指揮者の身振りでは動けず、指揮者がオーケストラを従わせようとすればするほど、演奏は頭の中の理想の音楽から離れていく。指揮者は焦り、癇癪（かんしゃく）を起こす。

メアリー・ワンレスは著書『心（マインド）を乗りこなす』の中でこう言っている。

> 騎手は馬に対して、想像をはるかに超えるような大きな影響を及ぼしている。私が乗っても頑として言うことをきかない馬が、上手な騎手が代わって乗ると、あからさまに変化する。動きははるかに美しく、身のこなしは誇りにあふれ、意志的な態度を見せる。まるで騎手は彫刻家で、馬はその素材のようだ。私が乗ると馬は柔軟さを失ってしまう。けれど良い騎手であれば、馬はどのような形や動きにも応えられる、順応性のある媒体となる。[19]

良い騎手は、馬を怒鳴りつけたり鞭で打ったりしない。言うことをきかせるために足で締めつけるようなこともしない。騎手が自分自身を上手く使いこなすことさえできれば、馬はそれに従って反応する。だから、指揮

者自身が自分をどう使いこなすか、その一挙一動がオーケストラの演奏に影響を及ぼすのだ。騎手が代わったあとの馬のように、指揮者が代わるとオーケストラは不思議なくらい変化する。指揮者の違いに敏感な、オーケストラの対応にも感謝すべきだろう。アレクサンダーは、「1 人の人間の個性・性格とは、その人自身の使い方そのものだ」と言っている。オーケストラを思いどおりに機能させたいなら、指揮者は、直接的にオーケストラをコントロールしようとするのではなく、まず自分自身の使い方を変えることだ。

エンド・ゲイニング

　誰かが腰が弱いと訴えるとき、アレクサンダーは、それは自己の誤用〔セルフ〕〔ミスユース〕（misuse）だと言う。オーケストラの団員が、疲れるのは椅子のデザインが悪いからだと訴える時も、アレクサンダーは自己の誤用〔セルフ〕〔ミスユース〕だと言う。指揮者がオーケストラの下手な演奏を非難するとき、アレクサンダーは、やはり自己の誤用〔セルフ〕〔ミスユース〕だと言うだろう。

　問題を解決したいなら、自己の誤用〔セルフ〕〔ミスユース〕をやめればいい。原因と結果についてのアレクサンダーの考えは、序章ですでに少し触れた。でも、原因と結果の話にはまだ先がある。論理的には「誤用が起こる原因〔ミスユース〕は何か？」を探っていけばいい。たいていは、教育や文明、現代的な生活様式、家庭、宗教（または宗教の欠如）に原因があるという結論になる。しかしアレクサンダーは、「問題なのは、何をされたかではなく、自分自身に何をしたかだ」と確信していた。

　あなたは、生活の中で絶え間なく受ける刺激に対し、その時々の状況に応じて最良の手段を用いることで、健康的に対応することができる。しかし逆に、最良の手段を無視して不健康な対応をしても、結果〔エンド〕を出すことはできるのである。アレクサンダーによると、誤用〔ミスユース〕は、たいていの人に見られる〈**エンド・ゲイニング**〉（end-gaining）という習慣が原因で起こる。

エンド・ゲイニングはアレクサンダー・テクニークの中心となる概念で、結果だけに気をとられること、いわゆる結果論（主義）とか成果主義といってもよいだろう。わかりやすい例を示そう。

（1）エンド・ゲイニングは、1つの概念であると同時に1つのアプローチでもある。トロンボーン奏者に対し、腰痛は腰が弱いからだと医師がすぐに判断を下してしまうのは、すでに結果主義（エンド・ゲイニング）である。腰痛という結果だけに注目していて、原因つまり自己の誤用（セルフ）（ミスユース）には目を向けていないからだ。医師が指示した治療法（水泳など）はエンド・ゲイニングな治療と言える。水泳をやっても誤用（ミスユース）がなくなることはないからだ。かくして、トロンボーン奏者は水に浮かぶ結果主義者（エンド・ゲイナー）となるだけだ。思いつきの試行錯誤を繰り返しながら、ただただプールを往復することになるだろう。泳ぐ時にもやはり自己を間違って使ってしまう人は、リハーサルやコンサートのあとと同じくらい、水泳後にも腰が痛むことになる。

（2）子どもが泣くのをやめさせようと怒鳴る父親はエンド・ゲイナーである。これでは、本来の目的とは逆の結果を招いてしまう。同じことは、指揮者と、従順でないオーケストラの関係にもあてはまる。暴走するオーケストラは、暴走する指揮者を反映しているだけだからだ。だから「従順でない」という表現は誤りである。

（3）自分を上手く使おうとしないで、機能だけを直接コントロールしようとする歌手はエンド・ゲイナーである。そういう歌手は、わかりやすい成果を——マスクに響きを集めるとか、効率よく呼吸するとか、美しい声（エンド）といったものを得ようとするので、そこにいたる行程（過程、手段）は無視されてしまう。

（4）コンクールで勝とうとする若い音楽家たちはエンド・ゲイナーである。アレクサンダーは、ウィンブルドンでのW. H. オースティンの試合のエピソードを詳しく語っている。

　　試合のある場面で急に調子が落ちて、オースティンはそのセットを取る

ことをあきらめた。ところが、あきらめたとたんに、いつものフォームが戻ってきた。彼は再びそのセットを取ろうと決めたが、すぐに「勝とうとはしない」プレイへと戻した。人間は時に、他人にかつがれるのが好きなだけではなく、自分自身をだますことも嫌いではないらしい。[20]

つまり、勝利という成果（エンド）に気をとられると、結局はその成果を得られないような自己の誤用（セルフ・ミスユース）を招いてしまう。コンクールにエントリーしたら、勝つことではなく、自分の最善の演奏を望むこと。賞がとれるかとれないかは、どうでも良いことだ。

こういう例はいくらでもある。さまざまな習慣があるが、エンド・ゲイニングは、なかでも最もありふれた習慣だ。エンド・ゲイニングはこの社会に広く蔓延していて、しかも一見そうとわからないように潜伏しているので、ほとんどの人が、自分や他人がいつもエンド・ゲイナーになってしまっていることに気づかない。靴ひもをゆるめずに靴を脱ぐのはエンド・ゲイニングだ（そのうちに靴のかかとはつぶれてしまうだろう）。先を急いで高速道路の本線ではなくぬかるんだ路肩を走ること、減量のためにダイエットすることも、エンド・ゲイニングだ。健康的なダイエットとは自分に見合った体重になることだが、体重を落とすだけのダイエットはたいてい不健康なものだ。ある１つの症状だけを治療しようとして服薬することもエンド・ゲイニングである。自分の行動の結果を他人のせいにするのも、自分自身を変えずに他人を変えようとするのもエンド・ゲイニングだ。

アレクサンダーの教師はレッスンでは、座る、立つ、歩く、話す、腕を使うといった日常的な行為を通して、あなたがどのくらいエンド・ゲイニングをしているかに気づく手助けをする。あなたは、エンド・ゲイニングの実例を自覚するにしたがって、その本質を理解し始める。エンド・ゲイニングを理解することは、あなたの行動すべてに影響を与えていく。

ミーンズ・ウェアバイ

　エンド・ゲイニングと対立するものとして、〈**ミーンズ・ウェアバイ**〉
(means-whereby) がある。これは、定めた目標（エンド）に到達するために、最良
の方法を生みだし、用いるということである。そのためには待つ能力が必
要だし、行動に出る前に合理的選択をする能力、つまり自分自身の使い方
をいつも意識する能力も必要だ。そして（子どもを泣きやませるために怒鳴
るような）直接的な方法で目標（エンド）に到達しようとすることに、進んで見切り
をつけることも必要である。ミーンズ・ウェアバイとはまさに、**間接的な**
アプローチなのだ。アレクサンダー教師のフランク・ピアス・ジョーンズ
は、ミーンズ・ウェアバイをこんなふうに定義している。

　　実行するには、現状を意識すること、原因を合理的に考察すること、状
　　況に対する習慣的またはエンド・ゲイニングな対応を抑制（インヒビション）すること、
　　そして、目的達成のために注意深く選ばれた、一見、回り道にも感じら
　　れるプロセスを実行することが必要となる。(21)

　ただし私としては、この定義に同意できない点が1つだけある。行程
を進むステップでは、今まさに実行していることが最も重要なことで、
「次の」ステップは2番目に重要だということだ。何かのエクササイズで、
実行すべき5つのステップがあると考えてみよう。2番目のステップを実
行しているとすると、あなたの心（マインド）の中にはまずそのステップがあるは
ずだ。前のステップではないし、複数のステップを混ぜたものでもない
し、達成したい目標（エンド）のことでもないだろう。
　ミーンズ・ウェアバイの原理は、問題の見きわめと解決、練習、リハー
サル、そして演奏（単純な動きから、難しいテクニックを要するものまで）と
いう、音楽演奏のすべての場面にあてはまる。これについては、今後より

具体的に明らかにしていく。

使い方と習慣（癖） ···

　自己は分割できない統合体なので、どの部位を使うにしても全体を使うことを意味する。とすると、あなたは次のような疑問をもつかもしれない。「ピアノを弾く時に、たとえば右の手首の使い方を改善したかったら、ほかの部分も**すべて**使い方を変えなければならないのだろうか？　そんなことをしていたら、永久に、思いどおりの演奏などできないのでは？」

　ピアノを弾く時の手首の使い方はただの習慣（あるいは癖）であって、ほかの癖と同じように、ある刺激に対するいつもの反応でしかない。その習慣（癖）は、意識的・無意識的に身についてきたもので、あなたはそれに気がついているかもしれないし、いないかもしれない。その習慣（癖）は有害かもしれないし、そうでないかもしれない。

　習慣（癖）というものは、自動的に起こり、有害で、かつ意志のコントロールがきかなくなったとき、初めて問題となる。いつも間違って手首を使っているピアニストを想像してみよう。その人は、故障の初期症状であるかすかな痛みを感じている。パッセージの粒はそろわず、音も小さい。そして、その誤用はその人の習慣（癖）であり、問題にもなっている。

　アレクサンダー・テクニークが、自己の本質的な統合を無視しないことで、どれほどの成果をあげてきたか、それを知るために、アレクサンダー自身が習慣（癖）についてどのような定義をしているかを見てみよう。

　　いつもの使い方は、生活のあらゆる瞬間の人間の身体機能に、**絶え間なく影響を与えている**。この影響は有害かもしれないし、逆に有益かもしれない……とにかくこの影響からは逃れることはできないのだ。つまり習慣による影響こそ、生きていくための万人に共通の術であると言える[22]〔傍点訳者〕。

　さらにアレクサンダーは、「習慣（癖）とは、いつも（コンスタント）の表れと定義できるだろう」とも書いている。ピアニストの手首の使い方[23]は、その人の癖であり、いつもの表れである。つまり使い方が機能に影響しているのである。これはとても実用的な考え方だ。使い方がいつも（コンスタントに）機能に影響しているのだから、使い方を変えれば必ず、**間接的に**癖（または習慣。いつもの表れ）も変化するはずだ。**直接的に**癖をコントロールしようとするよりも、使い方に働きかけたほうが有効なのである。

あるピアニストの例

　これについて、1つの事例を示したい。熟練したピアニストであり教師でもあるジョアンナは、手首に痛みが走る手根管症候群と診断され、アレクサンダー・テクニークに救いを求めた。医学事典によると――

> **手根管**。手の平の根もとにあたる手根骨にかかる繊維質のブリッジすなわち**屈筋粘着体**。手根管は骨と屈筋粘着体とのあいだのトンネルを言う。トンネルを通る指の屈筋腱は、この狭いスペースでの摩擦を防ぐために滑液体に包まれている。腱のあいだには、正中神経がある。
> **手根管症候群**は、トンネルの中で正中神経が圧縮されることで起こる。手の正中神経は、運動繊維を親指の付け根の球状の筋肉へ、感覚繊維を親指・人差し指・中指・薬指から運んでいる。神経への圧力によって、このあたりにちくちくする感じやマヒが起こったり、親指の働きが弱る。手首の関節炎やなんらかの負傷のために起こることもあるが、原因がはっきりしないことが多い。中年の女性や妊婦に最も多く発症する腺障害である。横になると症状が悪化することが多い。夜間に手首に副木を添えることで良い効果が出る場合もある。ハイドロコーチゾン注射で

一時的に痛みを和らげることができる。こうした処置では改善しない場合は、粘着体の繊維を切断することもある。⁽²⁴⁾

手根管症候群は放っておくと慢性化する恐れがある。これはＲＳＩ（反復運動過多損傷）の特殊な症例であると言われ、最近では、手首の使い過ぎで起こる症状とされている。治療法としては、手首を休ませること、理学療法、コーチゾン注射、手術などがある。

しかしアレクサンダーの教師はそれとは違うアプローチ提案する。手根管症候群は手首の使い過ぎではなくて、自己全体の誤用によって起こると考えるのである。手を安静に保っても解決にはつながらない。しばらく安静にしたとしても、誤用が続けば再発するだろう。あるいは練習をそのままつづけるとしたら、その練習がエンド・ゲイニングなものであるかぎり解決にはならず、さらに問題を引き起こす危険がある。コーチゾンは（状態そのものは変わらず痛みだけを和らげる）、副作用を伴うとても強い薬だし、手術は誤用とは無関係である。外科手術の多くは命にかかわるもので、もしそうでないとしたら不必要だし、有害とさえ言えるかもしれない。

手首の問題は、全体の問題が表れただけである。ピアノに向かっている時も離れている時も、ジョアンナの動作は常に自己の全体を誤用していたと言っていい。彼女の癖は、首をすくめ（頭を背骨のほうへ引き寄せた状態）、胴体を曲げて背中を短く狭くしてしまい、肩をいからせ、両手足は極端に緊張していた。

ジョアンナの〈自己の使い方〉（＝彼女の個性・性格）は、ほかにもわかりやすい特徴をもっていた。彼女は周囲で起こることすべてに即座に反応する、気性の激しい女性だった。話は挑発的で感傷的になることが多かった。いつも反応が過剰で、人間関係も不必要な敵対心ばかりが目立った。現代の多くの人に見られるように、ジョアンナは知的で感情的で、流行に敏感、グルメでもあり、あらゆる種類の刺激におぼれていたと言える。極端な早食いで、大量の砂糖とチョコレートを摂り、消化不良気味だった。

体重も標準を上回っていた。

　ジョアンナは才能に恵まれた、よく訓練されたピアニストだった。高度な技術を持ち、音楽は洗練され、本番にも強かった。聡明で、想像力があり、進取の気性に富んでいた。ジョアンナの誤用（ミスユース）は他の人と比べても特に目立つものではなかったのだが、いつもなにかしら問題を引き起こし、痛みの原因となっていた。誤用（ミスユース）は、たいていは、遅かれ早かれこのような結末となる。

　ジョアンナの手首の痛みは、彼女自身のありかたの産物——いつもの表れ——だった。これを取り除く唯一の方法は、基礎となっている「いつも」を変えるしかない。アレクサンダーの教師としては、彼女の手首だけを治そうとして、他のことには触れずにおくことは考えられない。といっても、ジョアンナの話しかた、人間関係、ピアノ演奏など、ほかの癖をなんとかしようとしても、同じように不合理的だろう。癖とはすべて、同じ「いつもの」表れだからだ。

　誤用（ミスユース）は、彼女の機能に悪い影響を及ぼしていた。解決するためには誤用（ミスユース）をやめるしかない。彼女自身を上手く使いこなしていくことで、手首を含む彼女のすべての機能に、良い影響を与えることができるにちがいない。

　使い方と機能との関係だけでなく、アレクサンダーは、自己（セルフ）の**トータルな使い方**に影響を及ぼすものとして、頭 - 首 - 背中に、ある1つのメカニズムが存在すると言っている。彼はこれを〈プライマリー・コントロール〉と呼んだ。プライマリー・コントロールについては、次章で述べることにしよう。

　私はジョアンナに対して、本書で示す原理とアプローチに従って、彼女のプライマリー・コントロールの使い方を変える手伝いをすることにした。手首には、直接注目はしなかった。話しかたや食習慣、ピアノの演奏法についても何もしなかった。しかし次第に食生活は変わり、体重も減っていった。彼女は以前より優雅に振舞うようになった。反応する能力を失わずに、しかし過剰に反応することはなくなっていった。そのうちに彼女

は、自分の演奏に、新しい驚くべき音色を発見したと報告してくれた。彼女はレッスン法を、即効性があるとされる教えかたではない、別の方法に改めた。ジョアンナは心身の協調的な動き（コーディネーション）を新しく発見し、妊娠した時にもトラブルは特に起きなかった。趣味の１つだった登山も以前より楽になり、仕事・食べ物・恋愛・演奏と、習慣の１つ１つをポジティヴに変化させていったのである。

　言うまでもないが、彼女の手首は、危険な手術やコーチゾン注射という疑わしい治療法から免れることになった。結果的に、ピアニストとして早期に引退せざるをえなくなる危険からも逃れることができた。アレクサンダー・テクニークは病気を治すことはない。しかし使い方が機能に及ぼす影響を変えること、この新しい「いつも」がすべての表れを変えることを目指している。もしもジョアンナがまたエンド・ゲイニングを始めたら、痛みはきっと戻ってくるだろう。しかしその時は、彼女はすぐに、その痛みが生きかたへの警告だということに気づくにちがいない。

第2章
プライマリー・コントロール

チェリストの誤用（ミスユース）の例 ⋯⋯⋯⋯⋯⋯⋯⋯⋯⋯⋯⋯⋯⋯⋯⋯⋯⋯⋯⋯⋯⋯⋯⋯

　レッスンでマークがチェロを弾いているとき、彼が自分の左手をしつこく見ているのに私は気づいた。彼はきっと、そのほうが手をコントロールしやすいと考えているのだろう。しかしチェロにはフレットがないので、手を見ても正確なイントネーションがとれるわけではない。多分、部屋が真っ暗だとしても、彼はまるで手が見えるかのように、同じことをするに違いない。つまりこれは、彼のいつもの癖なのだ。

　手を見るということは、本来は筋肉運動感覚（筋肉の感じかた）によってコントロールすべきものを、視覚的にコントロールしようとする、エンド・ゲイニングな癖と言える。左手を見ることは、マークにとって、自己（セルフ）の誤用（ミスユース）のパターンの引き金を引いているようなものだ。手を見るために頭を動かすので、首がひねられ縮んでいる。肩・胴・左腕は硬くなり、右腕と両脚にも緊張が走っている。

　この誤用（ミスユース）は、マークの心身の機能に悪影響を及ぼしていて、彼の音は引っかいたような音になり、弓の先端部では弱々しい音になっている。イントネーションは不完全で、ヴィブラートは乱れている。左手のポジション移動には安定感がなく、呼吸は乱れていて耳障りだ。マークは疲れやすく、ステージでは緊張しすぎてしまうし、背中に痛みがあり、左手首は腱（けん）鞘（しょう）炎気味である。

　アレクサンダーは、自己(セルフ)全体の使い方をコーディネートしているメカニズムを発見した。このメカニズムは、頭と首のつながり、そして頭・首から背中へのつながりに関わるものだ。アレクサンダーはこのつながりを〈プライマリー・コントロール〉（primary control）と呼んだ。マークの問題は、演奏家によく見られる典型的なもので、心身の使い方がどれだけ機能に影響するか、プライマリー・コントロールが心身をトータルに調整するのにどのくらい大切かを如実に表している。生物学者のジョージ・コグヒルは、アレクサンダーの著書の１つに次のような序文を寄せた。

　　運動能力の発達についての研究で、私は、脊椎動物の運動機能には２つのパターンがあることを発見した。①中枢で重心の移動（歩行など）を起こす全体的な行動パターン（トータル・パターン）と、②その体勢を具体的な運動にする表層の部分的パターン（反射）の２つである。
　　……反射はおそらく、トータル・パターンと連動している。しかしその際に、トータル・パターン（歩行など）のメカニズムの手助けをすることもあれば、逆に、習慣的・惰性的にトータル・パターンに対抗するように働いてしまって、運動を非効率的なものにすることもある。
　　……アレクサンダー氏は、人間が生まれつきもっているこのトータル・パターンと、人それぞれに育成されていく反射メカニズムとの対抗を解消し、それによって神経系のエネルギーをセーブしようとする。姿勢の悪さを正すだけでなく、（姿勢のせいとは思われていないような）他のさまざまな症状も改善する。(1)

　プライマリー・コントロールとは、自己(セルフ)の使い方における「トータル・パターンのメカニズム」のことである。理想的には（コグヒルの言葉を借りれば生まれつきの）トータル・パターンは、（人それぞれの）部分的パターンよりも優先されるべきである。脚・腕・手・指、そして唇・舌・あごなど各部位の活動は、頭 - 首 - 背中のコーディネーションによって、調和した働きをすべきなのだ。マークは左手の使い方という部分的パターンに

注意が向きすぎて、頭 - 首 - 背中の使い方というトータル・パターンを歪（ゆが）めてしまっている。その誤用（ミスユース）の結果は、頭からつま先にいたる身体全体のありかたや、ヴィブラートやイントネーション、音の出しかた、呼吸などのあらゆる機能に表れることになる。

プライマリー・コントロールとは何か? ⋯⋯⋯⋯⋯⋯⋯⋯⋯⋯⋯⋯⋯

プライマリー・コントロールはこれまでにない概念なので、誤解されやすい。だから、まずここで、何がプライマリー・コントロール**ではない**のかを考えてみよう。

（1）人工的なものではなく自然のものである

プライマリー・コントロールは、努力して**獲得しなければならないものではない**。頭 - 首 - 背中をもって生まれた生き物はすべて、プライマリー・コントロールをもっている。だから、それを再発見し、発展させ、洗練していけばいい。

プライマリー・コントロールの使い方を学ぶことは、何か新しいことのように感じるかもしれないが、これは人工的なものではない。健康な子供や、バランスのとれた成人、あるいは動物は、自然の法則に従ってプライマリー・コントロールを常に使っている。平均的な現代人は心身の総体的なコーディネートが下手なので、プライマリー・コントロールの重要性やそれがいかに見事に働くかを理解するのは難しい。しかし、ジャンプする猫や走っている鹿を見れば、〈ヘッド・リード〉〔head-lead 頭が先導すること〕が生き物の全体的な調和にいかに影響を及ぼしているかがわかる。

二足歩行の人間は、四足歩行の動物とは違うやり方で、頭と首を使う必要がある。しかしトータルなコーディネーションという意味では、人間も他の動物も同じように「頭が先導（リード）し、身体が続く」。このことは、立って歩きはじめた乳児の写真に、見事に表れている（次頁の図1）。

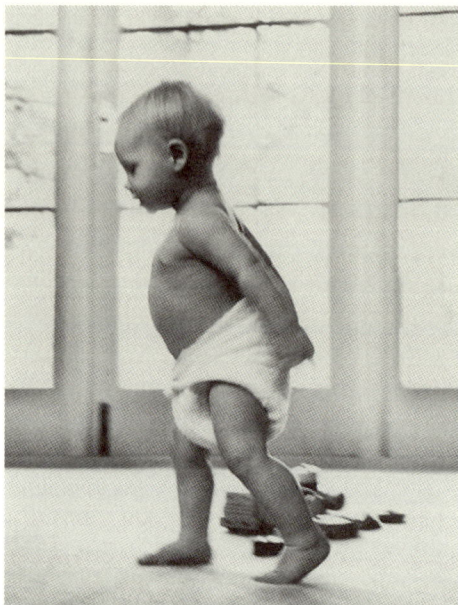

図1
頭(ヘッド)が先導(リード)し、身体があとに続く

（2）統合体としての自己(セルフ)――身体だけの働きではない

　プライマリー・コントロールは、「身体(ボディ)」を「心(マインド)」から独立させるようなものではない。プライマリー・コントロールの働きは、あるレベルまでは生理学的に正確に示すことができる。しかしプライマリー・コントロールには、そのレベルを超える働きがあるのだ。

　（バランスの保持と空間適応において）最も重要な固有受容器衝動は、筋肉それ自体や、関節や腱の中にある感覚器官に生じる。これらの固有受容器官が身体の他の部位と相関しつつ、神経系に四肢の位置を知らせる。たわんでいる関節、垂れさがった頭は、どちらも角度の変化、筋肉の伸縮と関節への圧力によって起こる。固有受容器官の刺激は、伸縮反射として知られる一種の反応を誘発する。筋肉のいわゆる正常な張り（トーン）は、基本的にそのような伸縮反射に依存している。[2]

筋肉の固有受容器は筋 紡 錘 と呼ばれ、知覚神経繊維の枝端であり、脊髄神経を通じて脊髄とつながっている。(3)

私たちは、(意図的かそうでなくは別として)絶えずバランスを失い、すべったり転んだりしては、また元に戻ることを繰り返している。いくつかの筋肉は、身体のすべての動きに対応して伸縮するよう、特にうまく配置されている——たとえば首の筋肉は頭蓋骨を脊柱のてっぺんでしっかりと支えるためにある。そういった筋肉には 紡 錘 が豊富にあって、首の上で頭が動く時はいくつかの筋肉が必ず伸縮し、 紡 錘 が刺激され、刺激はそこから脊髄へと送られる。この刺激は脊髄を通して、身体の他の多くの部位の筋肉にも伝えられる。こうした首の反射の働きは、バランスを回復させるために大変重要な役割を果たしている。(4)

アレクサンダー・テクニークを学んでも、 紡 錘 が活動していることを感じられるようにはならない。しかし、一度でもプライマリー・コントロールの働きに気づくと、あなたは、以前とは違う考え方、反応、行動をするようになる。「それがどのように働くか」は、「あなたがそれをどう働かせるか」とは無関係である。これはどんなことにも通じる真実で、たとえば発声器官を生理学的に理解したとしても、歌うのが上手くなるとは限らない。

(3) 頭を正しい位置で保つことではない

プライマリー・コントロールを上手く使うとは、頭を正しい位置で保つことではない。アレクサンダーは、頭と首、そしてその2つと背中との**関係**を言っている。つまり動的なバランス——絶えず変化し、固定されるはずもない関係のことである。

歩いたり座ったり立ち上がったり、ヴァイオリンを弾いたりするとき、あなたは、自分自身のプライマリー・コントロールを常に調整している。プライマリー・コントロールについて学べば学ぶほど、はっきりとそれを感知できるようになるだろう。

　頭-首-背中の関係は常に変化するものだ。パブロ・カザルス（図2）、
ヤーノシュ・シュタルケル（図3）、ヤッシャ・ハイフェッツ（図4）、そし
てアート・ブレーキー（図5）の写真を見れば、頭の「正しい位置」など
はないことがわかるだろう。カザルスの頭はわずかに前方に倒れている
し、ブレーキーは後方へ、シュタルケルとハイフェッツは真っ直ぐであ
る。しかし4人とも、自分のプライマリー・コントロールを上手く使っ
ている。脊柱は縮んでもいなければゆるんでもいない。背中は長く伸びて
広がっていて、肩も広く開いている。首は（頭蓋骨と首の接点の）関節を
使って自在に動き、脊柱の延長として機能している。身体全体が上方向へ
向かい、エネルギーは外へ広がっている。

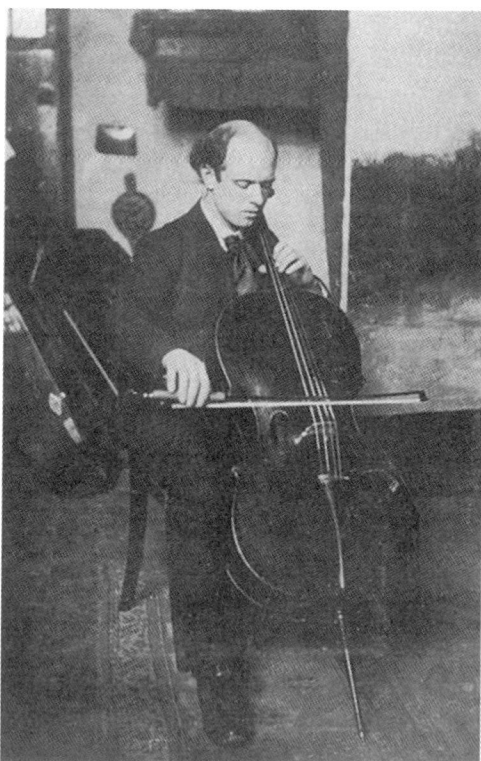

図2　パブロ・カザルス

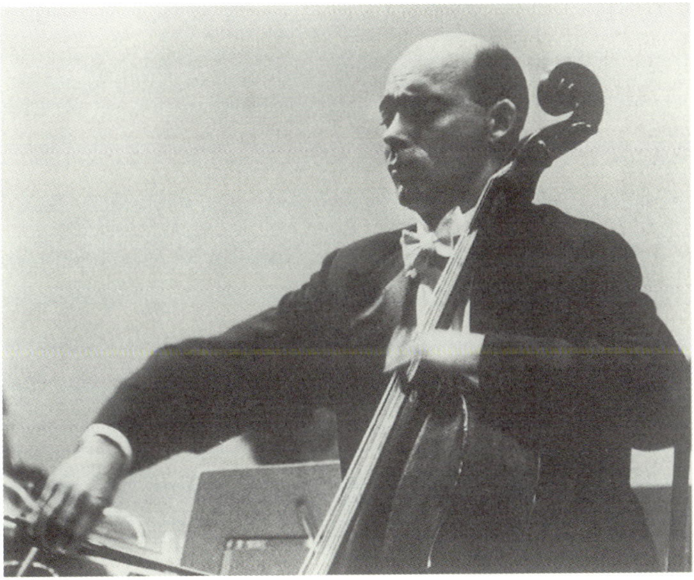

図3　ヤーノシュ・シュタルケル

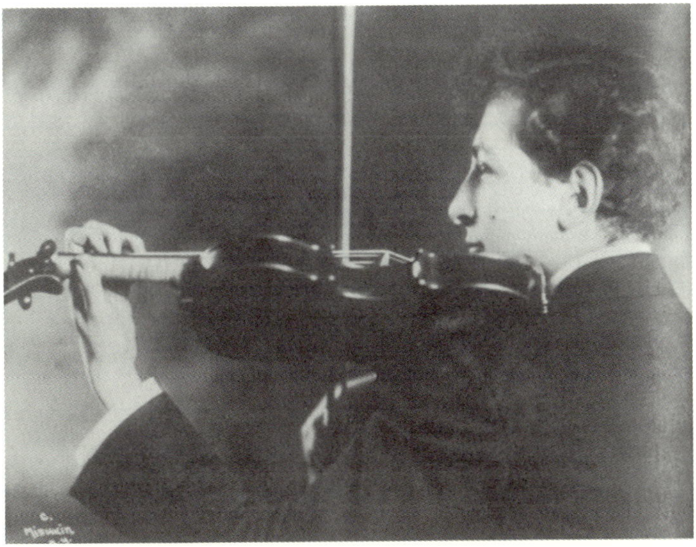

図4　ヤッシャ・ハイフェッツ

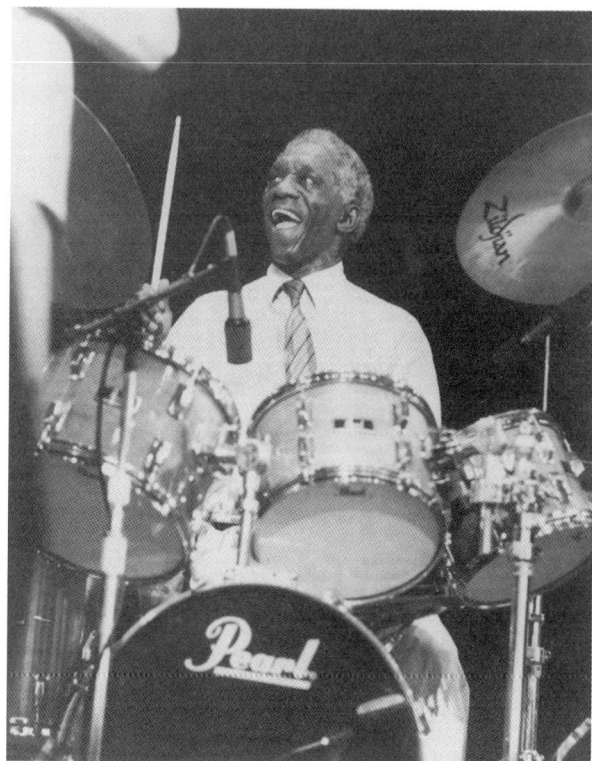

図5 アート・ブレーキー

（4）何もしない──ノン・ドゥーイング

　正しい動作をすればプライマリー・コントロールを上手く使えるかというと、そういうことでもない。それよりも、間違った動作をやめること〔ノン・ドゥーイング〕が必要だ。これは、物を持ち上げたりドアを開けたりといったタイプの筋肉の動きのことではない。プライマリー・コントロールを改良するためのエクササイズなども存在しない。そんなことより何より、頭を、まるで首に引き寄せるかのように、下向きに縮めてしまうのをやめることが大切である。さらにこの「縮み」が再発してしまうことを防がなければならない。〈ノン・ドゥーイング〉と〈抑制〉については、第4章で検討しよう。

プライマリー・コントロールを改善するには ……………………

　プライマリー・コントロールの使い方を変える方法はたくさんある。た
とえば、最初に登場したマークは、左手を見るために頭をひねってしまう
癖があったが、彼の場合は次のような選択肢がある。

　（1）目隠しをするか目を閉じるかして、見えない状態でチェロを弾か
せてみる。これが、誤用（ミスユース）と習慣化した思考パターンをくずす。マークは
最初は混乱して、ふだんならできる微妙なコントロールができなくなるか
もしれない。しかしすぐに、手を見なくてもチェロを弾けることに気づ
き、それまでのこだわりから解放されるだろう。

　（2）マークに私を見ながらチェロを弾かせる。手を見ながら弾く必要
はないからだが、（私を見ることで）頭がまた違う位置で固定してしまって
はいけない。そこで私は室内を歩きまわって、彼が私を目で追うために頭
を大きく動かさなければならないようにして、頭が固定してしまうのを防
ぐ。もし、彼が聴き手（私）を見るのを嫌がるのなら（いつも自分の手を見
るほうが好きなのだからきっとそうだろう）、部屋の中や、窓の外、鏡に映る
自分を見るように指示する。

　（3）私が両手でマークの頭と首に触れて注意を促しながらチェロを弾
かせ、プライマリー・コントロールの誤用（ミスユース）を能動的に防ぐようにする。

〈ハンズ・オン〉（hands-on　両手で生徒の身体に触れる）というアレクサ
ンダーのこのアプローチはとても効果的だ。プライマリー・コントロール
の誤用（ミスユース）は、目の使い方だけで起こるわけではない。ヴァイオリン奏者は、
あごと肩のあいだにヴァイオリンを挟もうとする時に、頭 - 首 - 背中の
誤用（ミスユース）をしてしまう。フルート奏者は唇にフルートを運びながら頭・首・
胴体をひねり、歌手は口を開くだけで頭を脊柱の方向へ沈みこませてしま

う。優秀なアレクサンダー教師のハンズ・オンは、こういった 誤用 を認
識させるのにとても良い手段である。

　プライマリー・コントロールを変えると、頭のポジションではなく、頭
- 首 - 背中が関係しあっていることをはっきりと認識できる。さらに、あ
なたが頭と首に何を し た かではなく、何をするのをや め た（＝首を縮めて
頭を下に沈みこませるのをやめた）かで変化することもわかるだろう。

　アレクサンダー教師は、生徒がどのような筋肉をもっていることを望む
のか、説明するのは難しい。プライマリー・コントロールの的確な使い方
とは、たとえば、ダンス・クラスのウォーミング・アップで行なう、頭と
首のツイスト運動のようなものとは関係がない。リラクゼーションのクラ
スで学ぶような、緊張と緩和を交互に繰り返すエクササイズとも無関係
だ。むしろ、ふだんの筋肉の動きでは起きないような、脊柱の伸縮と頭の
可動性が求められる。これは第5章で改めて説明しよう。

　マークのプライマリー・コントロールは、ハンズ・オンなどの試みで、
驚くほど改善した。頭 - 首 - 背中の使い方を変えることで、筋肉運動のト
ータルな調和に変化が表れ、マークは腕や手をこれまでとは違ったふうに
使い始めた。結果として、彼の音の作りかた、左手の使い方がはっきりと
改善していった。左手に過度の注意を向けないことで、マークは、左手を
もっと上手くコントロールできるようになったのである。つまり、（左手
の）部分的パターンよりも、（頭 - 首 - 背中の）トータル・パターンのほう
が優先されるようになったということだ。

プライマリー・コントロールと心身の機能

　プライマリー・コントロールを使うことと心身の機能について、アレク
サンダーの言葉を紹介しよう。

　　臓器や、身体のさまざまな組織、反射行動などの機能を**直接**コントロー

ルすることは教えられない。しかし、プライマリー・コントロールへの意識を高めるように指導することによって、生徒自身が自分の機能を、行動の行程にそって、いつでも、**間接的に**コントロールするようにはできる。⁽⁵⁾

プライマリー・コントロールをどのように方向づけるかを知れば、身体全体の機能をより良く生かすことができる。生徒は**楽々と**、自分の心身のコンディションに任せて、動くことができるようになる。⁽⁶⁾

「いつもの表れ」としての癖（または習慣、31〜32頁参照）を取り除くには、癖の存在を許している条件を変えることだ。自己（セルフ）の使い方を変化させれば、癖そのものには直接働きかけなくても、その癖（自己（セルフ）の使い方の表れ）は必要なだけ変わったり無くなったりするはずである。

アレクサンダーは、自己（セルフ）の使い方が基本から変化すれば、生徒自身のコンディションに任せることができると言った。トータル・パターンと部分的パターンの状態そのものが機能を調整する。「プライマリー・コントロールが正しく働けば、間接的に、具合の悪いところはやがて無くなっていく……なんらかの不具合とは、プライマリー・コントロールの誤った使い方がもたらす副産物なのだ」とアレクサンダーは書いている。⁽⁷⁾

アレクサンダー・テクニークはこの点で、人間の行動の変化を扱う他のメソッドと明らかに一線を画すものだ。アレクサンダー・テクニークは、プライマリー・コントロールを使うことで、機能ではなく、別の使い方を、間接的に追求するのである。あなたは、アレクサンダー・テクニークに対して、腱鞘炎や腰痛の「治療」を期待しているかもしれない。しかし、ある特定の苦痛を取り除くことにこだわるのはやめて、プライマリー・コントロールの使い方を改善し、自己（セルフ）全体の使い方を改善していけば、生活のあらゆる面でポジティヴな変化が表れる。特定の苦痛とは、その改善の**過程**で決別できるだろう。

ここまでの説明で、「肉体的」「精神的」「技術的」あるいは「音楽的」な問題を解決するための、基本的なガイドラインを得ることができたと思

う。

（1）まず、心^{マインド}のどんな問題を解決する時でも、プライマリー・コントロールの使い方を変えなければならない。もっと正確に言うならば、自然な働きを**妨げるものを防ぐ**ことが大切である。

（2）プライマリー・コントロールの自然な働きによって、あなたの日々の練習やすべてのワークの**質が向上する**。これこそ、あらゆる練習の究極の目標である。

（3）少なくとも、プライマリー・コントロールを誤用^{ミスユース}させるような練習は良くない。プライマリー・コントロールを改善しないだけでなく、害を与えるようなことは避けなければいけない。練習中にプライマリー・コントロールを誤用^{ミスユース}していることに気づいたら、その練習そのものに問題があると考えるべきだ。見せかけだけの、目先の成果に惑わされてはいけない。

コントロールとは

　本書の核となるテーマは、アレクサンダーが主張した「人間の行動をどのように変えるか」である。行動と癖（習慣）は、コントロールを抜きにしては語れない。悪い癖をもっていると自覚している人は、普通、その癖にコントロールされるより、その癖をコントロールしようとする。「プライマリー・コントロール」という言葉そのものが、まさしく、コントロールしたいという欲求の表れかもしれない。

　ひと昔前に、「車（自分自身）を動かすのは脳というドライバーである」というイメージが流行った。今日では脳はコンピューターというイメージが強いかもしれない。どちらも、自分自身を1つの機械としてコントロールできる能力をもつ人間を暗示している。

　しかし前にも言ったように、アレクサンダーは、コントロールされるも

のとコントロール自体には、なんら違いはないと考えていた。この考え方は、「人間の反応を機械的にコントロールすることができる」という見方を否定している。アレクサンダーは、「コントロールとは、その時のプロセスの中で起こっているもので、すでにあるものにさらに追加していくものではない」と言っている。これが、アレクサンダー・テクニークを定義づける特徴であり、同時に、その有効性の根拠ともなっている。

アレクサンダーのレッスンでは、コントロールすることで動きを改善したくなるかもしれないが、おそらくあなたの動きはその努力とは逆に、意図的で不自然なものになってしまうだろう。動きを本当に自然なものにするためには、まずなによりも、コントロールすることをあきらめなければならない。自分自身の使い方を変えようとするとき、「コントロールする」というまさにその**考え**が障害となってしまうのである（第6章を参照）。

アレクサンダーは言う。「[私の著書を通して] 理解してほしいのは、**〈意識による誘導〉**（conscious guidance）**と〈コントロール〉という言葉は、何よりもまず、到達すべき認識レベルそのものを指しているのであって、そこに到達するためのメソッドのことではない**ということだ」。この考え方は多くの読者を当惑させてきたが、コーネリアス・L. リードはわかりやすくこう解説している。

> 最高水準のテクニックを会得した、熟練した歌手を観察すれば、声がもっている潜在的な能力をおしはかることができる。その能力とは、①2オクターヴ半にわたる均質な音色、②柔軟性、③共鳴と支える力、④呼吸の合理的な調整力、⑤まっすぐな声の支え、⑥均等で控えめなヴィブラート、⑦耐久性、⑧メッサ・ディ・ヴォーチェ［シングル・ロング・トーンでのクレッシェンドあるいはデクレッシェンド］の能力。これらは、生来のコントロール・システムによってもたらされる。

偉大な歌手は、素晴らしい声のコントロール能力をもっている——つまりその歌手は、「意識による誘導とコントロール」に到達している。しか

しそのコントロールは、旅の成果であって、旅をするための手段ではない。偉大な歌手は、自分の声をコントロールするのではなく、声の能力を妨げるものを取り除こうと考える。その取り除くプロセスの成果がコントロールである。

　コントロールが到達すべき目標であって、到達のためのメソッドではないのならば、どのようなメソッドがあるのだろう？　その答えは、人間の活動がどのように起こっているかを考察し、ある行為（アクション）について抱いた考えが、いかにして実際の行為そのものに転換していくのか、その一連の流れを理解できれば、見つかるかもしれない。

「考える→演奏する→評価する」という図式

「腕を上げる」「1つの言葉を言う」「フレーズを演奏する」など、何か特定の動きが要求される状態を考えてみよう。ゲルハルト・マンテルは著書『チェロ演奏法』の中で、これを「目標達成のための動き」と名づけて次のように述べている。

　　どのような身体の動きも、次のような図式に基づいている。
　　①まず、目標を設定する。この着想（考え）は、視覚的あるいは音響的に決定されるか、動きの記憶から起こる。
　　②脳は、神経を通じて運動インパルスを筋肉へ送る。それぞれの運動インパルスは点のような単一のインパルスの連続から成る。インパルスの頻度と、関係する筋繊維の数は、動きの力と振幅で決定される。
　　③神経経路の第2のシステムは、成功か失敗か——すなわちゴールに達することができたかどうかを脳に知らせる（フィードバック）。反応として脳は、正しいインパルスを送りだす。それが成功したか失敗したかも脳に報告がいく。この活動回路はさえぎることのできないものである。(11)

フランク・メリックは『ピアノの練習』という著書で、これと同じような流れに触れて、次のような図式にまとめた。[(12)]

考える → 演奏する → 評価する

メリックによるとこの簡潔な図式は、パデレフスキやシュナーベルを育てた偉大なポーランド人ピアノ教師テオドール・レシェティツキによるものだそうだ。

アレクサンダーの提唱するもう 1 つの図式 ⋯⋯⋯⋯⋯⋯⋯⋯⋯⋯⋯⋯⋯⋯⋯⋯

ほとんどの音楽家は、メリックのこの図式をごくまっとうな、真実のものと感じると思う。しかしアレクサンダーは、ここでもまた才気を見せて、次のような新たな図式を提唱した。

意識による誘導とコントロールによる筋肉運動は、本質的に 4 つの段階をたどる。
①要求される動きについて、ある 考え を 心 に抱く。
②特定の運動（の連続）に対して潜在的にもっている、間違った先入観を 抑制 する。
③正しい動きを遂行するために不可欠な筋肉の運動を起こさせる、新しい、意識的かつ知的な指令をくだす。
④この意識的な指令で筋肉の運動（伸び縮み）が起こる。[(13)]

この 4 段階を、それぞれこう名づけよう（次章で説明するが、アレクサンダーは「フィードバック」は不確実なものと考えたので、本質的な段階としてはあげていない）。

$$\textbf{概念形成} \rightarrow \textbf{抑制} \rightarrow \textbf{方向性} \rightarrow \textbf{行為}$$

（方向づけ）

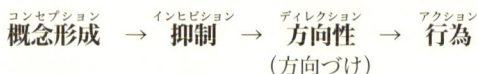

音楽家にとってはこれはこういう図式になるだろう。

考える → 間違った考えを捨てる → 再び考える → 演奏する

　先のマンテルの「考え、演奏し、評価する」という図式と比較すると、アレクサンダーの図式には〈　抑　制　〉と〈方向性〉という、非常に特徴的な２つの段階が加わっている。もし意識による誘導とコントロールを目標とするなら、抑　制と方向性は、そのために必要なメソッド（の一部）ということになる。
　抑　制と方向性を考察する前に、第１段階として、私たちがどのように〈　考　え　〉を抱くのかを考えてみよう。

第3章
感覚認識と概念形成
──考えは感覚から生まれる

私たちの感覚認識は不完全である

　初めて訪れる人の家に行く。家に入ったとたん、消毒剤、木製品の艶出し剤、猫のトイレの臭いなどが鼻につく。その家の住人はというと、髪はタバコ臭く、アルコールとにんにくの臭いが混じったような口臭に、アフターシェイブ・ローションの臭いまでさせている。明らかに強い臭いがあるのに、その人は、家の臭いにも自分の臭いにもまったく気づいていない。アレクサンダーの教師は、こういう現象を〈ずさんな感覚認識〉(faulty sensory awareness) と呼んでいる。

　臭覚に限らず、私たちはさまざまなことに気づかなかったり誤解したりしている。レコーダーから流れる自分の声を聞いて、自分の知っている声とあまりに違っていて驚いたり不快になったりした経験は誰でももっているだろう。自分の写真を見た時も同じだ。優れた音楽家であっても、自分の歌や演奏の音程が悪かったりテンポがずれていたりすることに気がつかない人は多い。

　ずさんな感覚認識の例はどこにでもあって、職場でもよくこういう現象に出くわす。もっと正確に言えば、ずさんな感覚認識のせいで、私たちはそれに気づくことさえないのだ！

　アレクサンダー・テクニークのレッスンを受け始めた生徒は、突然、自分の感覚がどんなにおかしかったか、どんなに自分自身を誤解していたか

に気づく。なかには、誤用（ミスユース）に気づいても、自分自身が習慣的にそうしているとは思えず、アレクサンダー・テクニークが誤用（ミスユース）を引き起こしていると思ってしまう生徒もいる。誤用（ミスユース）は、自分にとっては何か新しいもののように感じられるからだ。

　これはアレクサンダー・テクニークの落とし穴の１つである（音楽教育もそうかもしれない）。無知はむしろ幸福なことで、知識が増えれば不幸も増す。この不幸を乗り越えるためには、教師には熟練が、生徒には根気強さが必要となる。臨機応変の能力をもつ生徒なら、自分の感覚認識がいかにずさんかを発見して、面白いと思えるはずだ。間違っているのがわかっても、新しい感覚をもつことは快感だからである。

　アレクサンダーはよく言っていた。「君は間違っていると指摘されても、気に病むのではなくて、むしろ喜んでほしい。それができないなら私のところには来ないでくれ[(1)]」と。テクニークの実践経験が豊かな人なら、誤りを認める能力こそ、自分を解放していく鍵だということを知っている。

　自分では「正しい」と感じているが「もしかしたら間違っているかもしれない」と認めるのは、はじめは抵抗があるだろう。「間違っているかもしれないと思えることのほうが正しい」ということを認めるのも容易ではない。アレクサンダーならこう言うだろう。「首が凝っていると感じても、首そのものが凝っていると決めつけてはいけない[(2)]」〔傍点訳者〕。

　本当は辛いのにリラックスしていると思いこんだり、とても調子がいいのに身体が硬いと感じたりする。マスタークラスやレッスンのあとで、先生や聴講生があなたの演奏を褒めてくれても、あなた自身はひどい演奏をしたと信じ込んでいる場合もある（これはステージで「成り行きまかせ」に演奏した時によく起こる現象だ）。ずさんな感覚認識とは、二重の現象なのだ。つまり、間違っていることを正しいと感じ、正しいことを間違っていると感じる。

　こういう錯覚の例はたくさんある。感覚認識というものはほとんど常に不完全であることをとりあえず認めたうえで、この単純な事実がいかに重要かをこれから考えていこう。

ずさんな感覚認識にもとづく〈意見〉と〈嗜好〉

　弦楽四重奏のリハーサルが行なわれている。第1ヴァイオリンが、ヴィオラのあなたに、音がはずれていると指摘したとする。あなたは自分の音程に自信があるので、間違っているのはその人のほうだと考える。あなたは仲間の音楽能力や性格について〈意見〉(opinion) をもつようになり、彼は間違っていて自分は正しく、彼のことをそれほど好きではない、と思ったりする。こういった意見〔見解、物の見方〕は、少なくともその一部は、感覚的な印象つまりフィーリングで決定される。

「私たちが自分の意見と思っているのは、たいていは感覚的なものだ。実際、その90%を占めるのは、考えた結果というより感じた結果である」とアレクサンダーは述べている(3)〔傍点訳者〕。

　別の例をあげよう。ヴィオラの先生があなたに、ƒ(フォルテ) の時に肩を上げてはいけないと注意したとする。肩が上がっていつも引っ掻いたような音になっていると指摘され、あなたは先生が2つの点で間違っていると感じる。自分は肩を上げていない、だから音ももちろん美しいはずだ、と。そしてカルテットの仲間にしたのと同じように、先生についても、ある意見をもつようになる。

　ここで2つの事柄が見えてくる。

　第1に、この例で言う「美しい音」つまり音楽的な〈嗜好〉(好み taste) は、意見と同じく、感覚認識をもとにしているということだ。だから、感覚認識が間違っていれば、当然、嗜好もずれる危険がある。コーネリアス・L. リードは、「"好き"とか"嫌い"といった、好みに関わる表現は、ほとんどが偏見と言っていい」と記している(4)。「蓼食う虫も好き好き」という古い諺もある。嗜好は慎重に扱う必要があるのだ（詳しくは第17章を参照)。

第6の感覚＝固有受容感覚(筋感覚)

第2に、感覚そのものについて新しい見方が生まれる。

　私たちは、視覚、聴覚、味覚、触覚、臭覚の五感をもつと言われるが、実は、もう1つ別の感覚体系をもっている。それはいわゆる直感（第六感）のことではなくて、**固有受容感覚**（proprioception）と呼ばれるものである。

　直感は生まれつき備わっているものではないので、五感と並べて感覚と呼ばれるのは、本当はおかしいのだ。しかし「筋感覚」は他の5つと同じように、感覚の1つと呼べるものである。この6つめの感覚＝筋感覚を「第六感」と呼ぶのは、直感を連想してしまう人が多いので控えておきたい。

　オリヴァー・サックスはこう言っている。

　　私たちは、感性の世界を構成する感覚、誇りにすべき五感をもっている。しかし、他にもう1つの感覚がある。他の感覚と同じように重要なのだが、目立たず、気づかれていない、秘密の感覚である。無意識だが必然的なこの感覚は、もっと早く発見されるべきだった。腱と関節の中にある受容器で、胴体と四肢の位置関係を感知するこの感覚は、ヴィクトリア朝時代〔19世紀初頭のイギリス〕では漠然と「筋感覚」と呼ばれていたが、1890年代になってやっときちんとした定義がなされ、「固有受容感覚」と命名された。[(5)]

　先生に「演奏中に肩を上げないで」と注意された先の例では、あなた自身は肩を上げているつもりはまったくない。筋感覚は、身体全体と各部位の位置関係をはかる感覚なのだが、自分の肩がどうなっているかを感じられないというのは、この筋感覚がずさんになっているしるしである。

　筋感覚は、空間における方向感覚や、身体の各部位の位置関係の感覚、身体と四肢の運動感覚、力の入り具合と緊張の測定、疲労の知覚、静的・動的なバランスなど、筋肉の活動のあらゆる側面に関わっている（内耳の前庭システムは、バランスを確立・保持するのに重要な役割を果たしているが、単独でそれを担っているわけではない）。

　サックスはさらにこう述べている。「固有受容感覚（プロプリオセプション）は、かなりの範囲で内耳の欠陥を補うことができる。手術で内耳を失った患者は、固有受容感覚を強化して働かせるようになる。特に広背筋（身体の中でも最も大きく動きも多い筋肉）は、新しいバランス器官、つまり一対の巨大な翼のような固有受容器官として働くようになる(6)」。

　アレクサンダー・テクニークの実践者には、すべての感覚の中で、この筋感覚が最も重要である。音楽家は聴覚を最も大切と信じているものだが、実際には耳が働いていない音楽家は多い。それでも音楽活動ができるのは、実は、筋感覚のおかげである。耳の聞こえない打楽器奏者エヴェリン・グレニーは、筋感覚を最大限に活用している良い例だ。筋感覚が欠如していたら、音楽家は音楽することができない。

　「もし固有受容感覚（プロプリオセプション）が完全にダメージを受けたら、身体全体が、いわば盲・聾の状態になってしまう。プロプリオセプションの語源であるラテン語プロプリウス（proprius）が〝自身の／固有の〟という意味をもつように、自分自身であるという感覚を失ってしまうのだ」とサックスは言う(7)。

　また、「固有受容感覚（プロプリオセプション）は、無意識的で自動的に働く。普通の人間が普通の状況下にある時には、それが働いていることは自覚できない」ともサックスは述べている(8)。ただしこれは、固有受容感覚（筋感覚）が無意識のものであるべきだとか、意識できないという意味ではない。

　ジョージ・コグヒルはアレクサンダーについてこう言っている。「姿勢を正すメカニズムに関係する筋肉に刺激が与えられると、固有受容感覚（プロプリオセプション）のシステムがこの刺激を運動中枢へ伝える。この機能は、意識的にコントロールすることができ、より良いものへと洗練させていくこともできる。ア

レクサンダーは、このきわめて重要な原理を実証してみせたのだ」。

アレクサンダーの理論は、次の点で傑出して優れたものである。

（１）私たちが抱く　考　え　（動きや行為、自分自身や他者のこと、生命などに関する、意見・見解・嗜好など）は、すべて、感覚的な認識にもとづいていることを明らかにした。
（２）自己の使い方では、固有受容感覚（筋感覚）が非常に重要であることを示した。
（３）私たちの感覚認識は、往々にして不完全な（ずさんな）ものであることに気づいた。
（４）固有受容感覚（筋感覚）を、意識的に誘導しコントロールするためのメソッドを開発した。

どうすれば私たちの感覚認識を再教育し、信頼できるものにできるのか？　それを理解するためには、まず、私たちの感覚認識がいかに不確実なものかを知らねばならない。

感覚認識がずさんになる理由

感覚が十分に働かなくなってしまうのは、いくつかの理由がある。

第１に、私たちの　心　は本来、常に新しい刺激を求め、古い刺激を追い出す傾向をもっている。「私たちにとって最も重要なことは、あまりにあたりまえで慣れ親しんでいるせいで、逆に見えなくなっている。常に目の前にあるのに気がつかない」とヴィトゲンシュタインは言う。

慣れ親しんだものには注意を払わなくなる。たとえば、冷蔵庫の音が止まった瞬間、その音がずっと鳴っていたことに気づく。前景と後景（背景）というふうに考えてみればわかりやすい。私たちは、習慣的に慣れ親しんだ物事を背景へと押しやってしまう。すると、新しく不慣れな物事が前景

へと押し出されてくる。というわけで私たちは、初めて訪れた家の匂いは
すぐにわかるのに、自分の匂いは簡単に忘れてしまう。

　第2に、感覚は、使いすぎても使わなくても損なわれるものである。
その家の住人はきっと、新しい匂いをかぎわけられないだろう。彼は酒飲
みでヘビースモーカー、鼻もつまっているし、辛い食事の摂りすぎで味覚
も麻痺（まひ）しているからである。

　第3に、生まれつき感覚が不備である場合、あるいは事故か病気で不
備になる場合もある。

　第4に（これがアレクサンダーの教師にとっては最も重要な理由だが）、
自己（セルフ）を間違って使っているせいで、感覚が信頼できないものになってしま
う。知覚と自己（セルフ）の使い方の関係をはっきりさせるために、ゲルハルド・マ
ンテルの実験を紹介しよう。

　10リットル用バケツを2つ提げているとする。1つはカラで、もう1
つには9.5リットルの水が入っている。半リットル（0.5リットル）の水
をカラのバケツに足したとする。あなたはすぐに、首、肩、腕、そして背
中のメカニズムを通して、バケツの重さの変化に気づくだろう。

　今度は、水の入ったほうのバケツに半リットルを足してみる。ところが
今度は、9.5リットルの水と10リットルの水の違いを判断するのは難し
いとわかるだろう。重いバケツをもって緊張した腕（＝身体）は、バケツ
がある一定の重さに達したあとは、違いについての感覚を失ってしまうか
らだ。

　**身体の各部位がもっと自由であれば、自分がいま何をしているのかを正
確に感じることができる。**自己（セルフ）を誤用（ミスユース）する時というのは、身体のある部
位は使いすぎで、他の部位はだらしないままになっている。そして首・
肩・背中を含む自己全体が苦痛を感じている。首を縮めてしまうと、
固有受容感覚（プロプリオセプション）（筋感覚）の働きが損なわれ、そこからのフィードバックが
阻害される。誤用（ミスユース）とは、つまり、感覚認識の欠損を引き起こすのである。

「体験 ↔ 考え」の悪循環 ·····················

　私はこの章を始めるにあたって、筋肉の運動を引き起こす連鎖——考え（概念形成）、抑制、方向性、行為——を検討することから始めた。ここでは、「何をしたいのか、どのようにしたいのか」について考えてみたい（次章で検討する「何を（what）」と「どのように（how）」はこれと同じである）。

　考えはさまざまな要素から形成されるが、そのうち最も重要な要素は体験（経験）である（もう１つ重要な要素には模倣がある）。たとえば、座る、立ち上がるといった単純な動作についての概念は、これまで何度も繰り返してきた動作の体験が記憶として蓄積されて、形成されている。

　体験と考えを結びつけているのが、感覚認識である。たとえばチェロで１つのフレーズを演奏するとき、私たちは、身体の運動とともに、聴覚からくる印象を受けとっている。つまりそのフレーズが私たちに、ある種のフィーリングや響きを感じさせるのである。好き嫌いは別にして、私の心には「このようにこのフレーズを弾きたい」という考えが形成され、次に弾く機会がきた時には、その考えに従って演奏をする。つまり、**体験が考えを形成し、考えが体験を形成するのである。**

　しかし、これは明らかに悪循環だ。というのは、実際に演奏を体験するまでは、演奏を間違いなく行なうことができず、演奏しないうちは体験もできない、ということになるからだ。感覚認識がずさんであるかぎり、この悪循環からは抜けだせない。これが音楽教育の直面している難問なのである。教師（またはヴォイス・トレーナーや指揮者）が生徒に何かを要求するたびに、生徒は、習慣的かつずさんな感覚認識で教師の指導を解釈し、生徒自身の習慣化した誤用で歪められた演奏をする。その演奏体験を、自身のずさんな感覚認識が評価する。**ずさんな感覚認識が、生徒の考えと体験の両方に悪影響を与えている**ために、演奏を学ぶすべての

ステップが、逆に、理想の演奏からますます遠ざけるステップとなっているのである。

　こういったプロセスは、他のさまざまな活動にも見られる。会話を例にとると、教師と生徒のあいだ、アンサンブルの仲間、日常生活の人間関係など、すべての場面で、歪められた見解がさらに歪められて交換され、反目や悪意を引き起こす（時には戦争に発展することもある）。だからこそ、ずさんな感覚認識と誤った 考 え から解放されることは、きわめて重要なことなのである。

　あなた自身の使い方を変えれば、必然的に、新しい物事や感覚を体験することができる。慣れない体験は、はじめは間違っているように感じられる。だからといって、体験したくないと思ってはいけない。それはそれで必要なのである。「**人は、正しくしようとしているとき、間違っているとは感じないものだ**」とアレクサンダーは書いている。[11] 彼は、生徒に触れたり、手で誘導することで、より適切に抵抗なく、生徒が間違いだと感じていることでも実行させることができると気がついた。

　生徒を教える時に手を使う音楽教師は多いが、アレクサンダー・テクニークの教師の手の使い方は、音楽教師とはまったく違う。アレクサンダーの教師は、長い時間をかけて手の使い方を訓練する。音楽教師が教えるような、特定の技能（たとえばボウ・ストローク〔弓の動き〕やオーボエの持ちかたなど）をアレクサンダーの教師が教えることもあるが、その目的は、部分的・専門的な技能を教えることではない。すべての技能に共通する基礎に注目し、生徒が総体としての自己をうまく使うことを教えることが目的である。

　エンド・ゲイニングな（結果だけにこだわる）プロセスを避けて、直接的あるいは間接的に（たとえば生徒の股関節と脚に着目して働きかけることで、首に影響を与えるとか）、必要に応じた効果を得られるようにする。〈抑制〉を前面に出すことで、正しいことをするよりも、生徒が誤りをしないように導いていく。最終的には、〈方向性〉を示して、それまでの状況や身体のメカニズムの落とし穴にはまらないようにするのであ

る。この〈抑制〉[インヒビション]と〈方向性〉[ディレクション]については、続く２つの章で検討する。

　誤った体験と誤った考え[コンセプション]の悪循環を断ち切ることができれば、２つの道が開かれる。アレクサンダーの教師は、あなたの先入観やそれまでの体験の記憶にじゃまされない、新しい体験を与えてくれる。その新しい体験によって、あなた自身の使い方が改善され、感覚認識にも必然的・間接的な改善がもたらされるのである。あなたは、正しいか正しくないかという判断をする時に、習慣的な判断を避け、もっと客観的な判断ができるようになる。

感覚認識を改善するには

　生徒に「あなたは間違ったことをしている」と指摘しても、たいてい効果はない。生徒は、誰かに言われたからといって、自分が間違っているとは思えないものだからだ。正しいことをするように言っても、やはり無駄である。わかっていないことをやれと言われても、嫌々やるか、どうしてもできないということになるか、どちらかだろう。

　最も効果的なのは、生徒自身が良い使い方を体験できるよう働きかけることだ。その時は、生徒のいつものやり方とは明らかに違うやり方を試してみるのがいいだろう。ここには２つのメカニズムが働いている。初めに、使い方が良い方向に変化することで、感覚認識も必然的に改善される（水の入ったバケツの原理に従うならば）。次に、新しい体験は、生徒の識別能力を目覚めさせ、心[マインド]がすぐに反応する（前景 - 背景の原理に従って）ような、豊かな新しい感覚をもたらす。誤りを指摘せず、未体験のことをさせることで、以前していたことはやはり間違っていたと生徒自身が気づくように導くのだ。

　感覚認識は、おおむね３つの段階を踏んで発達していく。

（1）あなたは、物事が起こったあとで、それを感じとる。あなたの両肩の上に私の両手を置き、そこであなたが何をしているのかという意識を、あなた自身がもつように仕向ける。私はアレクサンダー・テクニークの教師として訓練した手を使って、あなたの肩に圧力をかける。するとあなたは、肩を下へ・外へとゆるめることができる。そこでようやくあなたは、今までいかに自分が肩を上げ、内に縮こまってしまっていたかを改めて知るのである。

（2）今はもうリラックスできているあなたの両肩に、私の両手をのせる。あなたは頭を右へ左へと回したり、ピアノで和音を弾いたり、トランペットのマウスピースを唇へ運んだりという動作をしているあいだに、以前のように肩を縮め始めたことに気がつく。少し前に私の手に対して示した反応とは違い、あなたは振り返って回想するのではなく、今まさにそれが起こっているのを感じる。

（3）私は、あなたが楽器を演奏する（または歌う）前、動く準備をする時に、あなたの両肩に私の両手を再びのせる。あなたは、肩をこっそりと持ち上げずにはいられない欲求に気がつく。あなたは、何かが起こる前に、それを感じるのだ。

　これが誤用を抑制する最初のステップとなる。次章でわかるように、〈抑制〉は、まさにアレクサンダー・テクニークの真髄なのである。

第4章
抑　制
インヒビション

誤用を誘発するもの
ミスユース

　チェリストのロバートの左手のヴィブラートは、乱れて不自然である。ピアニストのアンはもっと大きな音を出したいのだが、そう思うほどに身体が硬くなり、音は小さく汚くなる。歌手のキャサリンはステージでひどく緊張してしまうのに悩んでいる。才能がありトレーニングも積んできた彼女は、聴衆が喜んでくれることが最高の幸せなのに、ステージに立つと不自然になり上手く歌えなくなるので、がっかりしてしまう。

　音楽家のこういった問題には共通点がある。不規則なヴィブラート、小さな音、ステージでの緊張は、多くの人に共通する誤用の表れである。ミスユース
ロバートの場合はヴィブラートだけでなく、左手のポジション・チェンジもぎくしゃくしていて、アーティキュレーション、イントネーションも不正確、不安定である。ヴィブラートをきちんとしようと集中すると、弓をもつ腕がふらついてしまう。首が縮んで頭は沈みこみ、横にひねったようになって、肩は上がっている。胴体は曲がって手足が強ばり、息が細くなっている。

　ヴィブラートは身体のある一部分を使う行為だが（第2章で定義したように）、総体としての自己の使い方、身体全体のパターンの表れでもあるセルフ
のだ。音の出しかたやステージでの緊張も同じことである。部分での行為の誤りを解消するには、トータル・パターンを改善する必要がある。

　ロバートのヴィブラートは、ほかにも、一定の刺激に対して**習慣的かつ自動的に反応してしまう**特徴があった。ヴィブラートをかけようとするたびに、自動的に、ヴィブラートを弾くメカニズムを誤用（ミスユース）するスイッチが入ってしまう。アンも、大きな音で弾こうとするたびに自動的にいつもの反応が出てしまう。キャサリンも同様である。

　ロバートがどのようにヴィブラートを弾こうと望んでも、いつも自動的に間違った自己（セルフ）の使い方になってしまうのなら、それを変える道はただ1つ、イメージ通りにヴィブラートを弾こうと望むことをやめるしかない。アンは大きな音で弾きたいと思うことを、キャサリンは聴衆を喜ばせようと願うことを、やめるしかない。

　これが〈抑制〉（インヒビション）（inhibition）と呼ばれる、アレクサンダー・テクニークの根本原理である。全体であれ部分であれ、自己（セルフ）の誤用（ミスユース）の原因となる習慣的な反応に、引きずられないように抑制することである。

　この原理が、直接に誤用（ミスユース）を抑制するのではなく、誤用（ミスユース）を誘発するエンド・ゲイニングを抑制するのを目指していることに注目してほしい。ロバートの場合、左手の間違った緊張を抑制しようとするのではなく、緊張を誘発するヴィブラートへの欲求を捨てるべきなのだ。ピアニストのアンは腕の強ばりを抑制するのではなく、大きな音で演奏したいと思うのをやめるべきであり、歌手のキャサリンはステージで緊張するという症状を何とかするのではなく、聴衆を喜ばそうと願うことを抑制すべきなのである。

　しかしアレクサンダーはまた、「自己（セルフ）の使い方の仕組みは、（1つは）反応のしかた、（そしてもう1つは）身体の機能的な現状と密接に関わっている」とも書いている。プライマリー・コントロールを妨げないよう抑制（インヒビション）することは、その妨げを引き起こしているさまざまな欲望を抑制（インヒビション）するのと、ほぼ同じことなのである。ロバートがプライマリー・コントロールの不具合を前もって防ぐよう注意すれば、それで、ヴィブラートへのいつもの欲求を抑制（インヒビション）できるということである。

誤用（ミスユース）をやめるための働きかけ ················ チェリストのヴィブラートの例

ロバートの例を詳しく検討してみよう。ヴィブラートを変えるプロセスは、5つの段階をたどっていく。

（1）教師はまず、ロバートの基礎的な機能のコ ・ ディネーション（協調）の具合を変える指導をする。必要に応じて、言葉と手を使って〈方向づけ〉を行ない、頭、首、背、肩、両腕、両脚に至るまで指導をする。
（2）次に、タイで結ばれた音符をノン・ヴィブラートで弾くように指示する。

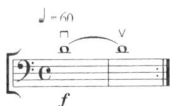

ヴィブラートをつける習慣が深く染みついている人にとって、ノン・ヴィブラートの演奏は容易ではない。新しいヴィブラートを学ぶにあたって、今までのヴィブラートを積極的に 抑 制（インヒビション） する能力があるかどうか、それがこのプロセス全体が成功するか否かを決める。
（3）弦楽器では、右腕の動きは左腕の動きに影響するし、逆も同じである。互いに依存しあうこの関係を、両 側性転移（りょうそくせいてんい）（bilateral transfer） と呼ぶことにしよう（第10章を参照）。弓をもつ手（腕）を効率よく使えなければ、ヴィブラートは当然、不適切なものになる。前より少し改善された自己（セルフ）の新しい使い方によって不具合が減り、ヴィブラートへの欲求も 抑 制（インヒビション） されているうちに、ロバートは、安定感と自信に満ちた、コントロールの利いた右手の動きを追求しなければならない。そうなればＦの音量を保つことも可能である。弓をもつ右手の調整が上手くいけば、ヴィブラートはもっと自由になるだろう。

（４）教師は自分の左腕・左手を、生徒の左腕・左手に重ねて、前腕の
リズミックな振りを、繊細に、明確に手ほどきする。この動きは、自由で
安定したコントロールによって、声のように響くヴィブラートの基礎とな
る。ここでは、教師が生徒の左腕を動かしているあいだ、生徒自身は以下
のことを 抑 制（インヒビション） しなければならない。

　　　・身体全体のコーディネーションを妨げること

　　　・ヴィブラートをかけたいという欲求

　　　・弓をもつ手の動作が中断してしまうこと

　生徒はしばらくのあいだ、勝手に善し悪しを判断しないようにする。生
徒がもっている音楽的な嗜好（好み）も、新しい自由の探求を妨げてしま
うことになるからである（第17章を参照）。

（５）言葉と手による指導のもとで、ヴィブラートのスピード、音量、
方向性（ディレクション）に変化をつけて動作を繰り返す。これは生徒にとってわかりやす
い体験で、ヴィブラートのメカニズムを探る実験にもなる。正しいヴィブ
ラートは、正しいメカニズムから生まれるのではなく、前腕・手首・手の
メカニズムの正しい使い方で可能になるのだ。

　ヴィブラートの新しい体験が十分にできたと確認したら、生徒自身でヴ
ィブラートをつけてみるよう指導する。最初は、適当に間をおきながら、
教師と生徒が交代で、ヴィブラートの動作を中断しないように演奏してみ
る。最終的に教師は、生徒の左腕を完全に解放して、生徒自身の手でヴィ
ブラートをつけていくようにする。

　これは、いろいろある指導法の１つに過ぎない。チェリストは、左腕
による他のさまざまな機能――アーティキュレーション、ピチカート、シ
フティング――と合わせて、ヴィブラートを改善していくことができる。
メトロノームを使った機械的な練習も可能だろうし、（第22章で述べる条
件さえ整えば）お手本を模倣するのも良いだろう。しかしどんな指導法で
も、 抑 制（インヒビション） は常に本質的な役割を果たすべきである。

　チェリストのヴィブラートの場合なら、手を使って特定の動作を体験さ

せながら教えることができる。しかしそれができない場合もある。たとえば声楽となると、もっと間接的に、身体全体の動きを変化させることでしか指導できない（なかにはエンド・ゲイニング的に、生徒の喉をどうにかしようとする声楽教師もいるが）。教師の手が（全体または部分の動きに）影響を与えられるかどうかは、誤用の原因になるエンド・ゲイニングな欲求を抑制できるかどうかにかかっている。抑制は、変化のプロセスの全体で常に鍵となる。

ロバートは、習慣的なヴィブラートを抑制するのに成功したとき、2つのショッキングな感覚を感じたという。まず、それまでとは違う新しいヴィブラートは、ロバートにとって「本物の」ヴィブラートではなく、まったく未知の響きに感じられた。そして、ヴィブラートをかけているという気がせず、ヴィブラートが勝手にかかっていくように感じたのである。この2つの感覚は、さらに詳しく検討してみる価値があると思う。

では、第1の感覚、「ヴィブラートではないようなヴィブラート」から見ていこう。

「何」を「どう」やるか ————————————— what と how

アレクサンダー・テクニークのレッスンでは、教師は生徒に座るよう勧める。いつもの調子で座ったとき、教師の目には、生徒が習慣的な誤用の引き金を引いている様子がはっきりとわかる。頭は背骨へ向かって沈み、胸は前屈みになり、臀部はうしろに下がって、背中が丸くなる。肩は上がり、腕は硬くなる。呼吸は細くなっている（生徒自身がこのすべてに気づいているとは思えない）。

自分自身の使い方を変え、自身を痛めることなく動けるようになるためには、いつものように座りたいという誘惑をはねのけなければならない。教師の座れという指示、自分の座りたいという欲求、座るという行為に関するこれまでのすべての記憶、自分の背後に椅子があるということすら、

すべて無視しなければならない。

　その代わり生徒は、教師の言葉や手を使った導きに、よく注意を向けるようにする。そうすれば、総体的なコーディネーションの具合を変化させ、緊張とリラックスのあいだのちょうどよいバランスを見つけることが容易にできるようになる。動きやすさ、安定感、強さ、柔軟性などすべての効果が表れはじめる。生徒は、自分の使い方はたくさんの部分から構成されていることに気づき、そのすべてが総体として働いていることに気づきはじめる。1つの行為に自覚をもって関わることができるようになり、行為に関わるすべてを客観視できるようになる。自分が何らかの動きを**行ない**、そこから起こってくる他の動きを**受け入れる**ようになる。

　教師と生徒とのこうした共同のワークを通して、生徒の全身のコーディネーションの具合がいくらか安定してきたら（そのうちに1回の作業でコーディネーションを得られるようになる）、教師は、生徒が新しい使い方に混乱しないようにしながら、膝を曲げるように指示する。膝を曲げるという、頭からの指令は、教師の両手の助けを借りて実行され、生徒は座るところまで行き着く。いつもの「座る」という古い指令ではなくて座ることになる。

　「座る」と「膝を曲げる」はまったく違う行為である。それぞれが独自のメカニズムを持ち、2つの独立した指令で誘発される。行動には2つの種類があって、1つは習慣的でほとんど無意識に行なわれ、誤用のパターンをもつ行動であり、もう1つは不慣れで未知なものだが、意識的で、コントロールなきコントロールで実行される行動である。この第2の行動の特性は、生体のすべての機能が上手くコーディネートされ、実行されているということである。これは第1の行動を改善したものではなく、そこから転化したものであり、このような行動がアレクサンダー・テクニークの究極の目標である。つまり、ロバートの新しいヴィブラートは、古いヴィブラートを改善したものではなく、まったく新しい思考、行為、感覚のたまものなのである。

ノン・ドゥーイングとは

　ロバートの第2の未知の感覚──「自分はヴィブラートをかけていないのに、ヴィブラートがひとりでにかかっているような感覚」もまた、アレクサンダー・テクニークを理解する助けになる。

　抑 制（インヒビション）は端的に言って生理学的なプロセスである。プライマリー・コントロールの説明をした際に明らかになったように、脳は神経ネットワークを通じて、筋肉のメカニズムにメッセージを発信する。チャールズ・シェリントンはこのように言っている。「筋肉の動きよりも脳からのメッセージが先だということを強調しすぎているように思う読者もいるかもしれない。確かに、脳からの神経ネットワークは、直接的であれ間接的であれ、筋肉に達しているのだから、脳からのメッセージということはわざわざ強調するまでもないことだ」。抑 制（インヒビション）とは、1つ1つの行為が実行されるための準備として行なわれ、習慣的なメッセージが未確認のまま自動的に流れていかないよう経路を遮断するのである。

　ハスラー＆ロッド＝マーリングは、「より良い習慣を身につければ悪習を根絶できるという考えは、人間の生理に反している」と書いている。抑 制（インヒビション）とは何か新しいことをするのではなく、古い何かをしないことである。この「経路を遮断して何もしないこと」（non-doing）こそが、立派な〝活動〟となる。シェリントンは、「何もしないよりは行動したほうがいい、という格言はそろそろ修正したいものだ。なぜなら、抑 制（インヒビション）という抑制行為こそ、神経活動を活性化させる行動となるからだ」と述べている。ヴァイオリン奏者のカルロス・ラモス・メヒアは、筋肉は常にペアになっているというあたりまえの事実を指摘して、こう書いている。「どの筋肉が縮んでも、ペアになっている筋肉（拮抗筋）の一方の対で反射的な収縮が起きる。準備すること［すなわち抑 制（インヒビション）］によって、行為を起こそうという意志が、拮抗筋の緊張を緩和させることがわかる」。

抑制（インヒビション）あるいは**ノン・ドゥーイング**とは、（拮抗筋の一方の対が収縮するといった）間違った緊張を起こさないことを意味する。

ノン・ドゥーイングはとても誤解されやすい言葉だが、これについてはパトリック・マクドナルドの言葉が一番わかりやすい。「正しいことをやっているかぎりは、やってかまわない[6]」。ノン・ドゥーイングとは、だらしのないことでもないし、やる気をなくして動かなくなることでも、死んだふりをすることでもない。「カルトにはまることや、いわゆるリラクゼーションは、現代では最も危なっかしいことと言える。こういったものは本質的に、日々の生活のリスクや挑戦すべき課題には遭遇したくないし見たくもないという、二重の願いを示していると思う」とマクドナルドは言う[7]。

私たちの言うノン・ドゥーイングはこういったものとは違い、ただ単に、正しくないこと、望んでいないことは一切しないという意味である。まず抑制（インヒビション）があって、すべての行為がそれに付随して起こってくるのが理想的な状況だ。こうすると過度の緊張から自由になり、行為する人にとっても、そばで見ている人にとっても、苦労というものを感じさせない。実際にロバートは、多くのことをやっているのに「僕は何もしていない！」と言った。「もちろん、ノン・ドゥーイングは一種のドゥーイングである。しかし、とてもささやかなものだ。ドゥーイングとはあなたがすることだが、ノン・ドゥーイングは、それがあなたにすることだ。これはアレクサンダー・テクニークを実際に体験したことのない人には理解しにくいことかもしれない」とマクドナルドは言っている[8]。

抑制（インヒビション）のタイミング

抑制（インヒビション）は常に、活動へとつながる一連の出来事の中で最初に位置づけられるもの、とアレクサンダーは考えた。抑制には、タイミングという重要な要素がある。

アレクサンダー・テクニークによる自己（セルフ）の再教育では、その初めの段階で、抑制（インヒビション）を実際に体験させる。今から行なう行為（座る、頭を左右に回す、ボウ・ストロークなど）を選択してから、その行為を実行に移す前に、少しの間（ま）をとる。そうすれば行為がもっと上手くいき、誤用（ミスユース）を防ぐことができる。

アレクサンダーの教師はよく、抑制（インヒビション）とは「止まって」、「ノーと言う」ことだと教える〔この場合のノーとは「いや、違う」といった意味〕。抑制は「待つ」ことと同じだ。音楽家は、止まること、待つことの有効性を知っていて、すでによく使っている。歌手は、「10回考えてから1度歌え」という格言をよく聞かされる（第19章で、「待つ」抑制を演奏という創作行為にどう応用するかを検討する）。しかし、「待たない」という習慣を防ぐ有効な手だてをまだ知らない。

「待つこと」は日常の活動の一時的な中断であると同時に、社会生活を営むうえで必要不可欠である。会話にはもっと「待つこと」が必要だし、赤信号で立ち止まるとか、ホテルをチェックアウトするために行列するなどもその例だ。アレクサンダー的であるかどうかはともかく、「待つこと」は、洗練された生活のためにもっと活用されていい。アレクサンダー・テクニークを熱心に実践しようとする人がいるのは、品格と良識が背景にあるからだ。

「待つこと」は、学習の手段としてもなくてはならないものでもある。教師のアドバイスを最後まで聞かず、その意味を理解しようともしないで、習慣的な演奏をそのまま続ける生徒を教えた経験のある音楽教師は多いはずだ。

チェロを教えるとき、私はよく、指示を与えているあいだ、生徒から弓とチェロを取りあげてしまう。そして、生徒が私の言うことを理解したとわかるまで、楽器を返さない。**生徒は正しくありたいと一生懸命なので、**待てないのである。遅かれ早かれ、生徒は自分の行動の性質を理解する。「待つこと」は生徒にとって、**正しくあろうという欲求を捨てる**のと同じことなのだ。そしてそれはすなわち抑制（インヒビション）なのである。

「待つこと」、すなわち 抑制（インヒビション）は、高度に知的な活動が行なわれる時にも鍵となる。聴音の教室を例にあげてみよう。4小節の簡単な旋律を4回弾いて、「最初は書きとらないで、ただ聴きなさい」と指示したとする。2回目で旋律の調を判断してリズムを書きとり、3回目でメロディーのパターンと背景にあるハーモニーを識別し、4回目で旋律を完全に書きとるように指示する。これは論理的なステップ・バイ・ステップの手順で、簡単についてこられるものだ。ところが、たいていは、パニックを起こして聴きとれない生徒たちが出てくる。課題の最後の段階が達成できるかどうか心配しすぎて、簡単な指示に従わず、途中のステップを飛ばしてしまうのである。つまりこれがエンド・ゲイニングで、1回目の演奏が終わるなり、完全な旋律を書きとろうとする。そんな悩みを解決してくれるのが 抑制（インヒビション）である。反応する前に待つこと、そして、正しくあろうと願うのをやめることである。

　というわけで、タイミングは 抑制（インヒビション）の1つの要素ではあるが、抑制（インヒビション）そのものではない。「何かをするなと言われると、やらないと決めるのではなく、そこから目をそむけてしまう。これはつまり、やると決めてしまってから、筋肉の力を使って、やることから目をそむけているだけだ」とアレクサンダーは言っている。(9) 抑制（インヒビション）は、単に、活動を一時的に中断することではない。したいという願望を中断することだ。マーク・トゥウェインは、酒を飲むのをやめようとする人々に対して、本当に必要なのは、飲みたいという願望を捨てることだと厳しくたしなめたという。

抑制（インヒビション）は常に継続する

　抑制（インヒビション）のタイミングについて、もう少し考えてみたい。抑制（インヒビション）はすべての行為の始めにあるものだが、といって、行為が始まったあとはしなくてもいいというわけではない。ロバートは、演奏しはじめる前に、習慣的なやり方でヴィブラートをかける願望を 抑制（インヒビション）しなければならないし、

新しく発見した左手のメカニズムを使って演奏している時でも、抑制（インヒビション）を続けなければならない。

抑制（インヒビション）は常に継続するのである。私たちは日常生活で絶え間のない刺激を常に受けているのだから、それに対して起こる習慣的な反応も、常に抑制（インヒビション）されなければならない。チェロの弓を強く押しすぎるクセを抑制（インヒビション）したら、そのすぐあとに弓を引き上げるとき、早く上げすぎるクセも抑制（インヒビション）する。さらにストローク〔上げ弓・下げ弓〕の最後に弓を滑らせてしまうクセも抑制（インヒビション）する。それから、それから……と抑制すべきことは際限なく出てくる。

抑制は途切れることなく起こる。人間はいつでも抑制をしているものなのだ。平均的な人は抑制はあまり上手ではないが、抑制をしていないわけではない。チャールズ・シェリントンは、抑制を「刺激を神経病理学的に逆転したもの」と捉えた。生命体は常に、抑制と刺激が交互に混ざった状態にある。ロバートがヴィブラートするとき、首・両肩・両腕の1つのメカニズムを抑制したとしたら、背中や脚のもう1つのメカニズムを逆に刺激することになるのである。

意志の力とは抑制（インヒビション）をする能力であり、同時に、あらゆる状況に対応できるよう自己（セルフ）を刺激する能力なのだ。日常生活の中で（多かれ少なかれ）偶発的に起こっていることが、アレクサンダー・テクニークによって、意識的で、効果的で、自分で選択できるものとなる。アレクサンダーはこんなふうに言っている。

野生の猫は、狙っている獲物にすぐにでも飛びかかりたいという衝動を抑制（インヒビション）し、食欲を満たして満足感を得たいという本能的な欲求をうまくコントロールして、望んでいた結果を手にする。野生の動物には抑制（インヒビション）の力が生来備わっているのである。人間もこの力を持っていて、この素晴らしい力を意識的に活用することで、経験を蓄積し、さらにこの力の可能性を広げることができるのだ。(10)

　抑制（インヒビション）を初めて意識して行なう時は、活動を一時的に中断して「待つ」ことを強調する必要があるかもしれない。しかしアレクサンダー・テクニークの経験を積んでいけば、恐怖感やめらう気持ちもなくなって、**動きながら**抑制（インヒビション）できるようになるし、またそうすべきである。習慣的な思考が一瞬でも頭に浮かべば、すぐに、習慣的な誤用（ミスユース）が動きの中に表れる（試しに臀部に電極をつけて実験してみるといい。「椅子」という言葉を聞いたとたん、何も感じないように装ったとしても、計器の針は容赦なく、大きく振れることだろう）。適切な状況ならば、調和のとれた統合的な思考のひらめきが、調和のとれた統合的な動きを起こす。抑制（インヒビション）とは、「ためらう」こととは違うのである。

　抑制（インヒビション）は、「自己（セルフ）発見の全プロセス」すなわちアレクサンダー・テクニークへの扉を開く鍵となる。抑制（インヒビション）は生活のいろいろな面に影響を与えるので、アレクサンダー・テクニークは深いところから人間を変化させるメソッドとなるのである。

　ただし、この抑制（インヒビション）がテクニークを学ぶ障害ともなる。アレクサンダーが書いたように、抑制（インヒビション）は欲望を満足させるのを遅らせることだから、一種の自己否定なのだ。抑制（インヒビション）するということは、習慣的な方法で反応したいという自身の願望を否定することである。だから、抑制（インヒビション）には非常に大きなメリットがあるのに、実際に行なうとなると葛藤を感じる人も多い。私たちは長いあいだ、何かを**する**ことで結果を出すことを求められてきたが、アレクサンダーの言うノン・ドゥーイングは、それとは逆のことだからだ。

　アレクサンダーは、「人間の個性・性格とは、自分自身をどう使っているか、そのやり方のことである」という言葉を残している。自分自身の使い方を変えようと思ったら、**今日あなたがイメージしている**自分自身の個性を、いったん捨てなければならない。そうすれば、「正しいことを間違っているように感じ、間違っていることを正しいと感じる」葛藤に、前向きに立ち向かうことができるだろう。

　本書の第Ⅲ部では、演奏行為に抑制（インヒビション）を応用するさまざまな方法を検

討するが、音楽家が 抑 制（インヒビション）を学ぶのに最も良いのは、おそらく、日常生活の中のごく単純な動きだろう。楽器を手にしている時は、感情が激しく動いてしまうからだ。

第5章
方向性
（ディレクション）

行為のさなかにも思考は働いている

　私は今、友だちと一緒に弦楽四重奏の初見試奏をしている。スコアを見ながら作品の基本的な形式・構造をつかみ、それから個々の部分のフレーズをどう弾くかを決める。音や、アーティキュレーションや、ダイナミクス（音の強弱）を頭の中でイメージし、それを実際に音として響かせるべく、腕や手・指に指令を出す。

　私はチェロを弾きながらヴァイオリンとヴィオラを聴き、スコアからたびたび目を離しては、他の奏者とアイ・コンタクトを取る。そして、次の休憩では仲間たちにどんな飲み物をだそうかと考えたりもしている。第2ヴァイオリンに話したくてしかたのない傑作なジョークを思い出して笑いがこみあげてきたり、トイレに行きたいという衝動を頭から追い払おうとする。そのあいだもずっと、自分の頭、首、背中がどうなっているかを意識している。

　音楽家なら、この状況を特に不思議とも思わないだろう。ふだんの練習、リハーサル、公演中でさえ、ごくあたりまえに起きていることだからだ。この章のテーマである〈方向性〉（direction）を考えるとき、これはとても良い例である。**活動のさなかにも多面的な思考が働いている**状況をよく示しているからだ。アレクサンダー・テクニークの方向性は、この多面性のいずれにおいても、なんらかの形で働いているからである。

（1）統合体としての自己（セルフ）──行為と思考のつながり

　すべての思考は、身体の現実として表れてくる。作品の構造も、ボウイングや指使いの選択も、こみあげてくる笑いも、そのまま表れてくるのだ。同じように、弓を動かしたり、第2ヴァイオリンに合図したり、トイレを我慢したりといった、私の身体に起こっているすべてのことは、私の脳からの指令の結果なのだ。

　脳と筋肉──考えることと行なうこと──は常につながっている。1つの行動について、それが純粋に「精神的」だとか、純粋に「身体的」であるとは言えない。心の耳で初見試奏することは、チェロを抱えて階段を4階まで上がるのと比べれば、身体的な行為としてはたいしたことではないが、どちらも同じく、私という総体の行為なのである。

　アレクサンダー・テクニークでは、〈方向性〉（ディレクション）や〈方向づけ〉（方向性のメッセージを送ること）を語るとき、思考のことを論じている。しかし、身体とは無関係な、知的な作業ととらえているわけではない。〈方向づけ〉を学ぶことは、「精神を鍛える」のとも違うし、「身体の訓練」とも違う。「考えること」と「行なうこと」とのあいだにあるつながりをもっと確かな、洗練されたものにしていく作業なのである。

（2）たくさんの思考・行為は同時に起こっている

　先の弦楽四重奏の例に戻ると、私は、同時に多くのことを考え、行動していた。日常生活とは常にそういうもので、2つ、3つ、いや、もっとたくさんのことを同時にしていることもある。たった1つのことだけを考え、行なっているというのはあり得ないのである。アレクサンダー・テクニークは、同時にいくつかのことをこなすこの能力、私たちが生まれつきもっているこの能力を、特別な方法で開発していく。あなた自身の使い方に配慮しながら、同時に日常生活でのどんな仕事でもこなしていけるようにするのである。

　〈方向づけ〉をしながら演奏することは、特に難しくはないはずである。これまでもあなたは、もっとずっと多くのことを同時に考えながら演奏し

てきたのだから。よけいな雑念を増やさないで、演奏に集中したいと思う
かもしれない。しかし、自分自身の使い方を方向づけるということは、単
に、目的達成のための手段に気を配るというだけのことだから、そのため
に目的を達成しづらくなることはないはずだ。「集中」についてはまた別
に検討することにしよう。

（3）さまざまな指令——する、しない、するのをやめる

　私が自身に送る指令には、弓を動かす、ページをめくる、ヴァイオリン
奏者を見るなど、何かを**する**指令がある。逆に、ポジションを変える時に
左腕を硬くしない、弓を弦の上で動かす時は背を丸めない、ジョークを思
い出しても笑わないなど、何か**しない**指令もある。音符の最後に指を弦
に押しつけるのをやめる、フレーズの最後に弓を動かすのをやめるなど、
何かをしていることを**やめる**指令もある。

　ある指令は行為を誘発し、ある指令は抑制する。私は、チェロを弾く時
も弾かない時も、**常**に誘発と抑制が組み合わされた状況で生きている。こ
れは、どのように自分自身を使っているかには関係なく、いつでも、どん
な人にでも共通の事実である。

　私たちは、方向性を学ぶことで、この誘発と抑制のバランスを自由に
変えられるようになる。そうなると、自己への認識が高まり、使い方も改
善される。自己の誤用が起こって機能が低下してしまうのは、抑制の方
向性が足りないのが原因である。「しない」、「やめる」という抑制の指令
は、「する」方向性よりも、常に先行するべきである。

（4）思考には序列がある

　音楽の構造を理解したりボウイングや指使いを選ぶことは、ジョークを
考えたり休憩の飲み物を考えることよりも、私には重要である。つまり、
思考には明白な優先順位（序列）がある。アレクサンダー・テクニークで
は、プライマリー・コントロール（頭 - 首 - 背中の関係）の誤用を 抑 制
することを第１としている。行為しながらの思考の中で、最も重要なの

がプライマリー・コントロールだということである。この点でアレクサンダー・テクニークは、既成のさまざまな技法とは一線を画しているのだ。

プライマリー・コントロールを妨げているものを 抑制 できれば、誤用が常態化してしまうのを防ぐことができる。プライマリー・コントロールが、自己の総体としてのコーディネーションを整えてくれるからである。自己の総体の誤用を 抑制 すれば、自己のさまざまな使い方と機能を表すもの（音、リズム、演奏しながら共演者の音を聴きとる能力など）も改善される。総体の誤用を 抑制 することで、ある行為を抑制することも、逆に誘発することも上手くなるのである。

自己の総体的な 誤用 のパターンを〈引き下げ傾向〉（pulling down）、良い使い方のパターンを〈上向き思考〉（thinking up）と呼ぶことにしよう。〈引き下げ傾向〉を 抑制 できれば、私はきっと、高い音域や速い弓使いを怖がらなくてすむようになるだろう。逆に言えば、この「怖い」という気持ちは、〈引き下げ傾向〉の表れなのだ。〈上向き思考〉ができれば、高音をはずすこともなくなり、万一はずしたとしても気にしないで演奏を続けて、音楽的な流れを損なわずにすむだろう。これこそ、すべての音を正確に演奏することよりはるかに大切なことである。

恐怖心を 抑制 し、どこでも失敗を気にせず演奏できれば、恐怖から生じるフラストレーションも 抑制 できる。プライマリー・コントロールの誤用を防ぐ方向性は、〈**プライマリー・ディレクション**〉と呼ばれる。これについては、あとで詳しく説明しよう。

（5）認識できる指令と自動的な指令

私が自身に送る指令には、完全に認識できる指令と、部分的にしか認識できない指令、まったく認識できない指令がある。もともと、良いコーディネーションには自動的に起こる能力（自動性）が潜在しているものである。ただし、自動的な指令の中には、良い演奏を助けるより、逆に妨げになってしまうものもある。

アレクサンダー・テクニークの方向性は常に、認識と有効性の両面か

ら配慮される。いつも自動的に起こっている指令に意識的になることで、有益な指令と有害な指令を見分けることを学ぶ。そして次第に、不必要な指令と、それがもたらす余分な行動とを捨てていく。アレクサンダー・テクニーク的な自動性とは、無防備に身につけてきたものとは本質的に違うものだ。

　良い方向性^{ディレクション}とともに身につけた習慣は、意志によるコントロールが可能である。それはいつでも再検討し新しくすることができるし、放棄することもできる（このタイプの自動性は、特別なプロセスで学びとることが必要である。この章の後半を参照）。

　アレクサンダー・テクニークの〈方向づけ〉は、人によって遅いか早いかの違いはあるが、だんだんと効率よく、自動的にできるようになる。〈方向づけ〉を学びはじめた時は、自分のしている行為のすべてに過剰反応してしまうかもしれない。アレクサンダー・テクニークを学ぶ前にはもっていたはずの、効率的な動きができなくなってしまう場合もある。物事は、良くなる前には悪くなるものである。これもまた必然である。これについては第3章で説明したし、第17章でもさらに検討したいと思う。

　アレクサンダー・テクニークの方向性^{ディレクション}について、ここまでに、いわゆる「思考」と同じだと説明してきた。方向性^{ディレクション}と思考のどちらにも、身体と精神のトータルな結合があり、共存と序列がある。抑制的な指令と誘発的な指令があり、それぞれに認識可能なものと自動的なものがある。方向性^{ディレクション}は思考よりも上位のものだが、はっきりと**違う**ものとは言えない。それでは何が違うのだろうか。〈方向づけ〉を具体的に検討する前に、思考と方向性^{ディレクション}の違いをはっきりさせておこう。

方向性^{ディレクション}は新しいタイプの思考法

　前にあげた初見試奏の例で、私は、「頭‐首‐背中を考える」と書いた。これをもっと具体的に表現すると、「脊椎を上向きにたどって、首には自

由なままであれと指令を出す。すると頭は、脊椎の一番上で軽くバランスをとることができる。背中は、上へ外へ、つまり長く広くなれと方向づけられる」。

このような方向性（ディレクション）は、いわゆる「思考」とは本質的に違うことがわかるだろう。ここで説明する方向性（ディレクション）とは、通常の活動の中で目に見える結果を得られるものではない。つまり、何かを「する」「しない」「やめる」といった方向性（ディレクション）ではないのである。「上向きに考える」「首を自由にしておく」というのは、筋肉を使って実行することとは無縁の、自身への指令である。この点をもっとはっきりさせるために、人はどのように、そしてどうして、このような〈方向づけ〉を学ぶのかを見てみよう。

アレクサンダー・テクニークのレッスンで、私は生徒に、脊椎に沿って上向きに考えるようにと言う。すると生徒は、最初は、首を硬くしてしまう。そうなると頭はうしろに倒れ、両肩が上へ押し上げられてしまうので、首をすくめたように頭が沈みこんでしまう。まるで天井を見上げているような姿である。背中は張りを失って、呼吸が細くなっている。その姿勢はマンガの兵隊か、下手なダンサーのようだ。私の指示に対して、生徒は、明らかに不本意な形で反応している。この生徒は、新しい、不慣れな刺激に対して、古い習慣的な方法で反応しただけなのである。

ここで私は、最初の反応を捨てるように言う。そして手を、生徒の頭と首に置き、生徒の脊椎を優しく伸ばしながら、筋肉を使って何かをしようとしないように、と言う。私が上手に働きかけることができれば、脊椎に沿って生徒を引き上げることができる。ここで、2つのことをはっきりさせておきたい。「上向きに考える」とか「引き上げる」といった表現は、脊椎だけでなく、頭‐首‐背中・両脚そして身体全体のトータルな体験を、いわば凝縮した表現である。この体験は、心理的にも感情的にもすぐに納得できるものになるだろう。

上向きに考えることは、脊椎を伸ばすという活動を意味するわけではない。脊椎を縮めるのをやめ、最適の長さに戻すということである。私は両手を使って、脊椎が伸びるとはどういうことかを生徒が理解するのを助け

ているのだ。生徒はすぐに、体験的に、〈上向き思考〉の方向性^{ディレクション}とは筋肉の活動ではなく、一種のエネルギーの流れであることを理解する。エネルギーの流れとは、いつもの筋肉の活動に先行して生じ、常に付随している。そして方向性^{ディレクション}とは、**正しいことをする**ものではなく、**間違ったことをしているのをやめる**ものであることも理解するだろう。

　方向性^{ディレクション}には、ほかにもさまざまなものがある。肩を両サイドへと離す。両肘は外側へ向けてそれぞれの肩から離す。両膝は互いに離し、股関節から遠ざける。かかとは地面に下ろす、などなど。

方向性^{ディレクション}と、瞑想やイメージ想起法との違い

〈方向づけ〉は、常に、考えることである。しかし、考えることが常に〈方向づけ〉であるとは限らない。方向性^{ディレクション}を示す思考と、示さない思考とは、どこが違うのだろうか。

　方向性^{ディレクション}は、粘り強い、繰り返しの思考である。こういった性質の思考は、いわゆるポジティヴ・シンキングだとか、瞑想や、イメージ想起法〔視覚化、ヴィジュアライゼーション〕、自己催眠と勘違いされることがある。

　方向性^{ディレクション}は、

- ・頭から発せられる指令
- ・身体が直面している現実
- ・感覚からのフィードバック

の３つを結びつけるものである。ポジティヴ・シンキングとイメージ想起法では、このトライアングルのつながりがない。身体が直面している現実に対応するのに精一杯と感じても、頭を前にそして上に向けるといった指令は可能である。瞑想と自己催眠は、意識をもって目覚めている頭^{マインド}の活動をしずめることを目的にしている。しかし、方向性^{ディレクション}は、意識をもったマインドを活性化することである。

　イメージ想起法や瞑想が無駄だと否定しているわけではない。まずどの

ように方向づけるかを学んでから、考えたことと、その結果として生じた行動、行動に伴うフィードバックとを結びつける。このトライアングルを、マインドに関する他のさまざまな働きかけにも応用できればよいと思う。

　頭で思い描くものに私が完全に応えられる状態なら、それを使って、健全で理想的な反応を引きだすことができるだろう。踊るフレッド・アステア、ピアノを弾くアルトゥール・ルービンシュタインなどの写真を見ると想像がかきたてられる。しかし、私自身の使い方が下手で、ずさんな感覚認識しかなかったら、アステアのように踊ろうとする姿を頭で思い描いても、さらにひどいコーディネーションを引き起こすだけである。

〈方向づけ〉に使う言葉

　コーディネーションが悪くて、ほとんどゼロから、良い使い方とは何かを学ばなければならない人の場合、抽象化や分析、方向性（ディレクション）を助ける言葉が不快に感じられることがある。しかしそうしたプロセスを経て、やがて自然に〈方向づけ〉ができるようになる。アレクサンダー・テクニークのレッスンでは、教師は手を使いながら、さまざまな言葉で方向性（ディレクション）を示していく。やがて生徒は、言葉を使って方向づける感覚と、実際の体験とを結びつけられるようになる。体験を呼び起こし、誘発するために、言葉を使うことができるようになるのだ。いわば言葉が記憶のインデックスになるのである。〈上向き思考〉が〔単なる言葉ではなくなって〕ある特定の体験を意味するようになる。「かかとは下ろす」「両膝は離す」「肩は両サイドへ離す」も同様である。

　このように説明すると、アレクサンダー・テクニークは古典的な「条件反射」と似ていると思うかもしれないが、それは違う。方向づけることによって、意識の目覚めた頭（マインド）がさらに活性化されるので、自動的な〔機械的な〕反応ではなく、選択可能な反応ができるようになるのである。頭（マインド）

の中に「上向きに考えよう」という言葉を思い浮かべるとき、上向きに「考える」のか「考えない」のか、2つの選択肢があることに気づく。言葉は、いつもの反応を誘発することはない。自動的な反応を阻止するために、言葉を使うのである。

〈方向づけ〉の決まり文句「頭は前へ、そして上へ向かわせよう」には、3つの異なる要素が含まれている。「向かわせよう」という行動、行動する部位としての頭、空間での位置関係＝「前へ・上へ」である。

すべての部位は、それぞれ異なる行動をし、空間での異なる位置関係をもっている。ここで、方向性を示す言葉を紹介しよう。ただし、ここにすべての言葉が網羅されているわけではないし、このような〝言葉の組み合わせ表〟から方向性を学べるというわけではないので、誤解はしないでほしい。

（1）行動

させる（let）、許す（allow）、示す（point）、強要する（push）、解放する（release）、締める（tighten）、考える（think）、など。

（2）身体の各部位

頭、首、脊椎、背中、肩、腕、手首、手、指、脚、膝、かかと、つま先、唇、舌、あごなど。

（3）空間での位置関係

上へ（up）、下へ（down）、内へ（in）、外へ（out）、うしろへ（backwards）、前へ（forwards）、両脇へ（sideways）、分かれる（apart）など。ここには筋肉の状態を示す言葉も含まれ、自由に（free）、長く（long）、広く（broad）、しっかり（firm）など。

言葉で方向づける例として、プライマリー・コントロールの方向性を言葉で説明してみる。すなわち──「首を自由にしよう。頭を前へそして上へ向かせよう。背中を長く広く、そしてすべてを一緒に、順々に」。

この中の「前へ、上へ」は特に誤解されやすく、頭の位置を示す言葉と

5
方向性（ディレクション）

思う人が多いのだが、それは違う。アレクサンダーはもっと上手く説明できないものかと思案したが、結局、「理解するためには、経験するしかない」と言うしかなかった。パトリック・マクドナルドはもう少していねいに説明している。

　　「前へ」は、〔頸椎が〕習慣的に縮まって硬くなり、頭がうしろへ引っ張られるのを 抑 制 して、(頭蓋骨と脊椎〔頸椎〕のあいだの) 環椎後頭関節で頭を解放すること。そして「上へ」は、この解放で脊椎がごくわずかに伸びることを示していると考えるとよい。経験豊富な生徒でも、この動きは、ほとんど感じとれないほどわずかなものだ。いわば「方向づけられたエネルギーの流れ」、ほんの小さな心拍の波動のようなものである。(1)

　ポジション（位置）と方向性の違いについても、マクドナルドは説明している。頭をうしろへそして下へ倒す時でも、前へ上へと方向づけるのは、難しいが可能である。ジョージ・バランシンとアーサー・ミッチェルの写真を見るとわかりやすい (図6)。2人の身体のポジションは似ているが、方向性はまったく違う。バランシンの頭は前へ上へ、ミッチェルの頭は、うしろへ下へ、だ。
　さまざまな方向性を「一斉にそして順々に」指示する、というのが重要な鍵なのだが、それについてアレクサンダーはこう言っている。

　　一貫し連続性のある統一的な行動をするためには、［生徒は］最初の動きに必要な方向性を考えながら、並行して第2の動きに必要な方向性も考えなくてはならない。このように準備された1つ1つの動きが、一貫した、連続性のある動きとして（連続して構成された1つのシーンとして）表現される……このプロセスは、プロペラ機から機関銃を発射するのに似ている。1分間に1500以上も回転するプロペラのあいだを、1つ1つの弾が連続してきちんと通り抜けられるように、精妙

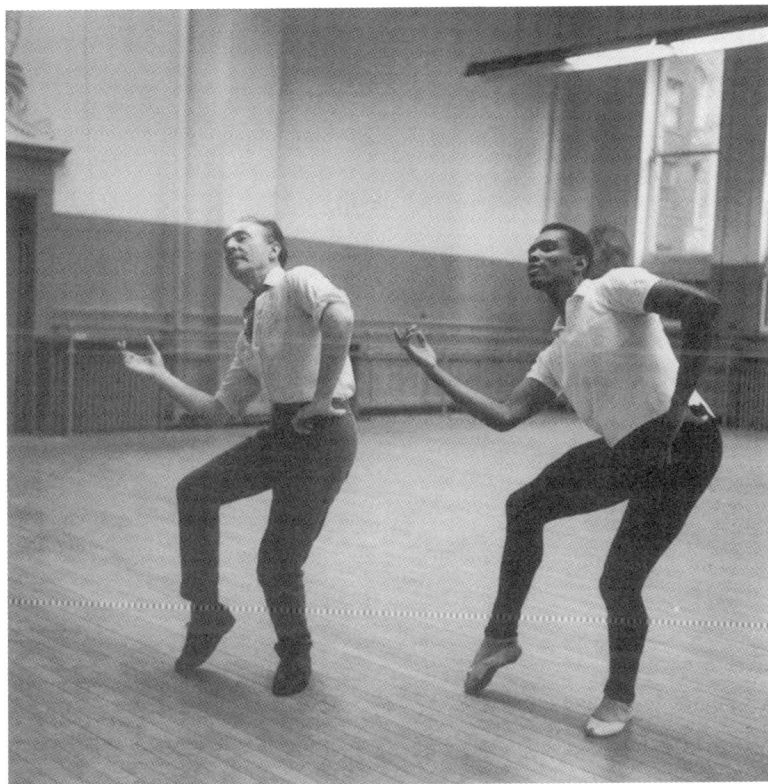

図6
『フォー・テンペラメント』の稽古をする
ジョージ・バランシンとアーサー・ミッチェル（1958）

にコーディネートされているのだ。⁽²⁾

　言葉で方向づけるやり方は、いろいろある。「上向きに考えているか？ 首は自由か？　頭を前へそして上へと向けているか？」などと自問してみるのもいいし、声に出して「私は、上向きに考え、肩を両サイドに開いていきます」と宣言してみるのもいい。「前へそして上へ！　前へそして上へ！」と号令したり、「落ち込んでいくな！　縮まるな！　慌てるな！」と注意を促す方法もある。「頭、首、背中、脊椎、脚、膝、かかと」と身体の各部位のリストに目を通すようなやり方もある。

　言葉の使い方には変化をつけて、創造力や、ユーモアもまじえて行なうようにしよう。言葉は、筋感覚的な経験を整理する手助けになるものであって、じかに体験するものではない。感覚的な体験を言葉にすることは難しいが、レッスンで実際にやってみると、少し簡単にできるように感じるだろう。

　アレクサンダーは、自分の用語をいつも明確に定義づけて使っていたわけではなく、説明しながら適切な定義を探りあてていった。「〝方向性〟(direction) や 〝方向づけられた〟(directed) といった言葉を 〝使い方〟(use) と一緒に用いる時は、〝私の使い方の方向性（ディレクション）〟とか 〝私は使い方を方向づける〟という言い方になる。脳から身体メカニズムへとどのようにメッセージが届くのか、メカニズムを働かせるのに必要なエネルギーはどのように送られるのか、私はそれを説明したいのだ」⁽³⁾。つまり方向性（ディレクション）とは、脳から神経を通して筋肉に伝えられるメッセージであり、このメッセージは必要に応じて、みずからさまざまなエネルギーとなって表れる。ゲルハルト・マンテルはこう述べている。「筋肉運動の神経インパルス［すなわち方向性（ディレクション）］はそのそれぞれが、点（単独のインパルス）の連続である。インパルスの頻度と、関係する筋繊維の数は、振幅と運動の力を決定する」⁽⁴⁾。

　方向性（ディレクション）とは、思考と行動を結びつける**プロセス**である。身体にエネルギーが与えられることは、このプロセスの**結果**にすぎない。上手く方向づ

けられれば、その筋肉は活性化され、弾力のある元気な状態になるのだ。アレクサンダー・テクニークの教師は、このような結果が出たということは、そのプロセスが間違いなく働いているからだと生徒に説明する。コーディネーションの良い人が弾力のある筋肉をしているのは、**上手に方向づけができている**証拠である。ただし強調したいのは、このエネルギーは〈方向づけ〉の結果として生じるのであって、〈方向づけ〉がなくても筋肉になんらかの形で内在しているというわけではないということだ。

統合体としての自己（セルフ）への意識 ………………………………………………………………

　心（マインド）と身体（ボディ）の分離はありえないと再三述べてきたが、私の言っているのは単なる身体（ボディ）のメカニズムではないかと感じている人もまだいるかもしれない。しかしそれは違う。〈方向づけ〉とは、身体（ボディ）を操作することでもコントロールすることでもなくて、想像力および創造力を駆使した行為であり、思考・感覚・動き・知識・知覚・認識が総動員される行為である。〈方向づけ〉とは、**意志をもつこと**――つまり、意図し、選択し、決定することなのである。

　これまでの説明は、方向性（ディレクション）のほんの一面に過ぎない。脊椎に沿って上向きに考え、頭を前へ・上へ、背中をうしろへ・上へ、そして膝を前へ互いに離すように、という指示は、「それぞれの部位の方向性（ディレクション）」を示している。

　しかし同時に、私は生徒にこういう指示もする――「いつもを忘れること」、生徒に触れている私の両手を信頼すること、敢えてバランスをくずしてみること、怖がったり戸惑ったりしないで動くこと、見て、聴くことを続けること、呼吸を止めないこと。これは、「総体としての自己（セルフ）への方向性（ディレクション）」である。

　その生徒のふだんのありようが良くなくて、各部位の方向性（ディレクション）が調和のとれた全体へと向かうのを自分で妨げているような状態なら、部分的な

方向性を強要しても意味がない。教師が与える指示も、生徒が自分で自分に出す指示も、身体の特定の部位に焦点を合てたものと、全体の調和を目指したものとの両方が必要だということだ。「何か１つに集中することと、全体に注意を払うこと」について、この章の最後で検討するので、そこも参照してほしい。

「締める」方向性と「拡げる」方向性

方向性は身体の自由なありようを目指す。それならば、方向性を示す言葉（83頁のリスト）として「締める」(tighten) という言葉があるのはおかしいと疑問をもった読者もいるかもしれない。自己の使い方とは、実際は、常に拡張〔外へ広がっていく方向性〕だけを求めるのではなく、収縮〔内に向かって締まる方向性〕と拡張の適切なバランスがあって初めて成立する。つまり、**緊張を必要とする**身体の部位が、適度に緊張することで、初めて成り立つものなのである。

ゆるんでしまった脊椎（いわば「骨ぬき」の状態）など役に立たない。骨抜き状態は（文字通り、また比喩としても）、アレクサンダー・テクニークの実践者にとってはタブーなのである。これに対抗するには、「脊椎を（引き）締める」方向性が必要である。

ほかの部位でも緊張が必要なところはある。たとえば、二重関節〔通常の可動域を超えて動きすぎてしまう関節。俗に「サル手」と呼ばれることも〕に悩んでいるピアニストの場合、指にはある程度の強度と安定性が必要なのだから、関節をどのように「締める」かを学ばなければならない。

解剖学・生理学の知識は〈方向づけ〉に必要か？

方向性を示す言葉のリスト（83頁）には身体の部位があがっている

が、特定の筋肉については触れていない。単独の筋肉を直接コントロールしようとしても、良い使い方にはならない。「腕を上げろ」という指令が出ると、広背筋が働く。しかし腕を上げるために、広背筋に「働け」と指令することはできない。アレクサンダーと同時代のピアノ教師で、文筆家でもあるトバイアス・マッテイは、こんなことを言っている。

> ［ピアノ演奏では］ある部分の筋肉を正確に認識しようとしても無駄である。逆に、直接的に認識すべきポイントから注意がそれてしまって進歩の妨げになるだろう。……学ぶことが**可能**なこと、つまり教える**べき**ことは、手足を動かす**筋肉のメカニズム**である。手足の中で、演奏に必要な部分とそうでない部分は学ぶことができる。望ましいストレス〔緊張感〕を認識して行動につなげること。そして、望ましくないものを 抑 制 することで、筋肉の複雑なコーディネーションが、間接的に、しかし確実に、反応力の高い行動を生み出す。[5]

解剖学や生理学の知識が豊富であれば、総体としてのコーディネーションが上手くいくとは限らない。下手な使い方を改善するためには知識が必要というわけでもない。良い教師は、機械的なコントロールを教えるのではなくて、生徒たちの想像力を重視する。そして与えられた状況に対して、**総体として多様な方法で反応できる**能力（これこそ方向性（ディレクション）の究極の目的である）を重視する。解剖学と生理学の知識は、方向性（ディレクション）に不可欠のものではない。しかし目的を見失いさえしなければ、邪魔にはならないだろう。

〈傾向〉と〈対抗〉 ……………………… 方向性（ディレクション）の２つの特徴

方向性（ディレクション）とは〈傾向〉とも言える
改めて確認すると、アレクサンダー・テクニークは、身体の位 置（ポジション）を扱

うのではなく、各ポジションに内在する方向性（ディレクション）を扱う。どんなポジションでも（保持される時間が長くても短かくても）、方向性（ディレクション）に誤りがなければ「正しい」のだし、そうでなければ「間違っている」のである。

このことは実際にやってみせるとすぐわかるのだが、言葉での説明はとても難しい。ここでは、方向性（ディレクション）を〈傾向〉（tendency）として考えてみるといいかもしれない。パトリック・マクドナルドは、このような例で説明している。

> 磁石の近くに銅の破片があるとしよう。銅の粒子はすべて磁石に向かって方向づけられるが、破片そのものは磁石に向かっては動かない。磁石に向かう粒子の方向性（ディレクション）を保ちながら、磁石と銅の両方とも、どの方向に動かすこともできる（粒子が向かうのとは逆の方向も可能である）。粒子は同時に２つの方向へ向かっていると言えるのだ。(6)

これと同じように、あなたも自分の身体を、うしろへ方向づけながら、前方つまり逆方向にも動かすことができる。その結果、あなたが前方へ移動したとしても、身体はうしろに向かう**傾向**を示す。身体が静止している時でも、上へ・下へ、前へ・うしろへなどといった傾向を示すことはできるのである。マクドナルドは言う。「ポジション、筋肉の動き、そして方向性（ディレクション）は、それぞれ異なる活動である。３つめの活動である方向性（ディレクション）は、他の２つの活動の内部で進行すべきである(7)」。

〈対抗〉が安定感と動きを生みだす

一つの方向へ動こうとする身体に、同時に、別方向へ向かう傾向をもたせる能力は、実は、健康を保つのに不可欠の能力である。この現象を〈**対抗**〉（opposition）と呼ぼう。

対抗には次の２つのタイプがある。

・自分自身の中で２つ以上の部分で起こるもの。

・自身とそれに関係する外部の力とのあいだで起こるもの。

たとえば、私の頭が前へ・上へ、背中がうしろへ・上へ向かうとすると、私の頭と背中とのあいだには対抗が起きたことになる。

肩と胴体から肘を離して外側に、そして手首を肘から離して胴体の前へ・内側へ向けたなら、肘と手首のあいだには対抗が起きたことになる。

あなたが私の背中に手をあてて、前へ押したとすると、私は逆にうしろへ行こうとする。私たち2人のあいだには対抗が起きている。

対抗は、身体のポジションを安定させると同時に 動 的 なものとし、効率が良く流れのある動きを生み出す。あなたの内・外には、数えきれないほどの対抗の可能性があるのだ。

対抗といっても決して否定的な意味ではない。誰かと一緒にワルツやスウィングを踊るとき、2人のあいだにある対抗が動きを1つにする。ジョヴァンニ・ランペルティの言葉を思い起こそう（19頁の「リラクゼーションと緊張」の箇所ですでに引用した）。

歌唱は、対抗する動きとの適切なバランスが必要だ。それは一見すると、休息〔リラックス〕しているようにも見えるのだが。……実際には歌声は、対抗する原則のぶつかりあいから生まれ、そのぶつかりあいの緊張によって安定感がもたらされるものなのだ[9]。

パートナーと踊るとき、オーボエのリードに息を吹きこむとき、弦の上で弓を動かすとき、あるいは単に背中とは逆方向に頭を向けていく時など、対抗は、それが表れる時には常に極度の快感を感じさせる働きである。

自動的に起こる不本意な反応をなくす

　アレクサンダー・テクニークは、いわゆる「条件反射」とは違う。これ
はとても重要なことで、時間がかかってもぜひ理解してほしいポイントで
ある。

　アレクサンダー・テクニークは、創始者 F. M. アレクサンダーが俳優と
して活動し始めた当初から声の問題を抱えていて、それを解決するために
自分で開発したテクニークである。真剣にこのテクニークに取り組みたい
方は、彼の著書『自己の使い方』の第 1 章にある、彼自身の体験談を読
むことをお勧めしたい。ここでその一部を紹介しよう。

　アレクサンダーは、自分の声がおかしいのは、総体としての自己の使い
方を間違っているせいだと気づいた。話すとき、そして朗読をする時に、
頭から首にかけての部分がいつも萎縮してしまっていることに気づき、他
にもさまざまな問題を見つけた。話す時の頭・首の誤用をなんとかしな
いかぎり、問題は解決しない。それははっきりわかっていたのに、いくら
努力をしても、〈上向き思考〉と話すことを同時に行なうことができなか
った。話そうとすると、頭は必ず首に向かって自動的に萎縮してしまう。
長いあいだの格闘ののち、彼はやっと、声の障害を解決する方法を手に入
れた。それはとても独創的な解決法で、深い見識に裏打ちされたものだっ
た。

　話す時の誤用をやめるために、アレクサンダーは、話すことを「決意」
するが、「実行」することを拒否することにした。自動的に起こる作用は、
行為そのものにあるのではなく、行為の決定とその結果とのつながりにあ
る、と理解したからである。誤用をなくすよりも、誤用を誘発する刺
激に反応しない必要があったのだ。

　そこからアレクサンダーは、声の問題を解決するために、さらに有効な
戦略を組み立てていった。これは声に限らず、同じように不本意な、自動

的な反応をなくすためには、有効な方法である。

　彼はまず、自己全体を調和のとれた形で使えるよう、方向性を自分に与えた——つまり〈上向き思考〉をして、それから話すことを決意するようにした。いつものように話し始めるのではなく、次の3つのうちの1つをすることにしたのである。

（1）上向きに考えながら、何もしない。
（2）上向きに考えながら、（たとえば手を上げるなどの）話すこと以外のことをする。
（3）上向きに考えながら、話す。

　このようにアレクサンダーは、それぞれ違う反応を交替して行ない、**話さない**という選択を頻繁にやってみた。そこから次第に、話すことそのものより〈上向き思考〉のほうが重要だと気づくようになった。そして最後には、〈上向き思考〉をしつつ、**同時に**、話すことができるようになったのである。

　アレクサンダーは言っている。「行為から与えられる指令と、［指令が］先行する行為とを、切り離して考えることが必要だ」。「意志の力と抑制の原則は、この切り離しを認識するために絶対に必要である」。

　たとえば、「腕を上げろ」という指令を出すこともできるし、**あなたがそう決めれば「腕を上げない」こともできる**はずである。〈上向き思考〉をして、同時に、**何もしない**という指令を聞くこともできなければならない。これはいわゆる「条件反射」とは逆のメソッドである。これができれば、もしあなたが犬だったとしても、ベルが鳴ったからといってよだれを流したりしないはずだ〔パブロフの条件反射〕。

　どんな状況でも、自分の反応を完全にコントロールしたいと思ったら、これ以外の方法はない。アレクサンダーのこの戦略を演奏にどう応用するかは第18章から21章で触れるので、この章のこの部分を関連づけてもう一度読むことをお勧めしたい。

集中することと、周囲に注意を向けること ···

　同時に複数の方向性（ディレクション）が可能であることを説明してきたが、私たちは、いつでも同時にいくつものことを考えているものである。これはとても自然なことで、望ましい状態でもあるのだが、先生にこう言われることも多いのではないだろうか？──「注意散漫になっている時は集中しなさい」と。

　散漫な状態というのは、実は、思考のしかたを間違えているか、思考の序列に間違いがあることが原因なのである。パトリック・マクドナルドは次のように書いている。「〝集中〟という言葉の意味が変わってきている。かつては、周辺の要素を中心点へと向かわせることを意味したが、今は、中心点を周辺の要素から切り離す意味で使われることが多くなった」[12]。

　今日では、〈集中〉（concentration）は、要素を切り離すだけでなく、排除するという意味で使われることもある。あらゆる状況が要求する多くの要素をバランスよく集約することが必要なのに（コーディネーションとは本来そういうものである）、要素を切り離し、排除してしまっては、問題の解決にはならない。

　アレクサンダー・テクニークのレッスンでは、あらゆる活動をはっきりと思考しながら行なうことを学ぶ。この思考（あるいは方向性（ディレクション））は、あなた自身の使い方を意識させると同時に、使い方を自由に変えてくれる。頭 - 首 - 背中の関係性だけでなく、座る、歩く、話す、ピアノを練習する、聴衆の前で演奏するなど、あらゆる活動を方向づける。

　ということは、あなたは少なくとも2つのことを同時に思考することになる。1つはあなた自身の使い方、もう1つはあなた自身が行なっている活動である。あなたは上向きに考えつつ、話し、演奏するのである。

　ただ、初心者にとっては、上向きに考えながら、同時に、何かに対処するのは難しいようだ。「首のことを考えているとピアノに集中できない」

とか〈上向き〉を考えると演奏が止まってしまう。ほんのちょっとのあいだでいいから、背骨のことにだけ集中させて」と悲鳴をあげる生徒は多い。

しかし、日常のさまざまな活動と思考とを切り離してしまっては、アレクサンダー・テクニークは有効に活用できない。演奏に集中したいと思って、基本のプライマリー・ディレクションを排除してしまったり、方向性に集中するために活動を排除したりするのは、そのどちらも本末転倒である。アレクサンダーは次のように言っている。

> 宗教が本質的に目指しているのは、宗教そのものが日常生活を占領してしまうことではなく、「日常生活」や「ふだんの仕事」の中に、いつも意義を見いだせるようになることだ。この原則［＝アレクサンダー・テクニークの方向性］もそれと同じで、注意力を失わずに、日常の活動の中で実践していくことは可能なはずである。(13)

さらにアレクサンダーは「もしあなたがプロセスに影響を及ぼす何かをしたいなら、プロセスの結果に影響する何かをするべきだろう」とも言っている。(14)あなた自身を上手に使うことができれば、ピアノももっと上手く弾けるようになるだろう。演奏に集中できたとしても、基本のプライマリー・ディレクションを損なっていては、演奏は良くないものになるばかりなのだ。

〈脊椎に沿って上向きに考える〉ことばかりに集中してしまうのも問題である。生徒がよく、「集中していないと、何が起きているのかも感じとれない」と言うのだが、これも間違いだ。マクドナルドは次のような場面を紹介している。

> 教師（生徒を軽く叩きながら）「感じますか？」
> 生徒「はい」
> 教師「感じようと努力しないと感じられないですか？」

生徒「いいえ」

教師「それと同じで、私が手を使ってあなたのコーディネーションを助けているとき、〝感じよう〟とする必要はないんですよ。無理に感じようとすれば、逆に、体得すべきことを邪魔するだけです[15]」。

　生徒が集中している状態はわかりやすい。瞬きもせずに空を見ている、息をつめている、話すことや聴くことが止まっている。これはいわゆる「自己催眠」の状態で、あなた自身をコーディネートするために最良の状態とは言えない。

　方向性（ディレクション）には、鋭敏な意識が必要だが、それによって自分と他者、周囲の環境への〈認識〉（awareness）も鋭くなる。偉大な武術家であり教育者であったブルース・リーは、「いわゆる〝集中〟は、1つのことに焦点を合わせて、他を排除する。しかし〝認識〟は本来、包括的で、何ものも排除しない[16]」、「集中している精神（マインド）とは、注意深い精神のことではなくて、鋭い認識力を保ったまま物事に集中できる精神である[17]」。

　〈集中〉と〈認識〉の違いについて、完全に、しかし無意識のうちに描きだされたエピソードがある。伝説的な指揮者エーリヒ・クライバーと息子カルロスのエピソードである。

　エーリヒ・クライバーはスコアを片手に長い散歩をするのが常だった。子供たちが一緒にいても彼は仕事に没頭しているが、周りで起きていることはすべてわかっている。彼はスコアを読むのをやめて、危ない目にあいそうなカルロスをさりげなく救い、次の瞬間、再びスコアに静かに目をおとす。息子カルロスの集中力も父にひけをとらない。1974〜75年のシーズンに彼はミラノ・スカラ座で《ばらの騎士》を振ってデビューした。その公演のさなかに地震があり、会場のシャンデリアは割れ、客席は空になったが、彼は指揮を続けていた。あまりにオーケストラが落ち着かないので文句を言って、初めて、何が起きたのかを聞かされたのだ。そのとき彼が言った言葉は「気がつかなかった！」であった[18]。

　父クライバーは、周囲のすべてを**認識**していた。彼の認識は包括的で、スコアに集中していても、周囲の物事が見えていないということはなかった。しかし息子クライバーは音楽にのみ**集中**し、周りの世界には認識が働かなかった（誤解を招かないよう付け加えるが、カルロスは最も優れた、最もアレクサンダー的な指揮者と言える。完璧な認識力の持ち主だったことは間違いないのだが、時に集中しすぎて目の前のことに没入してしまうことがあったのだろう）。

　心 のありかた、〈集中〉から〈認識〉への移行、直感的だが信頼できる方向性を保つことの難しさ、自意識と自己認識の違いなどは、本書全体のテーマと言えるが、特に次章と第17章で詳しく扱うことにする。ここでは、アレクサンダー・テクニークの教師ニコラス・ブロックバンクの言葉を引用しておこう。

　　アレクサンダー・テクニークを日常生活で上手に活用するということは、あなたの生活ぶりがいかにもあなたらしいものには見えなくなることだ。つまり、あなたの生活は、だんだんと期待を裏切るような様子になっていくということである〔傍点訳者〕。

第6章
行為
アクション

結果と手段
エンド　　ミーンズ

　習慣的な動作（例：「座る」など）は、ある特定の思考に反応して起こり、ある特定の感覚を伴う（これについては 抑 制 の説明で触れた）。それに対し、アレクサンダー・テクニークの〈方向づけ〉で体得できる非習慣的な動作は（例：「膝を曲げて身体を下へ移動させながら、身体に上向きのエネルギーを与える」など）、まったく異なる思考に反応して起こり、まったく異なる感覚を伴う。ここでは、習慣的な動作の際の思考・動作・感覚をAとし、非習慣的な動作の思考・動作・感覚をBとする。

　この2つの動作には、大きな違いがある。Aはエンド・ゲイニングから起こり、Bはミーンズ・ウェアバイの原則にもとづいている。Aでの関心事は「座る」ことだけだが、Bでは、自己の認識、 抑 制 、方向性が、座るという行為よりも大切になる。

　アレクサンダーが声のトラブルを克服しようとした時に障害となったのは、何かをしようとしたことだった。ある行為の準備のつもりで〈方向づけ〉をしても、行為が始まり進んでいくと、方向性がなくなってしまうのだ。

　つまりこういうことである。行為Aは本質的には誤りなのだが、感覚としては正しいと感じる。逆にBは正しい行為なのだが、間違っていると感じる。行為の決定的瞬間には、人は例外なく、**正しいこと**ではなく、自分

にとって正しい**と感じる**ことをするほうを選ぶのである。

そうすると論理的な解決法としては、正しいと思うことを捨て、間違っていると感じるほうを受け入れるということになる。「矛盾するようだが、生徒が成功する唯一の道は、"正しいことをする"のではなく"間違いを望む"ことができるかどうかにかかっている。ただしこの"間違い"とは、生徒自身がすでにもっている基準で間違いと判断されたものだ⁽¹⁾」。

誤から正へ移行し、本当に自由な行為を獲得するために、これから4つの方法をあげよう。この4つはそれぞれ独立したものだが、密接に関わりあっている。

- ・試みることをあきらめる
- ・評価することをあきらめる
- ・ためらいと執着を捨てる
- ・確実に行動するタイミングをはかる

試みることをあきらめる

ヴィクトリア時代のモットーは、「上手くいかないのなら、何度でもトライしなさい」だった〔ヴィクトリア時代とは19世紀初頭のイギリスで、進取の気性や勤勉が美徳とされた時代の価値観〕。パトリック・マクドナルドはこのモットーをアレクサンダー流に言い換えて、「最初に上手くいかないのなら、2度とトライしてはいけない。少なくとも同じ方法では絶対にトライしないように」といった⁽²⁾。

私たちは、上手くいかないのは努力が足りないからだ、と思うものだ。しかし、いつかは上手くいくと信じて同じ動作を繰り返し試みる（トライする）ことで、逆に、誤用がどんどん増えていく。アレクサンダーは次のように述べている。

結果を出したいとか、正しいことをしたいと思って何かにトライするこ

とは、実は、失敗への近道なのだ。生徒はまだ、正しい決定をできるだ
けの経験をもっていない。だから、正しいと感じることは実は間違って
いる、と認識すべきなのだ。そして、一度に上手くやろうなどとは思い
違いもはなはだしいと悟ったほうがいい(3)〔傍点訳者〕。

間違った方向にしか自分自身を使えない生徒が「意志の力」で頑張ろう
としても、その力そのものが間違った方向性しかもたない。「意志」
や「試み」がどのくらい強く熱心かが大切なのではなく、そのエネルギ
ーがどういう方向性をもって使われるかが大切なのだ。つまりエネル
ギーを効率よく使いながら「意志」の力を発揮したりトライすることが
重要なのだ。(4)

「まあ、力を抜いてもう一度試してごらん」とよく言われる。しかし、動
作が上手くいかなかった時と同じ意志や願望をもったまま力だけを抜いて
みても、全体の意図がますますあいまいになるだけで、動作が上手くいく
はずがない。本当はこう言ってあげるのがいい──「もうトライするのは
やめて、何か全然別のことをやってごらん」。

評価するのをあきらめる

結果を気にせずに、そこに至るまでの手段あるいは行程（ミーンズ）に
細心の注意を払うことができれば、望む結果はついてくるだろう。それだ
けでなく、もし結果が出なくても、行為をしていることそのものに満足感
があるはずである。

ピアニストが、速いパッセージの中で鍵盤のはるか遠くの和音まで素早
く跳躍しなければならない時に、演奏している腕を間違って使っていた
ら、確実に和音をはずすだろう。和音を正確に弾くという結果だけにとら
われてしまうと、腕は硬くなるだけだ。だとすれば、和音をはずそうと望
めば、腕は自由になり、その和音をしっかりとらえられるはずだ！（第

21章を参照）でもピアニストは、和音ははずせない、だから腕も自由にできないと思い、いつも和音をはずしてしまう。

アレクサンダーはこんなふうに言っている——もしあなたが、本当に結果ではなく、そこに至る手段に注意を払っているなら、「**演奏の最中に、それが的確か不的確かと気にしないですむような行動をしたいはずだ**」。正しいか間違っているかという自分なりの判断を控えて、結果にこだわらないようにしよう。

ただしこれは、物事には正誤がなく、なんでも勝手にやってよいということではない。本当の客観性を身につけるには、感覚的な判断はあてにならないのだから、ある種の迂回路（バイパス）を通ることが必要だと言っているのである。

私の最も好きなアレクサンダーの金言がある。まるで禅の教えのような言葉だが、「誰でも自分が正しいかどうかを知りたいものだ。あなたが先へ先へと進んでいるとき、あなたはきっと正しい。あなたが正しい時には、あなたにはそれがわからないし、わかりたいとも思わないだろう。正しいか間違っているかを気にするのはやめなさい。まったく気にならなくなった時に、目の前の邪魔者は消え失せる」。

正しいか間違っているか、根拠のない主観的な判断から自由になるということは、行為の結果を予測したり、その行為を評価したりしないということである（これは 抑 制（インヒビション）とノン・ドゥーイングの態度である）。

完璧な道は、好き嫌いで物事を判断する人には開かれない。それははっきりしている。
取り組んだ結果を予想すること自体が間違っている。勝ち負けに思いをめぐらしてはいけない。自然のままに任せよう。そうすれば、おのずと道が開ける。

これはブルース・リーが武道の世界について語った言葉だが、音楽やアレクサンダー・テクニークにおける動作の学習にも通じるものである。

　優れた演技力で有名だった大歌手ティート・ゴッビは、本番の舞台で演技を失敗する歌手について、こう語っている。

　　［動作や顔の表情など］もっと上手に演技したいと努力している人に一言忠告したい。舞台で演技を失敗しても、その日の幕が下りるまでは決して振り返らないように。その瞬間は決して取り戻せない。こだわってもますます混乱するだけで、さらに大きな失敗を呼び込むことになる。ささいなことにとらわれるのは、雪崩を起こすために石を投げ込むようなものだ。⁽¹⁾

　演奏中のミスを心配したり、演奏しながら自分を責めたりするのは、当然、望ましいことではない。日々の練習やアレクサンダー・テクニークのレッスンでも、この原則は変わらない。もちろん練習では、止まったり、動作を繰り返したり、失敗したところを弾き直してもかまわない。しかしその時に失敗しないようにとこだわってしまうと、動作がぎこちなくなり、ますます間違ったものになるかもしれない。**実際に間違っていようが、間違っていると感じ**ようが、あらゆる動作に対して、真剣に、威厳をもって向き合おう。そして、一歩引いて、冷静に考えるようにしよう。

ためらいと執着を捨てる

　理想どおりに行動できないとき、それはたいてい、躊躇（ためらい）か執着が原因だ。ためらいも執着も、エンド・ゲイニングな〔結果を先走って気にしてしまう〕態度の表れである。躊躇は、目先のことにとらわれた動作や、臆病で不安定な動作（＝「リラックスしている」と勘違いされがちな動作）につながる。執着は逆に、努力のしすぎや緊張が強すぎる動作、焦ってぎくしゃくした動きにつながる。

　バスケットのコーチで、禅の指導者でもあるヒロヒデ・オガワは、この

２つの対照的な状態をこんなふうに説明している。「激しすぎるシュートは、ゴールポストを壊しネットを破るが、得点にはならない。すぐに落下してしまうような臆病なスローも好ましくない。怒りと恐れ、この２つもまた人を混乱させる要素である(10)」。

ただし、人間とは結果に先走っているか躊躇しているか**のどちらか**というわけでもない。この２つが同時に起こることもあるからだ。アレクサンダー・テクニークのレッスンでは、ためらいと執着が自分自身の使い方にどのように影響するかが確認できる。またこの２つがいつも交錯して表れていることもわかる。

コーネリアス・L・リードは、この２つの本質を対照的に表現している──「躊躇すれば負ける」、そして「飛ぶ前に見よ」。これはつまりこういうことだ──「飛ぶ前に見よ、そして飛ぶと決めたら躊躇するな」である。

飛ぶ前に見るとは 抑制（インヒビション）と方向性（ディレクション）のことだが、怖がってはいけない。これはアレクサンダー・テクニークが陥りやすい罠（わな）の１つである。テクニークの教わりかた（学びかた）が良くないと、アレクサンドロイドになってしまう（アレクサンドロイドとは、誤用（ミスユース）を気にして神経質になりすぎ、固まってしまう人のこと。エンド・ゲイニングするのではないかと異常に怖がってしまう人）。エンド・ゲイニングを怖がるということは、それがすでにエンド・ゲイニングであることを覚えておこう。

タイミングをはかる

ためらいも執着も、動作の適切なタイミングを逃す要因となる。ここで改めて、抑制（インヒビション）と時間との関わりを見ておこう。

抑制（インヒビション）を行なうのは、選択の機会を自分に与えるためである。抑制（インヒビション）とは、自分自身への問いかけである。「今しようとしていることを自分は認識しているだろうか？」、「本当にいつも通りに反応したいのだ

ろうか？」、「ほかにはどんな選択があるか？」、「そのどちらが好きか？」、「私は、習慣的な行動か、何もしないで怠けているか、何かを選択するか、どれが好きなのだろう？」

　抑制とは、「時間をかけて行動すること」でも「ゆっくり行動すること」でもなく、この２つを合わせたものでもない。経験豊富なアレクサンダー・テクニークの実践者なら、上のような問いにはすぐに答えられるはずだ。アレクサンダーの言う〈考えを抱く〉、〈抑制する〉、〈方向性をもつ〉、〈行為を実行する〉は、同時に実行可能であり、そのどれかを選んで行なうということではない。ある旋律を歌いながら、これから歌う後半の旋律を考え、それに応じて誤用の癖を抑制する。つまり、考え・抑制・方向性・行為は、同時に起こっているのである。

　といっても、抑制を学ぶ過程では、座る、和音を弾く、音階を歌うといった動作を１つ選んで、やり始める前に少し時間をとってみるのが効果的だろう。頭で、これからする行為を考えると同時に、エンド・ゲイニングしようとするマインドの動きを抑制する。次に、自分自身の全体を使えるように方向づけて、決心したら、ただちに実行する。つまり、行為の決定から実際の行為までに時間をとるのではなく（躊躇した者は負ける）、動作への動機を感じただけで実行に移すことのないように、あいだに時間をとる（飛ぶ前に見ろ）。

　これを「アタック」（歌い出し）と結びつけて、ハスラー＆ロッド＝マーリングはこのように言っている。

　　　筋肉の動き（筋肉を緊張させるような練習）はすべて、**できるだけ迅速に開始し**、決して**ゆっくりしたり躊躇したりせずに**行なわなければならない。……そうすれば、筋肉に［敏速な収縮が］もともとあったかのように残るので、悪い習慣（硬直する癖など）や発声器官の欠陥を防ぐ迂回路とすることができる。
　　　……［こうした動きは］敏速に、即座に起こらねばならない。先走って

用心したりはしないこと。そうすればトレーニングの始めに起こりがち
な面倒を避けることができる。[11]

コーネリアス・L. リードも同じ意見である。

単なる呼吸のメカニズムから発声する楽器へ、その変容は、即座に起こ
る必要がある。しかし、ただ素早いだけでは筋肉の動きの妨げになるの
で……**無意識**の反応が起こるように仕向けなければならない。そのため
にはアタックの正確さが必要である。質にはこだわらないで、ピッチ、
強さ、母音に素早く対応すること。そうすれば、コーディネーションの
誤りを防ぎ、新たな道を発見することができる。[12]

　ここでリードが、「呼吸のメカニズムから発声する楽器への変容は、即
座に行なわれるべき」であり、「質はこだわらない」と強調していること
に注目しよう。行なうと決めたら、結果にかまわず、即座に行なう。「ひ
とたび道筋が定まったら、うしろを振り返ってはいけない」とブルース・
リーは言った。[13] 確実に行為に着手するためには、時間〔間〕が必要であ
る。ためらいと執着を捨てて、結果を予想したりせず、正誤の判断を捨て
て、真に客観的になるために。
　自由になるためには結果を気にせず行動することは大切だが、アレクサ
ンダー・テクニークの（あるいは音楽の）レッスンを受けると、それまで
の習慣的なコントロールをなくしてしまい、戸惑うかもしれない。何か新
しいこと、今までと違うことを学ぶ時は、それなりの態度が必要なのであ
る。スケート・リンクで遊ぶ人々でたとえてみよう。
　スケートを学ぼうという意志がまったくない人たち。手すりにつかま
り、何人かで一緒になってゆっくり慎重にリンクを回っている人たちは、
転んだりはしないが上達もしない。「絶対に正しくできるまでやる」と固
い決意のもとに、転んでは起きあがる人たち。転んでは笑っている人た
ち。あるがままで、コントロールが効かない感覚そのものを楽しんでいる

人たち。私のレッスンでは、レッスン中に少なくとも誰か1人（生徒であれ、教師であれ）が笑わなくなったら、何かが間違っていると思うことにしている。自由を獲得するにはリスクを伴う。バランスを失い、失敗もするだろう。だから、楽しんでしまえばいいのである！

　時がくれば、間違いは正しいものになっていく。このプロセスの瞬間瞬間が楽しいのである。間違っても楽しみ、間違いが正しくなっていくことも楽しみ、もちろん正しいことも楽しめる。

　最後に、アレクサンダーの「意識による誘導とコントロール」という言葉に耳を傾けてみよう。これは、行為のすべてを意図的にコントロールするということではない。良い使い方と自己（セルフ）の認識は、何かを行なうことではなくて、行なうのを**やめた**結果、獲得できるのである。行為をコントロールしようとするのではなく、起こってくることを受け入れるようにしよう。頭-首-背中の誤用（ミスユース）をやめれば、すべてはおのずと正しく、やすやすと行なえるようになり、最初から最後まで楽しめるようになるだろう。

第Ⅱ部
アレクサンダー・テクニークの
さまざまな取り組み^{プロシージャー}

第7章
アレクサンダー・テクニークのレッスン

このテクニークは教育であって療法ではない

他の分野と同じように、アレクサンダー・テクニークにも、教師の数だけ異なる伝えかた・教えかたがある。その人なりの気質・個性・バックグラウンドによって理解のしかたが異なるのは当然だし、むしろそうあるべきだ。アレクサンダー自身にトレーニングを受けたベテラン教師ウォルター・キャリントンは、次のように語っている。

> F. M.の秘書だったイーセル・ウェッブはよく言っていた。「アレクサンダー・テクニークと呼ぶべきものはただ1つ、F. M.自身が教えたものだけだ。どんな教師も、彼とまったく同じように教えることはできない」と。これはもっともなことで、テクニークとそれを実践する人とを完全に分けることはできない。このテクニークは実践する人それぞれの個性と切り離せないものだからだ〔F. M.とは創始者 F. M.アレクサンダーのこと。弟子たちはみな彼のことをそう呼ぶ〕。

もちろん、誠実な教師ならどんな人でも共通してもっているポイントはある。このテクニークはそもそも自然の法則にのっとって開発されたものだからだ。しかし実際には、アレクサンダー・テクニークの名のもとに、さまざまな実践が（異質で、時にはまったく矛盾するようなものまで）行な

われている。なぜそうなったのかは本書のテーマではないし、現在あるさ
まざまな教育法をすべて紹介するのは不可能なので、ここでは、いくつか
の異なるレッスン形態にだけ触れてみよう。

　さらに、アレクサンダー・テクニークの代表的な取り組み（procedure）
について、その意味と根拠を説明しよう。読者の中には、ここで紹介する
のとは違うスタイルのレッスンを受ける人もいるかもしれない。それぞれ
のスタイルのメリットとデメリットを自分で比較し、判断していただきた
いと思う。

　第1に、アレクサンダー・テクニークは療法ではなく、文字通り「レ
ッスン」である。アレクサンダー・テクニークの教師と生徒は、療法士と
クライアントという関係ではない。

　このテクニークを実践することによって身体の自然治癒力が高まり、病
気の治療や障害の克服につながることは確かである。心身を正常な状態に
戻すのに、このテクニークは大きな力を発揮するのだ。多くの人が、現在
の医学では解決できない病理学的問題を抱えて、アレサンダー・テクニー
ク教師に助けを求めてくる。

　しかしそれでも、アレクサンダー・テクニークは本質的に、療法ではな
いのだ。教師の目的は、生徒が自分で生まれ持った資質に気づき、それを
洗練していくことであって、そのための手段として、抑制と方向性
の能力を向上させる手助けをするのである。

　教師は、特定の疾病を治療するわけではない。病気や故障は往々にし
て、自己の間違った使い方によって生じている。だから教師は、生徒自身
の使い方に働きかけ、アレサンダー・テクニークを真剣に実践すること
で自己の使い方を変えようとする生徒を助ける。結果的に病気や故障が癒
されることがあっても、それはいわば副作用のようなものだ。その癒しは
生徒自身の癒しであって、教師がそれで評価されるわけではない。教師は
医療者ではないし、生徒は患者ではないからだ。

　わかりにくい理屈のように聞こえるかもしれないが、患者と生徒では役
割が違うということを言いたいのである。生徒の健康に責任をもつのは生

徒自身だ。レッスンで生徒は、外部からの刺激に対しては受動的な態度で向き合うことを学ぶ。しかし自分自身に対してはつねに積極的だ。シェリントンは言っている。「ある行為を抑制することは、その行為に集中することと同じだ。抑制は、神経が最大限に働く〔積極的な〕活動なのである」。アレクサンダー・テクニークの生徒は**何もしないこと**を学ぶが、外科医のメスや鍼灸師の針の前で何もしない患者とは違うのである。

レッスンで直面する感情の混乱 ……………………… その対処法

レッスンでは多くの生徒が、感情が非常に深いレベルで混乱してしまうのを感じる。教師は、その混乱を引き起こす要因の1つなのだが、決してカウンセラーやセラピストの立場をとらない。すべての人のすべての要求に応えられる人はおらず、教師もまた例外ではないのだ。生徒のこうした感情にどう向き合うか、教師の態度には次の3種類がある。

第1に、感情は一切取りあわないという態度。生徒とのあいだには常に一定の距離を保つ（「教育的空間」をつくると言ってもよい）。生徒はアレクサンダー・テクニークを学ぶためにレッスンに来ているのであって、精神療法を受けているのではないということを、はっきりさせる。教育的空間は決して生徒を傷つけることはなく、教師は、常識的かつ礼儀正しく振る舞っていれば十分である。

第2は、教師自身がカウンセリングの訓練を受けていて、テクニークを教えることと、カウンセリングとを組み合わせている場合。これは決してレッスンの妨げにはならないし、むしろ有益である。教育的空間に限界を感じたとき、教師も生徒も、本来の目標を見失ってしまう恐れがある。**しかし、アレクサンダー・テクニークの目標は、精神療法の目標とは違うのである。**

第3は、専門的な訓練を受けていないのに、生徒の心理的な領域へ踏み込んでしまう教師。これは絶対に避けるべき愚かなやり方である。

ここまでをまとめてみよう。

アレクサンダー・テクニークは、抑制と方向性という間接的なやり方で、生徒の感情に働きかける。生徒は常に、療法的ではなく教育的に指導される。生徒は抑制によって、いま遭遇している状況にどのように対処するのが自分にとって最良なのかを決定し、その決定を遂行する能力を持つことを学ぶ。人それぞれの世界を守り、感情のレベルでも健康であるために、これ以上大切な学習はないだろう。

エクササイズは存在しない

アレクサンダー・テクニークにはもともと、エクササイズという考えが存在しない。たとえば1日12回のスクワット運動といったお決まりのエクササイズには価値を見出していないのだ。アレクサンダーは、何かを実行するその時ではなく、その準備段階に注目しているものだからである。「最良の状態で椅子に座る／立ち上がることができても、それ自体には価値はない。身体の単なる習慣的な動作にすぎないからだ。大切なのは、次の動きに入る時にどのような準備をしたかであって、準備によってその行動の価値が決まるのだ」(F. M. アレクサンダー(3))。

アレクサンダーの基本的な進めかたはとてもシンプルだ。教師が生徒にある刺激を与えて、生徒はそれに反応する、ただそれだけのことである。レッスンでは椅子に座ったり立ち上がったり、膝を曲げ伸ばししたり、歩いたり、腕をあげたりするが、それは「良い動き」を身につけるためではなくて、生徒が刺激に対して自分がどのように反応しているかを観察するために行なわれる。

いろいろな動きをするうちに、自分がいったい何をしているのかに気づき、エンド・ゲイニングや自己の誤用を抑制し、総体としての自己を目指して〈方向づけ〉をすることができるようになる。〈感覚認識〉、〈抑制〉、〈方向性〉が、すべての動きに先立って起こっていて、動作

をしている最中にも常に働いている。その行程が大切なのであって、動きそのものは、あくまでもたまたま起きているものだ。動きは、目標に向かう１つの術にすぎず、目的ではない。

初心者の場合、エクササイズをすることに価値があると思いこんでいるので、アレクサンダー・テクニークのこのような考え方に出会って戸惑う人も多い。エクササイズをするなと言っても、それまでにさんざん逆のことを言われてきた人が多いのだから仕方がない。毎日30分のエクササイズを（おそらくテレビの前で）するほうが、周囲の人間や出来事に対してどう反応すべきかをあれこれ考えるよりも、単純であることは確かだ。

お気に入りのエクササイズにアレクサンダー・テクニークを応用することもできるが、本来は、エクササイズとこのテクニークには共通点がほとんどない。音楽家が毎日行なっている、テクニック維持のための各種のエクササイズ（音階やアルペッジョなど）にも同じことが言える（音楽家の日々の練習については第16章も参照）。

F. M. アレクサンダーはレッスンについてこう言っている。「あなたは、エクササイズを学ぶためとか、何かを正しく行なうためにここにいるのではありません。自分自身をいつも間違った方向へ向かわせる刺激を理解し、どのように対処するかを学ぶためにここにいるのです(4)」。私はよくこんなふうに生徒に話している。「どんな状況であっても、あなたの行動は、誰もがするような普通のものか、自然の法則にのっとった自然なものか（これが理想だが）のどちらかです。レッスンでは、**普通に**ではなく**自然に**対処できることを目指して、あなたに刺激を与えるようなさまざまな動作を紹介していきます」。

手を使って指導する（ハンズ・オン）

アレクサンダー・テクニークでは、教師の手の使い方に特徴がある。アレクサンダーは教師として働き始めてすぐ、生徒のずさんな感覚認識に気

づき、手を使って指導をしないとレッスンの意図を理解させることは難しいと気がついた（感覚認識については第3章ですでに詳しく説明した）。アレクサンダー・テクニークでは、手を使う指導法のことを〈ハンズ・オン〉（hands-on）と呼ぶ。

　手を使うとエンド・ゲイニングになりがちだと指摘する教師もいる。確かに、単に体験の機会を与えるだけではなく、体験を重ねる手助けをするほうが好ましい。アレクサンダー自身が体験を積み重ねながら学んでいったのだから。このようなやり方は、〔ハンズ・オンの逆の〕ハンズ・オフ（Hands-off）の指導法と言ってもよいだろう。パトリック・マクドナルドによると、アレクサンダーは、「私がしてきたようにすれば、私ができることは誰でもできるようになる」とよく言っていたそうだ。理屈としてはその通りだが、実際は、アレクサンダーと同じくらいの才能（見識の高さや忍耐力や意志の強さ）のある人でないと、誰かの手助けもなしに、思い込みや習慣から生じる悪循環を断ち切ることは難しい。これについては第14章でまた触れよう。

　レッスン中、教師はほとんど休みなく、生徒に対して手を使ってアプローチする。アレクサンダー・テクニークの教師は、接骨医やマッサージ師や神霊治療家とは違う訓練を受け、違う方法を使って、違う目的をもって教えている。そういう専門家とは違う感覚で手を使っているのである。

　アレクサンダー・テクニークの教師が手を使う目的とは——

（1）生徒がしていることをよく観察するため。
　レッスンでは、生徒が何を考えているかまで教師にわかることがある。もちろんテレパシーなどではないが、生徒に触れることによって、生徒の躊躇（ためらい）、願望、期待、動揺、いらだち、焦りなどを感じとって、生徒が何に反応してそうなっているのかを、たやすく見きわめることができるのである。つまりは、身体のメカニズムと心の状態とは切り離せないということである。

（2）今の状態から起こりうることを防ぐため。

たとえば、片手を生徒のあごの下に添え、片手を頭の上にのせることで、頭が（動いていてもいなくても）脊椎を圧迫するのを防ぐことができる。

（3）他の出来事を誘導するため。

たとえば、立っている生徒の股関節のあたりを上手に押してあげることで、生徒の下半身の安定を生み出し、上半身が本来の自由を取り戻しやすくする。

手によるこうした働きかけは、生徒の動きを観察するだけではなく、自然にさまざまな反応を生徒から引きだしていく。なぜなら、教師の手が触れたとたんに、生徒の意志や身体の使い方は変化するからだ。たとえば私があなたの胸郭に手を置いたとすると、私の意図とは関係なく、あなたの息づかいは、とたんに変わってしまうだろう。

ハンズ・オンは、（1）癒し、（2）導き、（3）刺激（煽動）といった役割をもつと言っていいだろう。

（1）教師の手は、生徒に癒しの感触を与え、安心感を与える。過度の緊張をほぐし、頭痛や腰痛などをなくしてしまうこともある。この手の感触と効果のゆえに、アレクサンダー・テクニークは多くの人に支持されてきたのである。しかし私が思うに、それが大きな誤解も招いてきた。アレクサンダー・テクニークの本来の目的は、痛みをとったりして生徒の気分をよくすることではなく、生徒に 抑 制（インヒビション）と 方向性（ディレクション）を教えることにあるからだ。

（2）教師の要求するさまざまな動きに生徒が応えるとき、手に導かれる感触が、生徒の支えとなり力ともなる。第4章でチェリストのヴィブラートを教師がどのように改善するかを紹介したが、これは、導きの感触がどのように働くかを示すよい例である。アレクサンダー教師は、このような巧みな、意味深い、ある種の操作によって教育的な役割を果たす。その役割の大切さは、私たちがいかに誤った感覚認識に毒されているかに気

づいた時に、はっきりとわかる。ずさんな感覚認識によって、物事を誤って認知してしまい、その誤った思い込みの体験でさらに認知が混乱していく——そのような悪循環を断ち切るためには、手の導きの感触が有効なのだ。

（3）最後に、煽動（刺激）するような感触について触れておこう。ある生徒がパトリック・マクドナルドにこう言ったという。「先生の手は特に何もしないけれど、私が自分自身でするよう仕向けているように感じる」。マクドナルドは、「それこそ私たち教師が目指していることだよ」とコメントしたそうだ[6]。このように「仕向ける」のが理想的だが、いつも上手くいくとはかぎらない。生徒はたいてい、自己の誤用（セルフ・ミスユース）、コントロールを失うのではないかという恐怖、頑固さなどがじゃまをして、変化の流れについていけないものだからである。

　コーネリアス・L. リードは、歌のレッスンのスムーズな進めかたについてこう書いている。「一般的に、ゆっくりとしたフレーズは生徒が**よく考えるよう促す**時に、早いフレーズは生徒が**誤った考えをもつのを避ける**ために使う」[7]。手の煽動の感触は、このように考えぬかれた速度や、強制的な動きによって（もしくはこの両方によって）、高い効果を生む。「このように演奏しなければ」という固定観念を払拭させて、生徒を未体験ゾーンに飛び込ませる。一気にコントロールを失うことで、突然、深い洞察力を生徒が獲得することもある。

テクニークの応用とグループ・ワーク

テクニークの応用

　アレクサンダー・テクニークの教師は、「部分的な欠陥や故障は、総体的な自己の誤用（セルフ・ミスユース）から引き起こされている」という考え方を前提にしてレッスンをしている。どんな欠陥・故障も、まず何より総体としての自己の

使い方を学ぶことから始まるのであって、ある部分の欠陥だけをなくそう
としてはいけない。基礎的・普遍的な次元で自己（セルフ）を総体として上手く使う
ことができれば、ある特定の次元でも自己（セルフ）を使うことが上手くなる。全体
的なコーディネーションを改善すれば、音楽活動、ゲームやスポーツをす
る能力、食べ物の消化、呼吸、血液の循環、人とのコミュニケーション法
など、すべてがおのずと改善されるだろう。もし全体のコーディネーショ
ンを今のままに放っておけば、あなたの活動がポジティヴに変化していく
ことはない。

　普遍的なものから特定のものへと進んでいくだけでなく、もっと広く深
い次元で——個人としても、感情においても、専門としている職業の面で
も——応用ができるようになり、さまざまな活動がさらに変化していく。
優れた教師は、そのように応用の範囲が広がっていくことを知っているの
で、レッスンでは、座ったり立ったりといった極めて単純な日常動作を使
う。日常動作の中であなたが自分の癖に気づき、抑　制（インヒビション）と方向性（ディレクション）を学
べるようにするのである。やがてあなたは、抑　制（インヒビション）と方向性（ディレクション）の知恵を、
音楽活動も含めたすべての活動に応用できるようになる。

　教師によっては、レッスンの始めから、生徒の専門分野を取り入れる人
もいる。しかし私はこれはかなり危険なやり方だと思う。教師の経験が豊
富で、生徒もそれと同じくらいしっかりした人ならば上手くいくかもしれ
ないが。基礎をおさえたアプローチをすれば、最初から応用を教えるより
も成功率は高いだろう。これは音楽活動とも関連するので第18章で詳し
く検討したい。

グループ・ワーク

　本来、アレクサンダー・テクニークは1対1のレッスンが基本である。
誤った感覚認識が浸透してしまうのを防ぐためにはハンズ・オンが必要だ
と理解できれば、グループでのレッスンが難しいのはわかるだろう。アレ
クサンダーはこれについてははっきりした意見をもっていて、グループで
はなく個人が内面的な変化をとげることが必要だと信じていた。

不特定多数を相手にした教授法や説教や訓辞では、信頼できる感覚認識を身につけられない。個人レッスンでのみ達成可能なのだ。集団になると、人は群衆心理に左右されやすい。そのような影響を受けないように一刻も早くその人を救い出さねばならない。そのためには個人の成長という意識をしっかり持たなければいけないのである。(8)

　テクニークを学ぶことは、音楽を学ぶことに似ている。ピアノの個人レッスンは常にグループ・レッスンより実り多いものである。個人レッスンが無理ならばグループ・レッスンしかないが、グループでしかトレーニングしてこなかった初級のピアニストが、ピアノを1人で演奏することについて他の人より多くを知っているとは言えないだろう。アレクサンダー・テクニークの生徒も同じである。

　ただし、マスター・クラスはまったく違う。仲間たちが見守る前で、教師の指導を受けながら演奏するのはとても有益である。アレクサンダー・テクニークも同じで、レッスンで与えられるさまざまな刺激に対して、他の人がどんな反応をするかを観察することは、学ぶところがとても多い。誤った感覚認識のせいで、自分自身を観察するよりは、他人のエンド・ゲイニングや誤用（ミスユース）を見るほうが理解しやすいのである。比較や刺激によって自分自身の行動を学ぶのである。これがアレクサンダー・テクニークにおけるグループ・ワークの最大のメリットである。ただし、内面の変化を達成するためには、できればグループではなく、一個人としての努力が必要だろう。

機能的に優位な体勢

　さて、アレクサンダー・テクニークのレッスンでは、何が行なわれるのだろうか。椅子に座ったり、そこから立ち上がったりといった日常的な動

作からレッスンは始まる。しかし、日常生活の単純な動作だけではなく、アレクサンダー自身が名づけた〈機能的に優位な体勢〉(the positions of mechanical advantage) をもとにしたさまざまな取り組みも行なわれる。これはわかりにくい概念かもしれないが、ぜひその意味を理解しておいてほしい。

　第1章「自己の使い方」で、アレクサンダーの次のような言葉を紹介した。「正しいポジションなどというものはない。正しい方向性があるだけだ」。座ったり、立ったり、寝ころんだりといった、さまざまな体勢が正しいか間違っているかは、その体勢における方向性が決める。もしあなたが〈上向き思考〉でその体勢をとっているなら、どんな体勢も正しいが、〈引き下げ傾向〉を感じているなら、どんな体勢も正しくない。大切なのは、どのような体勢をとっているかではなく、あなたの全体を上向きにできているかどうかなのだ。さて、では最も良い方向とは、どのようなものだろうか。

　アレクサンダーは手を使って、生徒をどのような体勢へも導くことができたので（生徒の習慣となっている体勢も、そうでない体勢も同様に）、そうして正しい方向へ導かれた生徒は、正しい体勢をとることができた。このような取り組みでは、生徒自身が全体的な方向性を感じとってそれを目指さないかぎり、辛いだけの体勢になることもある。だから、ある体勢をとることができるのが大切なのではなくて、普遍的な方向性を学ぶことに真の意味がある。アレクサンダーは、そのような方向性をもった体勢を〈機能的に優位な体勢〉と名づけた。この体勢は、それ自体が目的ではなく、目的へと向かう手段である。たとえば〈モンキー〉や〈ランジ〉といった体勢は、いつでもどこでも日常の中で活用でき、〈上向き思考〉のできる体勢である〔訳注　第9章を参照。ランジとは、体重を乗せて踏み出した前の脚の膝を曲げ、残したうしろの脚は長く伸ばした体勢で、フェンシングやダンスでひんぱんに使われる。日常生活では、遠くにあるものを取ったり、掃除機をかけたりする時に使っている動作である〕。

　アレクサンダー・テクニークのレッスンでよく使われる〈機能的に優位

な体勢〉は、〈モンキー〉、〈ランジ〉のほか、〈椅子の背に両手を置く〉、〈囁く"アー"〉、〈テーブル・ワーク〉などがある。また今日では、床の上を四つん這いや腹ばいで進むとか、乗馬用の鞍に座るなど、いろいろな取り組み_{プロシージャー}がある。私自身は、以下のような理由から、さまざまな取り組み_{プロシージャー}のうちいくつかを選んでレッスンで使うべきと感じている。

（1）こうした取り組み_{プロシージャー}のすべてがアレクサンダー自身によって開発されたもので、長い時間をかけて証明されてきた価値をもっている。

（2）これらはとても実践的な取り組み_{プロシージャー}で、どこでもすぐに実行できる。単独でも複数の組み合わせでも使え、誰にでも可能で、特別な条件や状況を必要としない。

（3）抑制_{インヒビション}と方向性_{ディレクション}の2つを意識して行なうことにより、観察したり、変更したり、改善したり、洗練することが可能である。

（4）教師が手を使って生徒に触れることで、観察したり変化させたりすることが可能である。

（5）入り組んだプロセスで学ぶことになっても、動作そのものは日常生活に根ざしたものなので、複雑さや難しさはない（複合性と複雑さの違いについては第13章で改めて検討する）。

（6）音楽家を志す、すべての人に有益である。

（7）一連の取り組み_{プロシージャー}を通して、自分自身を全体としてコーディネートするためのあらゆる面を理解することができる。すべての取り組み_{プロシージャー}の動作を上手くこなすことができれば、できないことはほとんどなくなる。

　こういった点で、さまざまな取り組み_{プロシージャー}をレッスンで行なうことには大きな意味（価値）がある。アレクサンダーのレッスンの具体的な面（たとえば、何回くらいレッスンを受ければよいかとか、どのように教師を見つけるかなど）については巻末の付録Bで紹介しよう。

　このあとの第9〜13章では、アレクサンダー・テクニークの取り組み_{プロシージャー}を詳しく説明するが、その前の第8章で、呼吸について触れておきたい。

アレクサンダーの呼吸に対する考え方は、これまであった考え方とは根本
的に違う。アレクサンダー・テクニークには呼吸のエクササイズはない
が、すべての取り組み_{プロシージャー}は、なんらかの形で、呼吸に影響を与えている。そ
れについてまず検討してみよう。

第8章
呼吸

呼吸をめぐる意見の混乱 ··

　F. M. アレクサンダーは教え始めたころ、「ブリージング・マン」（呼吸
の人 the breathing man）として名を馳せていたので、今日でも多くの人
がこのテクニークを呼吸改善のメソッドと考えている。確かにアレクサン
ダーは呼吸の重要性を痛感していたし、レッスンを受ければ呼吸に関わる
トラブルは解消していく。しかしアレクサンダー自身は、今日、一般に浸
透しているさまざまな呼吸法の考え方とは逆の見解を持っていた。したが
ってアレクサンダー・テクニークを呼吸法のメソッドと捉えるのは、テク
ニークの本質も、呼吸そのものの本質も、どちらも誤解していることにな
る。全2巻、1600頁にも及ぶ『呼吸の生理学』という書物には、次のよ
うな文章がある。

　　　人体のさまざまな器官や組織は、現在のところ、解剖学的・生理学的に
　　完全に解明されているわけではない。研究対象として、ある臓器を1
　　つだけ選ぶのは難しいが、生命をつかさどる諸臓器のうち特に活発に議
　　論がかわされ、学ぶべき点が多いものを選ぶなら、ほ乳類の肺がそれで
　　あろう[1]。
　　　これまでの研究成果からわかることは、外・内の肋間膜は、呼気・吸気
　　のどちらかあるいは両方で、同時に互い違いに活動し、結果として肋間

内部の緊張を調整しているらしいということだ。[(2)]

「活発な議論」というのは、たとえば、数人の歌手が呼吸について話し合っているのを想像すればよいだろう。歌手たちの考えはお互いに相容れずバラバラである。これには多くの理由が考えられる。まず、誤った感覚認識のせいで、歌手（音楽家）がふだん考えていることと実際にやっていることが違っているということだ。第2に、ほとんどの人は（統計の平均値によると）上手く呼吸ができていないので、普通の呼吸が自然な（理想的な）呼吸であるとは言えない。しかし私たちは往々にして、この2つを混同してしまう（「普通」「自然」の違いは第17章で検討する）。第3に、自然な呼吸を観察するのは難しい。

　　自然な呼吸を学ぶのは本当に難しい。なぜなら呼吸には生理学的な要因が強く影響しているからだ。たとえば、人間は少なくとも1分間に15〜20回呼吸していることなど、普通は誰も意識していない。呼吸器の検査を受ける時には、たいていもう少しゆっくり、1分間に10〜15回呼吸をする。検査に慣れているともう少しふだんに近い呼吸ができる。しかし、習慣が自然であるとは限らない。[(3)]

　第4に、たとえ理想的な呼吸を感じとることができたとしても、素人は過去の経験に基づいた語彙しか持ち合わせないため、適切な説明ができない（これが経験主義＝「当然注意を払うべき体系や理論なしに、経験や観察のみに頼ること」である。ウェブスター新大学辞典第9版より）。それでさらに混乱が深まるのだ。たとえば腹筋と横隔膜とを勘違いしている歌手もいる。「横隔膜を押し上げるとか押し込むといった指導法は、横隔膜の動きと腹筋を緊張させることを混同している。息を吐くと腹壁が内側へ引っ張られ、結果的に腹部の内容物が上へと押し上げられるわけだが、それが、横隔膜が活動しているという幻想につながっている」（コーネリアス・L. リード）。[(4)]

呼吸を直接的にコントロールすることはできるのか

アレクサンダーは、呼吸は原因ではなく結果だと考えていた。**呼吸は身体の機能を使った作用の１つであって、直接コントロールできるものではない。**これがアレクサンダーの呼吸の定義である。

今日の発声法のほとんどやヨーガなどは、呼吸を直接コントロールしようとするメソッドだから、アレクサンダーの考え方とは真っ向から対立する。おそらく疑問をもつ読者も多いに違いない。呼吸は、感情とも強く結びついたものなので冷静に検討することが難しいのである。しかし実際にはアレクサンダーの見解の通りである。

自由な考え方のリード、そしてフレデリック・ハスラー＆イヴォンヌ・ロッド＝マーリングは歌唱と呼吸について原因・結果の正しい関係を堅実に論じた書物を出版しているが、彼らの本を批判する人たちは、どこが誤っているかを明確に指摘せずに、ただ「常軌を逸している」といった感情的な攻撃をしているだけだ。アレクサンダーは、「感じることができないものは、変わらない」という諺が好きだった[(5)]。これは「理解し、そして納得できなければ、事は変えられない」と解釈することもできる。

アレクサンダーはヨーガを評価していなかった。ヨーガに対する彼の見解をここですべて明らかにする必要はないが、たとえば、ヨギ（ヨーガの大家）が心臓の鼓動を止めたりする能力については、「身体にとって危険で詐欺的な行為だ」と言っている。「ヨギが教えている有名な呼吸法のシステムも本質的に未熟で誤ったものであり、20世紀に象徴的だったさまざまな病理をさらに誇張してしまうものだと思う」[(6)]（アレクサンダーは他人の信念を簡単に退けてしまう傾向はあったが、テクニークとヨーガの違いはここで暗示されている。この違いはこれから明らかにするつもりである）。

ハスラー＆ロッド＝マーリングは、ヨーガにもう少し寛大な見方をしている。彼らは、ヨーガは本来エクササイズではなく哲学なのだから、哲

学が完全に理解されないままではエクササイズは成立しないと指摘している。ヨギはその外見からして宗教的で、西洋人には理解しがたいものがある。そのような議論はともかく、ハスラー＆ロッド＝マーリングは、呼吸のコントロールは、発声のコントロールにはつながらないと明言している。「［呼吸のエクササイズによって］呼吸器官を操作することができれば、本当に、適切に機能する声を作りだせるのだろうか。そんな保証はどこにもない。［たとえばヨギのような］何か別の世界を応用する〝呼吸の体操選手〟のような人ならば、素晴らしい歌手になれるのだろうか。言うまでもないが、答えは〝ノー〟である」(7)。

「呼吸の支え」という考え方は、呼吸をコントロールしようとする考え方と密接につながっている。もし、呼吸のコントロールをあきらめるのなら（アレクサンダー・テクニークはそれを私たちに強要するのだが）、必然的に、「呼吸の支え」も捨てなければならない。そこで次に、呼吸の支えについて、2つの相反する見解を検討していこうと思う。

「呼吸の支え」とは？

『ペンギン医学百科事典』を見ると、伝統的な「呼吸の支え」とはどのようなものかがわかる。

> 歌唱は、非常に特別な呼吸法を必要とする。歌手はできるかぎり横隔膜を（肋間筋よりも素早く収縮させることができるので）活用する。これは素早い呼吸のためには良いやりかたである。しかし歌唱においてより重要なのは呼気〔息を吐くこと〕のコントロールである。そのために横隔膜は、肋間筋よりも優れたメカニズムを備えている。肋間筋（すなわち肋骨）を使って呼吸をしようとすると、喉をしめつけながら（まるで肺に咳をためこむようにして）呼気の流れをコントロールしなければならない。下手な歌手はこのせいで窒息しそうな声を出すのである。しか

し横隔膜で呼吸をすれば、腹筋を拡げ、横隔膜の動きともバランスをとりながら、呼気の流れをコントロールできる。その流れは規則的な緩急があり、喉頭は不必要な働きをしないで済む。喉頭の筋肉は、音高を決めるためだけに使われるべきなのである。[8]

　リードは『声楽用語辞典』の中で、呼吸の支えをめぐる誤解について、「"声の響き"（Vocal tone）とは、音高を決める声帯の振動によって作りだされる空気圧の変化にすぎない。だから、このような振動パターンを"支える"ことは身体的に不可能なのだ」と述べている。[9]この見解は、すべての音楽家やアレクサンダー・テクニークの教師にとって、とても参考になる。つまり「支え」とは、実際に身体的なプロセスとして起こっているのではなくて、たとえ話であり、イメージにすぎないということだ。
『ペンギン医学百科事典』は、「横隔膜を使った」呼吸について書いているが、これは暗に、歌手が意識的に横隔膜で呼吸しようとしていることを示している。しかしリードはこう指摘する。「横隔膜には固有受容神経終末つまり感覚がない。だから、呼吸によって起こる反射的な動きを除いては、横隔膜の動きをコントロールすることを訓練するのは不可能である」。[10]アレクサンダー自身はこう述べている。「［胸部で起こる］伸縮はすべて、胸部の空洞の底部分（横隔膜）が上下に動くことで生じる。その上下運動は、胸部の骨の特定の調整運動に**連動して起こる**」。[11]つまり、横隔膜を動かすことによって呼吸しているのではなく、呼吸するから横隔膜が動くのである。
　呼気〔息を吐くこと〕のコントロールについては、リードはさらに、「呼吸の量は、①仮声帯を狭めることと、……②声門の開口の大きさ（これは音域によって決まる）によって調整される」という学説を紹介しており、[12]ハスラー＆ロッド＝マーリングもそれに同意見で、「**正しく機能している喉頭では、歌唱が必要とする呼吸筋が（耳によって）高度に調整され、能力を高めていく**」と述べている。[13]ジョヴァンニ・バッティスタ・ランペルティは、良い歌唱には良い呼吸が前提であると述べながらも、「結局の

ところ、声が呼吸をコントロールするのだ。その逆ではない」と認めている[14]。

　リードの結論は、次のようなものである。

　〔「呼吸の支え」という考え方は、〕身体に過敏に意識を向けさせてしまい、その目的や手段もあいまいである。そのうえ、理想的な発声法においては全身の筋肉組織がバランスを保って自分自身を支えているという、大切な事実から眼をそらしてしまう。……本当に考えるべき問題は、意志によってコントロールのできない喉頭筋の複雑なシステムが、より良く協調して動けるようにすることである。しかし「呼吸の支え」というこれまでの考え方は、この問題にまったく触れていない[15]。

　アレクサンダーの考え方を研究したうえで書かれた『声の本』の著者マイケル・マッカリオンは、「"支え" は発声の世界の難問である[16]」と言いつつも、「簡単に言えば、支えとは、体勢を崩してしまうことを拒むことだ[17]」と有益な回答を示している。この軽やかな「支え」は、あなたが今実際にしていることではなく、**あなたが避けようとした反対のこと**である。この「支え」は、何かをすること（ドゥーイング）ではなく、しないこと（ノン・ドゥーイング）である。

　さて、そろそろアレクサンダー自身の考えに戻りたいが、その前に、リチャード・ミラーの「国による音色の好み」について見ておきたい。

　[イタリアの教授法で使われる] アッポッジョ（appoggio）は、筋肉の協調した動きを示す言葉で、イタリア式の呼吸コントロール法はこれに基づいている。アッポッジョは、appoggiarsi in testa/ in petto（頭で／胸で支える）といった表現に見られるように、支えだけでなく共鳴の要素も含んだトータルなシステムである。歌唱の呼吸操作において、アッポッジョは、胴体と首が過剰に働いて互いの機能を邪魔しないよう、効果的に統合されバランスのとれた関係でいられるようにする[18]。

　アッポッジョとはつまり呼吸の〝トータルなシステム〟というわけだが、これもまた１つの見方にすぎない。リードは問題をさらにはっきりさせていて、「筋肉活動のすべてがバランスよく保たれている時には、身体は快適で、いかようにも動ける状態になっており、声はしっかりと〝支えられている〟と感じる」と言っている。しかしこの支えの感覚は、良い歌唱の結果であり、あなたの声を改善するためのプロセスではない——つまり結果であって原因ではない。では、アレクサンダーの見解に戻ろう。

呼吸にありがちな誤用（ミスユース）

　アレクサンダーは、「呼吸とは、上手でも下手でも、支えがあろうとなかろうと、１つの結果であって、原因ではない」と考えていた。

　　私たちは時に「呼吸が下手だ」とか「不完全だ」といった見方をする。しかし忘れてはならない。「下手な呼吸」とか「不完全な呼吸」は単なる症状であって、その人の不完全な状態を決定づける原因ではない。スタンダードな呼吸とは、心身のメカニズムが調和のとれた使い方をされているかによる。つまり呼吸が下手なのではなく、心身の調和が上手くいっていないのだ〔傍点訳者〕。
　　呼吸は、第１の基本というわけではないし、２番とか３番目というものでもなく、ただ、プロセスの一部である。……私の〔身体の〕システムが要求する通りに、すべての部分が完全に調和した状態であれば、呼吸は勝手に行なわれる。つまり呼吸は二次的な作用にすぎないのだ。

　呼吸は、身体機能の意識的・無意識的な２つの領域にまたがったものである。リードは「この身体機能には、共通する規則がある」と指摘し

て、「複雑な筋肉システムのわずか一器官でも無意識であるなら、他のすべての器官も無意識のものとして考えるべきだ」という見解を示している[22]。呼吸についてのアレクサンダーの考え方は、従属的で自発的でない呼吸をしている人を観察するよりも、呼吸にまず重点をおいて自覚的に呼吸しているように見える人がいかに心身を誤用（ミスユース）しているかをつぶさに観察できたとき、簡単に納得できる。

　試しに、誰かに「深く息をしてください」と頼んでみよう。ほとんどの人は上手く呼吸できず、間違った身体の使い方を始めてしまう。この誤用（ミスユース）は、繰り返されるほど深刻になる。動いているとき、休んでいるとき、話しているとき、黙っているとき、リハーサルで、本番で、ヨーガのクラスで、理学療法士の診察室で……こうした現象は多かれ少なかれほとんどの人に起きている。息をスーッと飲み込むようにして、鼻をならしたり胸を膨らませるようにしながら、肺に空気を吸い込んでいく。首は硬く縮み、喉頭は押し下げられる。息を吸う時には胸や肩は上がり、息を吐く時には胸は崩れるように下へ落ちる。背中は曲がり、腹が突き出してしまう。

　息をスーッと飲み込むようにしたり、鼻をならしながら息を吸い込む様子はどこにでも見られる。ラジオやテレビのアナウンサーや、歌手などの音楽家や、あなたに話しかけてくる人、留守番電話のメッセージなどを注意深く観察すればすぐにわかる。

　鼻をならしながら息を吸うのは不必要なだけでなく有害である。小鼻を傷めることもあるし、「呼吸器管の粘膜の充血、喉の痛みや発声障害、風邪につながる粘膜の炎症、気管支炎や喘息その他の肺疾患の原因となる可能性もある」（F. M. アレクサンダー[23]）。

　頭を下へ・うしろへ引き降ろすことで、喉頭も締めつけられる。これは、「特に声のプロたちが恐れる喉の障害の最大の原因である」とアレクサンダーは言う。腹腔内の圧力の乱れと、「胸腔内の圧力の増加は、血液の流れを滞らせ、心臓の活動を妨げてしまう」。押し下げられた喉頭が舌の自由を奪い、「本来の〝アー（Ah）〟の発声のために必要な口の形を作

ることができなくなる」。⁽²⁴⁾

　吸気のしくみを理解すれば、自分自身の呼吸の癖や、それが引き起こす誤用_{ミスユース}を元に戻せるかもしれない。アレクサンダーは次のように言う。

> 　吸気とは、肺に空気を吸い込むことではなく、胸部の自立した拡張によってできた隙間へ、ふさわしい速度で空気が流れ込むことだ。⁽²⁵⁾
> 胸部が適切に膨らめば、肺はすぐに気圧によって空気で満たされる。ハンドルを離せば自然に空気で満たされるふいごのように。⁽²⁶⁾
> **どうやって呼吸するかを考えるなど、そもそも必要がないし、なんの役にも立たないどころか、有害でさえある。**⁽²⁷⁾

　呼吸は、はるか昔から議論のたねだった。ふいごのたとえ話もよく聞く。レオナルド・ダ・ヴィンチは、呼吸による肋間筋の動きをたとえて、「自然界には真空はないので、肋骨に触れている肺は、肋骨が拡がるにつれて必然的に拡がらねばならない。肺はそれゆえ、まさにふいごのように、その空間を満たすために空気を吸い込む」と述べている。⁽²⁸⁾また、フランシスコ・シルヴィウス・ドゥ・ラ・ボーは1660年に、「肺は空気に満たされて膨らむのではない。膨らむから空気に満たされる」と書いている。⁽²⁹⁾

　ほとんどの人は呼吸の練習の時に「思い込みで練習している。肺を大きく膨らませ、そして十分に収縮させることが大切である、と。息を吸うことより吐くことに注目する場合も多い」とアレクサンダーは指摘している。⁽³⁰⁾

　確かに胸が拡がるのは、息を吸うことで反射的に起きることのはずだ。これはハスラー&ロッド゠マーリングが上手に説明している。「自然の法則にのっとって息を吐き出している歌手は、〔歌唱に〕適切な呼吸をするのは少し難しくなる。……息が吐き出されると、横隔膜は自動的に息を吸い込もうとする。なんの注意も意識的な努力も必要ないことだが、歌の呼吸は、この完全に自然なコントロールを往々にして邪魔するのである」。⁽³¹⁾

　私たちはよく、呼吸のトラブル（たとえば身体的・心理的に感じる息苦しさなど）を解決しようとして、胸を拡げて深く息を吸おうとする。しかし、息を吸いすぎるのは、少なすぎるよりも良くないのである。「緊張、震え、ティタニー（手足の痙攣症）、麻痺、無感覚、ちくちくするような違和感、胃酸過多、不安感、感情的な要因で起こる発汗、焦燥感、心臓・消化器官・膀胱などの障害、めまい、失神、視覚障害、その他の意識障害などである」[32]。「過呼吸は、大量の二酸化炭素を吐き出すことで起きる……二酸化炭素が少量であればそうした症状は起こらないが、短期間に量が変動するのは慢性過呼吸の兆候である」[33]。息を吐くのが少なすぎても多すぎても（そのあいだで揺らぐのも）有害なのである。

　「自然の法則にのっとって肋骨が動くことを自分に許せるなら、あなたは正しく呼吸することができる。どうやって肋骨が動いてくれているのを知るべきなのだ」（パトリック・マクドナルド）[34]。これは吸気・呼気の両方にあてはまる。アレクサンダーも書いている。「空気をうまく逃がすようにコントロールされた動きをしなければならない。無理に〝動かす〟コントロールは必要ない」[35]。「呼吸で最も大切なのは、することではなくて、それ自体にさせることだ。呼吸とは無理にすることではなく、呼吸そのものが勝手にするものだ」[36]。

　さて、ではどうすればいいのだろうか？

してはいけないこと

　アレクサンダーは実践的な探求の結果、呼吸は**直接的に**変化させるものではなく、つまり**何もしない**でよいものだと理解した。アレクサンダー・テクニークのレッスンではそれを生徒に指導する。息を吸ったり吐いたりする時間をはかったり、息を保ったり強く吐きだしたりして、呼吸のしかたや速さを変えるようなエクササイズは何もない。その代わりに、呼吸についてのあなたの既成概念を一掃する。教師の助けを借りながら、あなた

は感覚認識の間違いを自覚し、間違った習慣に気づいていく。そうすれば、自分自身の誤用をやめることができ、やがて自然に起こってくる呼吸にゆだねることができる。

　ハスラー＆ロッド＝マーリングは、呼吸についての章を、やってはならないことの一覧表（**やめる**べきこと、**しない**ことの奨励）で締めくくっていて、これはすべてアレクサンダーの見解と合致している。そのリストには次のようなことがあげられている。

　　・機械的に呼吸を練習しない
　　・フレーズを歌う前に空気を思いきり吸い込まない
　　・息を保持しない、貯め込まない
　　・故意に息を吸わない
　　・声を出さない呼吸のエクササイズを避ける
　　・身体の形を歪めるような呼吸のしかたは避ける

　ここで、良い呼吸についてまとめてみよう。

　　（1）呼吸を抑制しない
　　（2）呼吸を強制しない

　つまり、大きく呼吸をしすぎない、小さく呼吸をしすぎない、ということになる。「今までしてきたことをやめること、それでやっと道のりの半分というところだ」とアレクサンダーは言っている。[(37)]

　吹奏楽器のマニュアルにはたいてい、声楽の教則本にあるように、正しい呼吸についてのアドヴァイスがあって、そのほとんどが、（間接的ではなく）直接的な呼吸のコントロールを勧めている。時にはそのアドヴァイスが正しい方向の場合もある。たとえばトランペットの演奏についての次のような見解である。「経験者が良い姿勢で演奏するのは当然望ましいが、初心者の場合は、座っていようが立っていようが、身体を立てて支えられ

ないかぎり、良いブレスを身につけたり、改善するのは無理だ」[38]。

　ここにある「姿勢」という言葉を、「身体の使い方」に置き換えてみると、このアドヴァイスはもっと役に立つ。良い呼吸を身につけるには、自己（セルフ）の良い使い方をしていることが前提だ。ただし、良い使い方が良い呼吸を保証しているのであって、良い呼吸は、良い使い方の1つの要素にすぎない。良い使い方を獲得すれば、おのずと良い呼吸がついてくる。

　この本で紹介するすべての取り組み（プロシージャー）は、どれも自己（セルフ）の使い方に関わるものだ。つまり呼吸にも関わるものなのだが、ただし間接的にである。〈囁く〝アー〟〉という取り組み（プロシージャー）が呼吸に関わるものであることは確かだが、あなたはやがて、それは決して「呼吸のエクササイズ」ではないことに気づくだろう。

　呼吸を意識的かつ慎重に研究していけば、良い呼吸を身につけることができる。それは確かだが、自己（セルフ）の使い方をまず研究するほうが、より多く、より上手に、より早く学ぶことができる。呼吸のことは二の次になるくらいである。それに、意識的に呼吸のエクササイズをしているせいで、逆に問題が起こっている人が多いことも忘れないでほしい。アレクサンダーのお気に入りである、何もしない（ノン・ドゥーイング）アプローチは、彼の次の言葉に最もよく表されている。「もし私が歌のレッスンに行ったとしたら、教師が何を教えてくれるかよりも、とにかく私を痛めるようなことをしないでほしいと願うだろう」[39]。

第9章
モンキーとランジ

モンキー

　アレクサンダー・テクニークの教えかたは、教師によってさまざまである。優れた教師は、生徒の必要性に応じてアプローチを変える。だから、これこそスタンダードなレッスンだと言えるようなものはない。しかし多くの教師が共通してよく使う取り組み（プロシージャー）として、〈モンキー〉(monkey) をあげることができる。

　モンキーは〈機能的に優位な体勢〉で、背中と脚の使い方を調整し、上体あるいは唇・舌・あごなどの改善をうながす。モンキーは、〈椅子の背に両手を置く〉や〈囁く〝アー″〉よりも素朴で簡単にできるので、まず最初に学ぶとよいだろう。

　モンキーは、緊張、リラクゼーション〔脱力〕、バランス、姿勢（ポスチャー）、ポジション、動き、コントロール、抑制（インヒビション）、方向性（ディレクション）などの問題をチェックするのに有効である。基本的なコーディネーション能力を養うのに効果があり、日常生活で低い姿勢をとる時の動作（例：顔を洗う、アイロンをかける、店頭でサインをする、床からモノを拾い上げる）にも役立つ。音楽家は特にそういう動作が多いので、モンキーは、音楽家に必須のコーディネーション能力を養うのに必須の取り組み（プロシージャー）なのである。

　ここではモンキーで注意すべき点と応用方法を紹介しよう。独学で（資格のある教師の助けなしに）モンキーを学ぼうとする人がいたら、ぜひ次の

ようなことを考慮してほしい。

（1）自分1人でモンキーに取り組むのはおそらく無理である。十中八九、あなたの感覚認識は間違っているからだ。かえって自分自身を痛めてしまう危険がある。教師はあなたに何が必要なのかを見きわめて、モンキーの取り組みかたを説明しながら、デモンストレーションをしてくれる。手を使って導きながら、あなたの動きを客観的に見て、フィードバックもしてくれる。そのうえで、あなたが1人で行なう時にはどのように動けばよいのかをアドヴァイスしてくれるだろう。仮に、モンキーについてわかりやすい説明のある指導書があって、あなたがそれを賢く読みとることができたとしても、教師の指導に勝るものはない。

（2）モンキーにしろ、他の取り組み（プロシージャー）にしろ、あなたには他の誰とも違う自分自身のアプローチ法が必要なのだ。同じ方式を誰にでもあてはめるのは不可能だ。今日、あなたが行なうモンキーと、3週間後のモンキーとは、おそらく同じものではないはずだ。

（3）レッスンのあいだ、教師は、あなたがモンキーについて、良い・悪いとか上手・下手といった先入観を持たずにモンキーに取り組めるように仕向ける。あなたはきっと、毎回、モンキーの動作が終わるまで、良い動きのモンキーはどのような感じで、どのように見えるのか、まったくわからないだろう。

（4）モンキーの本質は、心身のコーディネーションであって、固定したポジションではない。モンキーをする過程で、コーディネーションの原則を学ぶことができれば、それをすべてのポジションに応用できる。もしもあなたが、モンキーとは1日数回、数分間、そのポーズをすればよいものと考えているなら、完全に的はずれである。

　ほとんどの人は習慣的に身体が沈みこみ、傾いているので、（たとえば床からモノを拾い上げる時などに）背中を丸めてからかがむ。人間の背中は本来、ある程度の柔軟性を持っているので、訓練をすればもっと曲げやす

くなる。といっても、背中を丸めたり曲げたりするのが有益で自然だというわけではない。ここで2つのポイントがあって、第1に、「自然に感じる」ことが「自然の法則にかなっている」わけではない（第17章を参照）。第2に、確かに、背中を曲げるとすぐに得られるものがある（たとえば、いわゆるリラクゼーションの感覚など）。しかし長い目で見て、これは危険なことなのだ。自然な感じがして、気持ちよくなったとしても、背中を曲げるのはやめよう。これについては、またあとでも触れる。

モンキーを始めるにあたっては、足を肩幅かそれより少し広く開いて、つま先をわずかに外側に向けて立ってみよう。そして膝を少し曲げる。それから上体を股関節から前に傾けよう。足の位置、膝の曲げ具合、上体の傾き加減に、常に注意を払ってほしい。そうするうちに、どんな高さのモンキーでも、簡単に動いていけるようになる。

簡単そうに聞こえるが、モンキーを完璧に実行するのは難しい。なぜならモンキーでは、方向性と動きとが対立関係にあるからだ。ほとんどの人は、自由な動きを作りだす方向性よりも、ポジションを定めるための動きに注意が向いてしまう。膝を曲げてかがむとき、身体は下へ・前へと動いていく。しかし身体の方向性は、動いている最中も、動きが終わってからも、上へ・うしろへ向かっていなければならない。つまり、膝を曲げるために上向きに考え、前に傾くためにも上向きの方向性を感じていなければならないのだ。

モンキーで起こりがちな誤用

動きやポジションよりも重要な方向性を無視すると、誤用につながる。あなたはそれに気づいて、抑制をしなければならない。以下に、しないことの一覧をあげよう。こうしたアプローチに疑問を感じられたら、アレクサンダーの言葉を思い出してほしい。「今までしてきたことをやめること、それでやっと道のりの半分というところだ」。

（1）最初に膝を曲げる時は、胸を前へ落とさない。骨盤を前に出さない。尻をうしろに突き出さない。膝を曲げるのに影響されないよう、胴体は上向きに保たなければいけない。

（2）両膝を内側に向けてお互いを近づけない。脚を使う時は、膝は常に前へ、お互いに離れていく方向性（ディレクション）をもつ。つまり両膝はそれぞれ前へ出ていき、股関節から離れて、お互いも離れていく。

（3）腕を硬くしたり、息を詰めたりしない。どちらも膝を曲げるのに必要のないことだ。

（4）上体を前へ傾ける時は、頭が先導（ヘッド・リード）して胴体がそれに続いていく（逆はだめ。この重要な基本原則については第2章を参照）。頭と背中の関係は常に保ち続ける。首は、筋肉の適切な張り（筋緊張）が必要である。「自由」と「ふにゃふにゃ」とは違うということを覚えておいてほしい。頭をうしろへ倒したり（背骨に向かって首を縮めるように）、前に倒したり（胸に向かって顔がぶらさがるように）しないように。

（5）上体を前に傾ける時は、背中を広く保ち続ける。へなへなしたり、力をぬいて背中を丸めない。最初はなかなか難しい。バランスがとれずに前かうしろに倒れそうになり、身体のさまざまな部分に力をいれて、なんとかバランスを保とうとするだろう。バランスを失うような感覚は、モンキーが上手くいっている時も、そうでない時も感じるものだ。そのうちにこの感覚に慣れて、上手く扱えるようになる。

（6）初心者は、前に傾く時に地面に視線を落としてしまいがちだ。これは頭を下に沈めてしまう原因になるので避けなければならない。どんな時も一点をみつめてはいけない。視覚の空白は常に心の空白の表れである。視線は常に活き活きとして動ける状態であること。そして頭の動きから独立して動かせること。もしも視線を落としてと言われても、頭は落としてはいけない。逆に、視線を上げなさいと言われても、頭をうしろに傾けて背骨を縮めてしまわないこと。

モンキーのヴァリエーション ━━━━━━━━━━━━━━━━━━━━━━━━

（１）モンキーを行なう時は、壁に背をつけるとよい。そのほうが、前に傾いた時にバランスが取りやすい。

　まず、壁に背を向け、壁から数センチ離れたところに立つ。足は肩幅かそれより少しだけ広く開いて、つま先はちょっと外側に向ける。頭は決して壁につけずに、背中が壁につくようにする。頭は脊椎が支えているので、壁に支えてもらう必要はない。次に、軽く膝を曲げ、上体を少し前に傾ける。この動きのあいだ、常に、尻はずっと壁につけたままにする。腕は、胴体の脇で、自由な状態でぶらさがっている。

　念を押しておくが、「脊椎に沿って上向き」という方向性（ディレクション）がなければ、この動作をしても何の役にも立たない。この方向性（ディレクション）と、それによって身体で感じる感覚を、言葉で伝えるのは難しい。良い教師の指導のもとで学ぶのが一番である。

　では、このモンキーに取り組みながら（つまり自由に動けるように壁にもたれたところで）、次のような点に変化をつけて、さまざまなヴァリエーションを試してみよう。

・両足のあいだの距離と、それぞれの足の開きかたの角度
・膝を曲げる角度
・上体を前に傾ける角度
・これらの行程の速度

　どのヴァリエーションも当然ながら互いに影響しあう。両足のあいだの距離を広くあければ、膝をゆったりとした角度で曲げ、上体を大きく前に傾けることが可能になる。両足のあいだの距離が狭く、くっついた状態ならば、膝は曲げることはできるが、上体を前に傾けるのは難しい。ここに

あげたのはほんの数例だが、モンキーのヴァリエーションは無限にある。

　アレクサンダー・テクニークの取り組みは、身体部位（身体の一部）のポジションではなく、方向性（または傾向）に注目している点に特徴がある。それぞれの身体部位を独立したものとみなさずに、互いの関連性が、身体全体を総体的に機能させていると考える。あなたは本来、どんなヴァリエーションでも同じように簡単にできるはずなのだ。たとえば低い体勢のモンキーは、要するにスクワットであることに気づいてほしい。

（２）モンキーの体勢をとる時はさまざまなやり方がある。最も簡単なのは、膝を曲げてから上体を前に傾けるやり方だ。これだと、必要な方向性と〈傾向〉がはっきりわかるので、このまま身体を低くしていくとバランスを崩すだろうといったことを敏感に感じとれる。では、まず前に傾けるところから入って、膝を曲げてみよう。前に傾く動作とは間をあけて膝を曲げる動作を行なうのではなく、上体が傾く動きに続いて膝を曲げる動作へと移る。たとえば、座っていく動作からとか、ランジの動作の中でというように。

（３）モンキーは、座るという動作の準備として有効である。実際、ほとんどの人は最初、座るという動作が上手くできないのだが、それはモンキーが下手なためである（もちろん本人はそのことに気づいていないのだが）。無限のヴァリエーションの１つとして、モンキーを使って座ってみよう。このテクニークの最高の使い方は、まるで何も使っていないかのように上手に応用することだということを忘れずに。最後に、座っている状態からモンキーの体勢へ移行することを試してみよう。簡単ではないし、役に立つかどうかも確かではないが、少なくとも、面白い。

モンキーを応用する

　上手くできたモンキーは、安定感と力強さのある体勢である。脚は、身体全体の最適な支えとなり、胴体はしっかりとそしてゆったりと拡がって

いる。背中と胸郭が拡がるので、自然に呼吸がゆったりと大きくなる。両脚が身体全体を支えているので、上体のバランスの維持にはなんの不安もなく、どのような状況にも対応でき、自由に動くことができる。

　健康な子供（特に小さな子供）は、遊びながら自然にモンキーの体勢を繰り返している。ブルース・リーの息子ブランドン・リーの写真を見てほしい。足を大きく開いた深いモンキーで完璧な体勢をとっている（次頁の図7）。彼のモンキーは、はつらつとしてダイナミックである。リラックスした感じよりも、適切な緊張感が感じられる。少し年かさの子供たちでも、楽々と優雅にモンキーができる。図8では、ランジの体勢をとったアレクサンダーが少女にモンキーを指導しているが、彼女のモンキーは自然そのものだ。

　上手なコーディネートで自分自身を使っている大人ならば、モンキーをさまざまな場面で使っている。スキーをするヴィルヘルム・フルトヴェングラーの写真を見てみよう（図9）。彼は膝を曲げ、股関節から上体を前に傾けている。背中は真っすぐで、頭は、脊椎の一番上でバランスをとっている。頭が先導して胴体がそれに続いているのがはっきりとわかる。

　チェリストのアルド・パリソットが若い生徒を教えている写真では（図10）、情熱的な感情をどのように表現しているかが見てとれる。〈上向き〉の方向性を保つ──いや、もっと強く感じることでその表現は可能になっている。パリソット先生のこの能力を、生徒は上手くまねできているようだ。

　パリソットとフルトヴェングラーは、上手に身体をコーディネートできる人ならば誰でも、音楽であれ、スポーツであれ、日常生活であれ、あらゆる場面で自己を上手く使っていることを教えてくれる。あなたは、音楽する時だけでなく、あらゆる状況で自己を上手く使い、十分に機能させるために、その基本としてモンキーを学ぶのである。

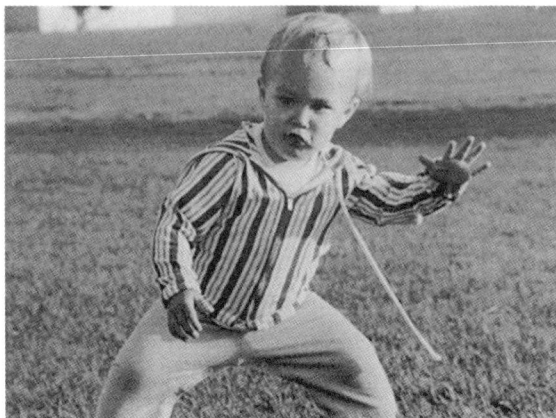

図7
幼児の頃の
ブランドン・リー

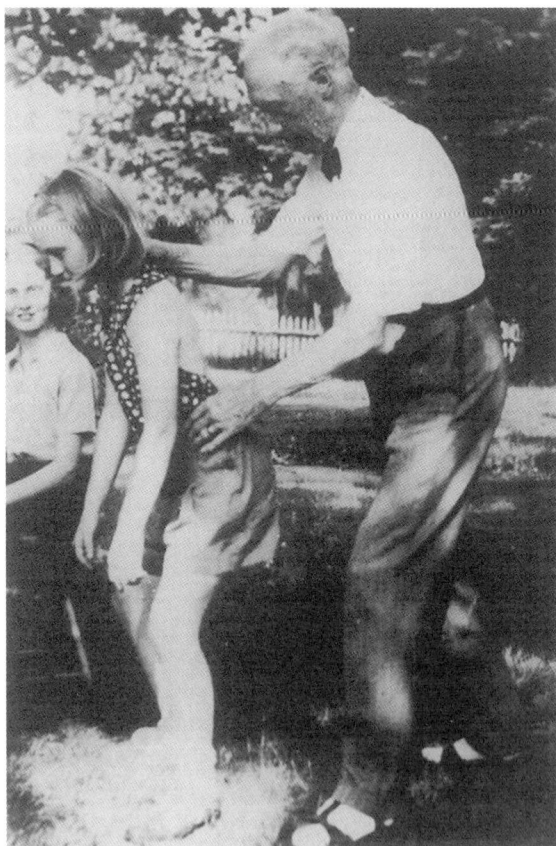

図8
子供にモンキーを教
えるアレクサンダー
（彼自身はランジの体
勢をとっている）

図9
ヴィルヘルム・
フルトヴェングラー

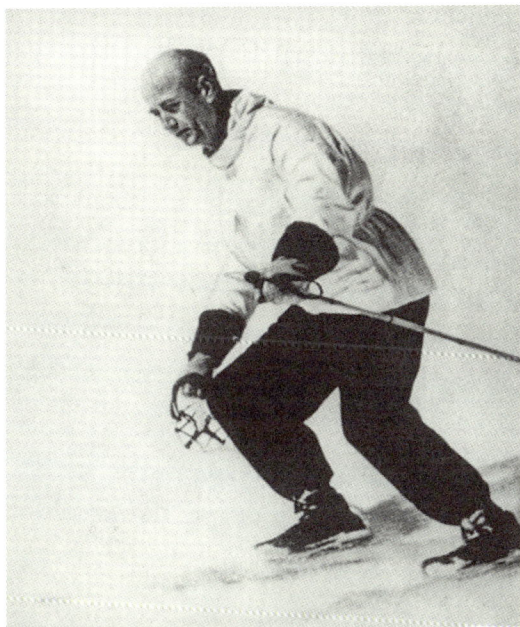

図10
若い学生を教える
アルド・パリソット

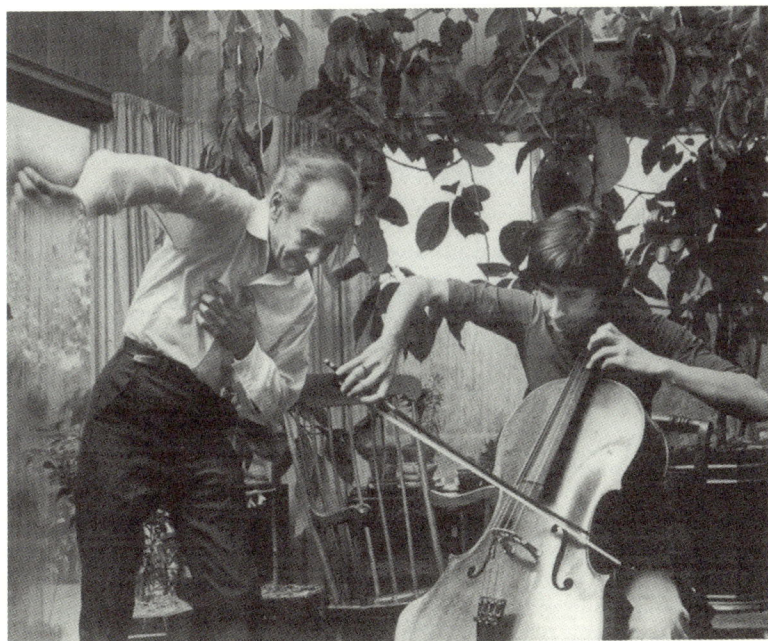

モンキーの体勢で、楽器や歌の練習をするのは非常に有効である。

いつも全身を揺さぶって、両脚を曲げて演奏しているオーボエ奏者を例にとってみよう。彼はまるで自分の演奏の振りつけをしているようだ。身体の揺れは実際の演奏に役立っているとは言えず、彼の大切なエネルギーをむだにばらまいてしまっている。エネルギーの浪費は思いもよらない悪影響を及ぼす。リハーサルや本番が終わったあとに感じる極度の疲労、リズムや運指の乱れ、音への集中力の欠如、コンサート・ホールでは響きの質が悪くなり、見た目も悪く、共演者は「船酔い」状態になり、観客はそっちのけ……などなど。

意味不明の大げさな動きは、木管楽器やヴァイオリン、ヴィオラ、歌手や指揮者など、立って演奏する多くの演奏家によく見られる。音楽の解釈にもとづいたものとはとても言えず、テクニック不足を暴露しているようなものだ。偉大なヴィオラ奏者ウィリアム・プロムローズは、身体の極端な揺れについて次のように言っている。

　　ぴょこぴょこ飛んでみたり、ふにゃふにゃと身体を動かしながら演奏するソリストが時折いるが、見るにしのびない。まるでシャドー・ボクシングのようだ。これとまったく逆なのが、ハイフェッツとクライスラーの極上の演奏姿だ。音楽家の中には下品な振る舞いをする人もいて、その顔の表情やくねくねした動きを見ると、ベリー・ダンサーを連想してしまう。大げさな動きはその人の性質の一部と言ってよい。そのように生まれついているならやめることは難しいだろう。無意識にか本能的にかわからないが、自分を誇示したいのかもしれないし、近頃のロック・スターの振る舞いに影響されているのかもしれない。私は生徒に鋭く指摘することがある。「ほら、君がそういう動きをすると、F字孔はいつも違う面を向いているよ。音はいつも、君が望む方向とは違う方向に出て行ってしまっていることを知っておきなさい。それから、言わせてもらえるなら、君の身体のよじれは見られたもんじゃない。[(2)]

リチャード・ロックストローは歴史的な資料を駆使したフルート演奏論で、ステージでのフルート奏者の動きについて次のように述べる。

> 演奏者は、立っていても座っていても、できるだけ落ち着いた態度でじっとしているべきだ。音楽の抑揚に合わせて頭や身体が揺れてはいけない。見苦しく滑稽な揺れや歪みは、音楽を表現しているように装う時に起こる。本当の音楽家は、自身の解釈による芸術的な音楽表現を、演奏そのものによって示す努力をするのであって、演技や振る舞いによって示そうとはしないものである。[3]

　身体の揺れをなくすには、それぞれの生徒の問題に対応しつつ、背中を壁につけてモンキーの体勢を取らせるのが効果的である。何度も繰り返すようだが、モンキーは両脚や背中の使い方を向上させ、身体全体を安定させる。モンキーの効果は、歌や器楽演奏に驚くほどはっきりと表れる。音はくっきり、大きく、よく伸びる響きになる。リズムやアーティキュレーションは安定し、説得力のあるルバートができる。外見にもプロの音楽家としての威厳がそなわってくる（ただしモンキーを公の演奏で見せる必要はない。1つの学習手段として練習で使えばいいのである）。

ランジ

　〈ランジ〉（lunge）は、モンキーのヴァリエーションの1つだ。モンキーと同じ低い体勢だが、ランジでは一方の膝を曲げ、もう一方はまっすぐにしているので、脚は平行ではなくなる。それ以外は基本的にモンキーと変わらない。頭-首-背中の関係を常に保ちながら、股関節・膝・足首の関節を曲げる。首は常に自由に、頭は前へ・上へと働き、背中は長く、そして広くなっていく。

　ランジでは、動きのヴァリエーションと、それぞれの身体部位の関係性

が、無限にある。だからランジは演奏や日常生活のあらゆる動きに応用できるのだ。

　ランジの始めかたはいろいろあるが、最もスタンダードなものを紹介しよう。そこでは、抑制し、方向性を感じ、誤用の習慣的な反応に対抗して〈上向き思考〉をするチャンスがふんだんにある。ここでは左のランジについて説明しよう。右のランジはこの逆のステップをたどる。

（１）両足をそろえて立つ。
（２）左足はかかとを上げて、右足の土踏まずにつけるように置く。そこから左足を少し前に出し、右足に対して45度くらいの角度に置く。
（３）頭と胴体を、左のつま先と同じ方向に向くように回す。
（４）左足が床から離れるように、左膝を持ち上げる。
（５）上体を前に運びながら、左足を右足から離れる方向で床に下ろす。
（６）そこで、左膝を少し曲げてみる。
（７）上体を、股関節から、前へ傾ける。

　こういう進めかたをすると、それぞれのステップを繰り返しやってみることができる。多くの誤用が起こりうるが、ステップごとに簡単に食い止めることができるので、特に有効だ。ミーンズ・ウェアバイの原則を思い出してみよう。「結果を得るまでに達成すべき、行程の各ステップにおいて、絶えずコーディネートをしつづけること。ミーンズ・ウェアバイとは、結果に行きつくまでの各ステップが、結果そのものと同じくらい重要なのだということを、実践で認識することなのである」（フランク・ピアス・ジョーンズの定義[4]）。

ランジで起こりがちな誤用

　モンキーと同様ランジでも、上手くコーディネートできていないゆえの

誤用は起きる。誤用のすべての例を挙げることはできないが、ここでは、行程の各ステップで生じうる誤用に着目してみる（教師の指導のもとで行なっていることが前提である）。

（1）足を大きく離して立ったり、くっつけたりしているとき、横、前、うしろなどに頭をぶれさせないこと。身体を動かすとき、惰性で頭が動いてしまうこともある（例：ムチ打ちのような状態）。しかし、首には十分な筋肉の張り〔筋緊張〕があるはずだから、この不必要かつ有害な動きを防ぐことはできるはずだ。

　また、片足からもう一方の足へとバランスを移すとき、胴体や尻をねじらないように。胴体を縮めたり、尻を揺らしたりする行為は、バランスを失わせるだけだ。アレクサンダー・テクニークの優れた教師ピーター・スコットはこう言っている。「立っている時にバランスを崩す傾向の人には、こんなアドヴァイスしかできない。きちんと立つということは、安定した状態を機能的に達成するということではなくて、泳ぐのと同じように活動的な動作ととらえるべきなのだ、と」（パトリック・マクドナルドによる引用[5]）。常にバランスを保つことが目標ではない。**脊椎の長さを保つことができても、バランスを失うことはあり得る**のだから、常にバランスを保とうとすることはない。

　アレクサンダー・テクニークが、新しい（そしてもっと自然な）バランスを教えてくれることを忘れないでほしい。そして新しいバランスのためには、古いバランスをまずは失うことが必要なのである。もしあなたが、引きずるように足を閉じたり開いたりしているのなら、おそらく身体を重くしてしまっているのだ。足から離れて、上向きに意識を変えよう。「頭が先導して胴体がそれに続いていく」ように考えよう。そうすればきっと、もっと軽くエレガントに動くことができるとわかるだろう。

（2）かかとを隣の足の土踏まずにつけるとき、（バランスをとろうとして）不必要に身体を揺らさないようにしよう。足と胴体が一緒に回ってしまわないように。ランジを行なう時には、身体の各部位がそれぞれ独立してい

るようにしよう。そうすれば、足や脚などの部位の動きが、他の部位（頭 - 首 - 背中、腕など）の連携を邪魔しなくてすむ。

（3）つま先が向いている方向に胴体を向けるとき、頭 - 首 - 背中の関係を常に保つようにしよう。胸がねじれたり、胴体が縮んだりしないようにしよう。

（4）ほとんどの人が最初は苦労するのが、身体全体のバランスを崩さずに膝を持ち上げるということだ。歩いたり、階段を上り下りしたり、何かに足を乗せて靴ひもを結んだりと、膝を持ち上げる動作は日常生活に不可欠だ。そういう時にぐらつかないよう椅子や壁などに手を添えてもかまわないのだが、これは誤用（ミスユース）を防ぐための臨時処置にすぎないのだから、間違っても常にそれを頼りにしないように。

（5）上体を前に傾けながら、前の足を地面に下ろすという行程は難しい。特に、足を重たそうにドスンと着地させる傾向のある人は、その不快な振動が身体全体に響いてしまう。脊椎に沿って上向きにという方向性（ディレクション）を考えずに動いているからだ（これはすべての誤用（ミスユース）に言えることだが）。決して足だけで前に行こうとしてはいけない。腰が反りかえってしまうからだ。背中も含めて胴体ごと前へ傾きながらも、身体が倒れてしまわないよう、前の足を着地させる。

（6）前足が着地する時は、脚は、股関節と膝と足首の3箇所で自然に曲がる。この体勢を一度身につけると、膝を自由に曲げ伸ばしできるようになる。しかし同時にここで、背中を丸めたり、尻を揺らしたり、惰性で頭をうしろに落としたりする危険もある。どんな状況でも「頭が先導（ヘッド　リード）し、胴体がそれに続く」。膝を曲げる時には、尻が先導していかないように、十分に注意しよう。

　この体勢では次の2つの傾向に注意を払うこと。第1に、脚がリラックスしすぎると、ぐらついたり、不安定になってよろめいたりする。すると防衛反応として首が萎縮し、各関節が急激に硬くなる。もちろん膝も硬くなって自由な動きがとれなくなる。第2に、この体勢で、前の脚の膝を曲げ伸ばしすることから、学びべき点がある。「動きは柔軟性を高め

る」。動的なバランスは、静的なバランスよりも簡単に、バランスを保ち
つづけることができる。動くことによって、バランスを崩して失敗するか
もしれないという警告をより強く感じることができるので、抑 制や
方向性を使う機会が増えるからだ。

（7）最後に、股関節から胴体を前へ傾ける時は、モンキーと似たよう
な誤用が起きる可能性がある。胴体をゆるめすぎて体勢が崩れたり、背
中を丸めたり反らしたり、惰性で頭を揺らしたり、腕や肩を固くしたり、
呼吸をしめつけたり、などである。

　ランジの具体的な実践法はこのようなものだが、ここまでの説明でも、
ランジが日常生活に役立つことはもちろん、誤用をいかに抑 制し、
自己全体を正しく方向づけることを学ぶうえでとても価値のある取り組み
だということは明らかだろう。アレクサンダーの次の言葉をいつも頭にお
いておいてほしい。『正しいポジションなどというものはない。正しい
方向性があるだけだ』。方向性を欠いたポジションでは、ランジは他の
体勢と同じように何のメリットもない。しかし、あなたがランジによっ
て、たくさんの間違った方向性を抑 制できたなら、〈機能的に優位な
体勢〉をとることができるのだ。そして、単に使い勝手のよいポジション
よりも、ずっと価値のあることを体得したことになる。

ランジのヴァリエーション

　他のすべての取り組みと同様、ランジも、唯一の決まったやり方がある
わけではない。ランジをモンキーのように、易しく、自然で自発的に、意
識せずにスムーズに使えなければ意味がない。堅苦しく、わざとらしいの
では何にもならない。これから説明するランジのヴァリエーションには、
エンド・ゲイニングを避け、抑 制をするための機会がたっぷりある。
単純に前へ進んだり、横に動いたりするランジもここには含まれている。

　いろいろなステップは簡単に組み合わせることができる。1つの例とし
て、まず、両足をくっつける。そして左足のかかとを右足の土踏まずにつ
けるようにおいて、頭と胴体を1つの動きで向きを変える。ランジをし
ながら、他のいくつかのヴァリエーションを試すこともできる——たとえ
ば、両足を置く幅や角度、膝を持ち上げる高さや曲げる時の角度、胴体の
傾き具合、ランジをしている時の動きのスピードなど。

　ランジの動作に入るのもそこから次の動作に移るのも簡単である。良い
体勢についてゲンリッヒ・ネイガウスは「最も容易に、最も速く、変化さ
せることのできるもの」と定義した。アレクサンダー・テクニークを学ぶ
生徒が、ランジで前やうしろに動いている写真を見てみよう（154–155頁
の図11）。〈上向き思考〉があればランジは簡単だ。ランジはとても安定
していて、硬直や固定は起こらない。左のランジから右のランジへ移るに
は、少なくとも5つは違う方法がある。百聞は一見にしかず。自分で見
つけてみよう。

　両足のあいだを狭くして、ランジをやってみよう。これはあらゆる動作
に使える優れた立ちかただ。両足が平行でない時には、上向きの方向性
は感じやすく、身体全体が活性化される。両足が平行でそろっていると、
骨盤を前へ押しがちになり、背中も丸まったり反ったりしがちだ。両足の
間隔が狭い立ちかたでランジをすると、脊椎が特に楽になり、どんな動き
にも移りやすい体勢になる。身体の重心を前後へシフトさせたり（結果的
に脚を疲れさせない）、ステップを踏み出したり（どんな方向でも）、前後へ
傾いたり、膝を曲げたり、モンキーへ移行したりなど、簡単に動くことが
できる。ランジは、歩行やダンス、階段の上り下りの準備の体勢でもある
し、長時間立っていたり、重い家具を動かしたり、モノを持ち上げたり、
腕を伸ばしただけでは届かず身体を傾けながらモノを手にしようとする時
にも有効な体勢である。

モンキーやランジは人間に生来備わったもの

　アレクサンダー・テクニークのトレーニングを始めたばかりの人は、ラ

ンジもモンキーもやりにくいと感じるようだ。モンキーでは脚が緊張した
りふらついたりしてバランスを取りにくいし、人前でモ・ン・キ・ー・になるのは
みっともないと文句が言いたくなるらしい。つまり「モンキーは不自然」
だというわけだ。

〈機能的に優位な体勢〉としてのモンキーやランジは、アレクサンダー・
テクニック以外の世界にもある。案配よく自分をコーディネートして使っ
ている人は、年齢や文化的な背景に関係なく、いつでも、何気なく、モン
キーやランジをしている。健康な子供は、遊んでいる時はモンキーになっ
ている。文明に毒されていない人々、たとえばアボリジニやマサイ族は、
狩りや踊り、日常での動きにモンキーを使う。優秀なスキーヤーやアイ
ス・スケーター、ウィンド・サーファーもモンキーをする。空手の達人も
モンキーやランジをしている。こうした例は、モンキーやランジが、健康
で効率のよい生活のために大きく貢献するものであることを証明している。

　モンキーやランジは本質的に自然で、人間に生来備わったものと言え
る。コーディネートの悪い人にとっては、間違った感覚認識のゆえに、**不
自然に感じられる**かもしれない。モンキーを不自然に感じる生徒でも、ト
レーニングを続けるうちに、素直に、**反射的に**実行できるようになるし、
先入観に邪魔されることもなくなる。

　難しそうに見えるからといって怖じ気づいてはいけない。第13章で検
討するが、アレクサンダーは「複雑さ」と「複合的なもの」とを区別して
いる。ここではただ「ランジは難しくない」と言っておこう。身体の各部
位を複雑にアレンジすることが必要ではあるが、ランジをすること自体
は、まったくシンプルで簡単なことなのだ。

　アレクサンダー・テクニックを真剣に学んでいると、動作や身のこなし
に滑らかさや余裕が生まれる。モンキーとランジを動作に取り入れるのは
簡単だ。1つの動きから他の動きに移行するとき、たとえばモンキーは椅
子に座る準備に、ランジは歩くのに役立つ。座る、立つ、歩く、登る、傾
く、曲げる、スクワットするなど、すべてが、1つの動きから他の動きへ
と続く1つの流れだということだ。

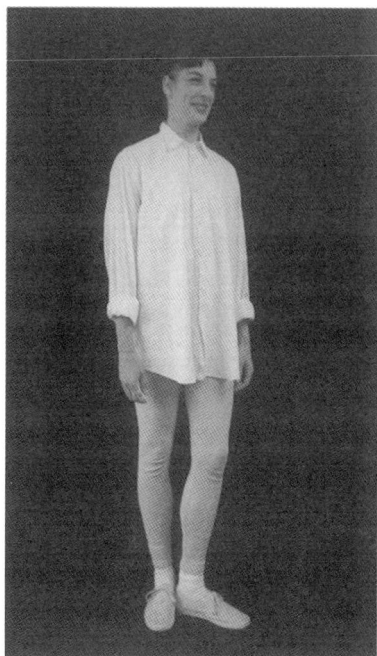

a

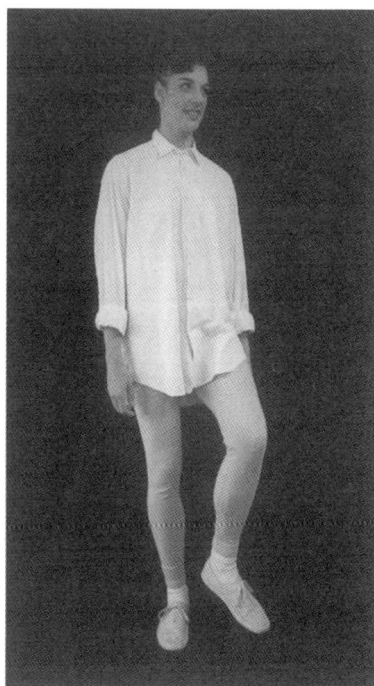

b

図 11　ランジ

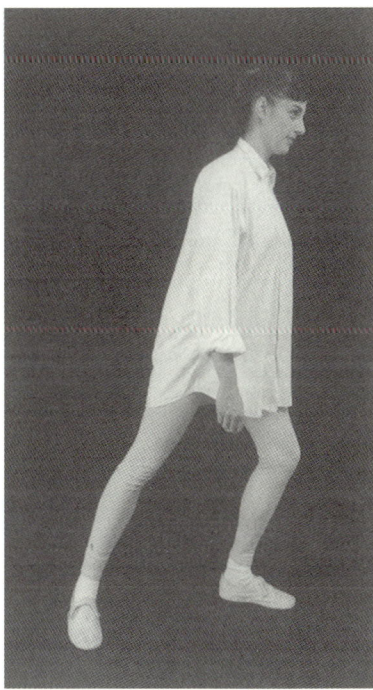

c

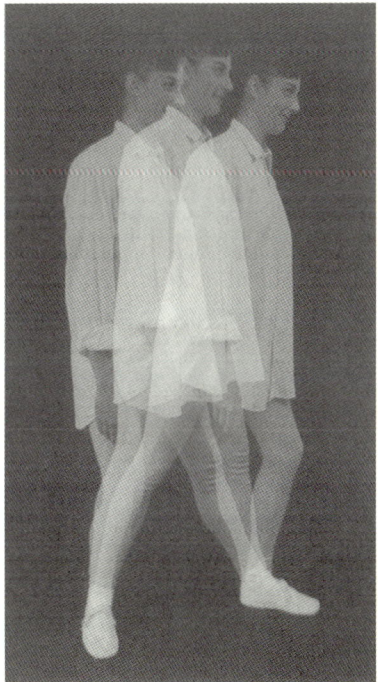

d

ランジを応用する

モンキーと同じようにランジも、幼い子供や、アスリート、演奏家など
が活用している。たとえば500年も前に制作されたブロンズ像（図12）
にもランジの姿を見ることができるし、合気道の達人・山口清吾は、安定
感のあるダイナミックなランジをしている（図13）。

ランジは人為的に生まれたものではなく、生命の論理にかなったものな
のだ。だからすべての文化（地域）で正当なものでありつづけているので
ある。2000年前のローマで、日本で、ニューヨークの摩天楼の屋上で
（図14）。

フェンシングをするヤッシャ・ハイフェッツと作曲家のイシドール・ア
クロンは2人ともしっかりと地に足のついたランジをしていて、前進・
後退の動きは適切で、〈上向き〉方向ですべての動きが行なわれているの
がわかる。ハイフェッツは、ヴァイオリン以外でも卓越した動きをしてい
た。もし彼を超えたいのなら、ランジから始めてはどうだろう。

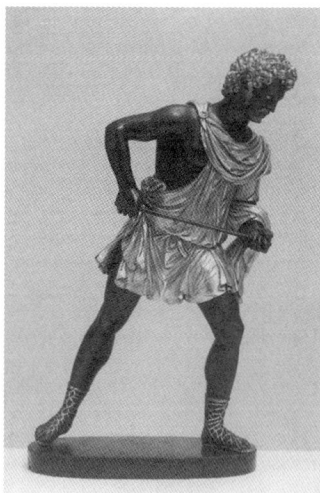

図12　ヤコポ・ボナコルシ
（c.1460-1528）作のブロンズ像

図13　山口清吾とクリスティアン・テシエ

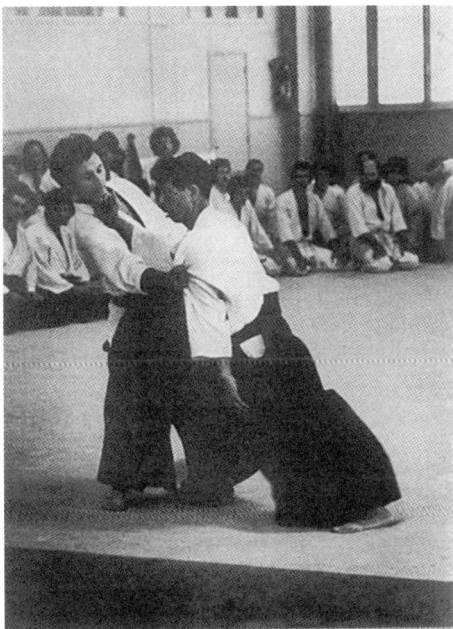

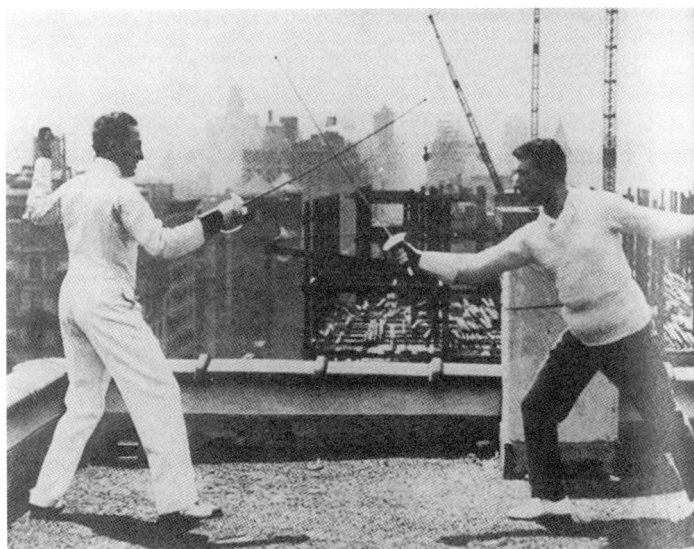

図14　ヤッシャ・ハイフェッツとイシドール・アクロン

立って演奏する演奏家にとっては、両足を近づけた形のランジは、理想的な姿勢と言える。「姿勢」とは、1つの固定したポジションではなく、身体の各部位が柔軟で可能性のある関係性を保った姿だということを忘れないように。〈機能的に優位な体勢〉というアレクサンダーの考え方では、身体はいつでも常に、音楽が必要とすることに瞬間瞬間で応えられる、潜在的な可動性をもったものである。

ここで、フルート演奏のプロが、両足を近づけたランジの応用について語っているのを聞いてみよう。

> 立って演奏するとき、演奏者は左足を前へ出し、両足でうまくバランスを取り、体重の大半は右の尻に移す。この体勢を無理なく保持しなければならない。こうしたことに注意を向けることでとても上品な所作が生まれるが、それは聴衆の目を喜ばせるだけでなく、耳にも心地よい響きを生みだすのである[6]。

この文章は、フルート、オーボエ、リコーダーの奏者へのアドヴァイスとして1700年にオトテール・ル・ロマンが書いたもので、「バランスを取るために、片足はほんの少し前へ出す[7]」という現在の奏法に一致する点が多い。

最近の研究者の考え方と比べると時代遅れに聞こえるかもしれないが、私にはオトテールのアドヴァイスのほうが有効に思える。なぜなら演奏家の所作（態度）との関係に触れているからだ。このような「上品な所作」は現代の演奏家には堅苦しいものかもしれない。つまりランジは「クール」〔カッコいい〕ではないのだ。パトリック・マクドナルドは言っている。「ある生徒がレッスン中に〝古くさく感じる〟と言った。これは身体のコーディネーションが良くなってきたからこそ感じることなので、私は良いコメントだと思う[8]」。

演奏する時に身体が動くのは自然だし必要なものでもある。しかし案配よく身体をコーディネートして使えない演奏家の動きは、効率が悪く無駄

でしかない。音楽が必要とする動きではなく、ただの癖や技能不足であり、「目立ちたい」という欲求からくるものだからだ。

　楽器を弾いたり歌を歌ったりする時に、大げさにでたらめな動きをする演奏家には、自身の動きを認識し改善するためにも、ランジを勧めたい。しっかりとした理論的な裏づけのあるランジは、真に自然に動くための核となるだろう。

　ランジをすると最初は自由に演奏できないかもしれないが、心配することはない。ランジの生み出すさまざまな動きとともに、すべての動作をコーディネートしていくことで、演奏技術とともに表現力も高まり、あなたの演奏は、否応なくやってしまう演奏よりも、ずっと自由になるはずだ。

　ランジは弦楽器奏者の技術の基礎ともなる。このことは（座って演奏する）チェリストよりも、ヴァイオリンやヴィオラ、コントラバスの奏者のほうが理解しやすいだろう。しかしチェリストにとっても、基礎的なコーディネーション能力はランジと深く関わっている。チェロ演奏には前後左右の体重移動という動きがあるからだ。この点は次の章で検討する。

ランジをする、歩く、座る、立つ

　両足を近づけたランジは、何を目的としたものだろうと、気持ちよく、安定した、バランスのとれた体勢である。なぜ気持ちいいと感じるのか、その理由の１つは、いつでも直ちに変容できる体勢だからだろう（良い体勢についてのネイガウスの定義を思い出してほしい。身軽にスピードにのって動き、容易に変化できる体勢のことだ）。ランジからモンキーへ、左足のランジから右足のランジへ、静止したランジから歩行へ、その逆など、ランジを始めるのも、そこから次の動作に移るのも、簡単にできる。つまり、正しい立ちかたがあって、正しい歩きかたが起こるのだ。両足を近づけたランジは、歩くための準備と、ステップのあいだの休息のポーズとして使える。

　ランジをしていると、片足で立っていることに気づく時がある。もう一方の足は軽く持ち上がっていて、身体の前でバランスを取っている。歩くとは、前に進むために、持ち上がっている前足を下ろすということではない。うしろ足のかかとを上へ押し上げることで、全身を前へと傾けて、その時に転ばないように、持ち上げた前足を落とすのである。

　言い換えると、歩いて前に進むために最初に必要なのは、足の動きではなく身体の動きである。ほとんどの人は、足が先導して胴体を運ぼうとする。骨盤を前へ押しだして、背中を反らせて歩こうとするのである。しかし本来は、「頭が胴体を先導していく」。一歩進むごとに下に落ちていくのではなく、上へ抜け出すように歩くべきである。

　ランジは座る準備にもなる。アレクサンダー・テクニークは、「上手く座ったり立ったりする」ことを目指すメソッドではなく、認識可能なすべての状況で自己の使い方を改善するメソッドである。自分を上手く使いこなせる人は、好きなように座ることができる。レッスンで使う動作（座る、立つ、ランジするなど）はそれぞれ違う動作だが、どれも、より良い結果を得るための手段であって、自己の総体を全体的に途切れることなくコーディネートしつづけていくことを目指す。

　以上のポイントを肝に銘じていれば、ランジをしたり座ったりすることは、積極的かつ健康的な体験となっていく。椅子の前の少しだけ離れたところで、両足を近づけたランジをして立ってみよう。「首は自由に、頭は前へ・上へ、背中は長く・広く」──このすべての方向性を順々に考え、考えつづけながら、尻をうしろに送って、膝を曲げていく。膝が十分に曲がったら、あなたはもう椅子に座っているはずだ。立つことは、単純に逆の手順で行なうことができる。

　もし〈上向き思考〉をせずに膝を曲げて座ってしまったら、まず確実に誤用が起きる。結果ではなく手段を考えよう。本を読んで〈上向き〉を学ぶのは、しょせん無理だとあきらめるしかない。

第10章
腕と手

はじめに

　音楽家にとって腕や手の使い方は最重要課題である。誰もがそれは認め
ているが、ピアニスト、弦楽器奏者、指揮者など、皆が上体ばかりに注目
して練習している。演奏に要求される複雑さを考えれば仕方のないことか
もしれないが、他の視点からも身体の使い方を考えないと、上体の動きを
改善しようと努力しても、効果が出ない。

　超一流とされるヴァイオリン教師が、演奏技術についてこんな定義をし
ている。「テクニックとは、精神状態を整え、両手、両腕、指による演奏
に必要なすべての動きを、肉体的に実行する能力である」。

　この定義は非常に偏ったものなのだが、ほとんどの音楽家はこれに同意
してしまうだろう。この定義は、両手・両腕の使い方を、自己の全体との
関係性の中で考えていない（詳しくは第15章で検討するので、今はこう指摘
するにとどめておこう）。この第10章では、腕や手の使い方についてのア
レクサンダーの考え方を検討し、腕・手と自己の全体の関わりを明らかに
していく。そして、音楽家がそれをどのように生かすかを考えていきた
い。

　まず、観察から始めてみよう。間違った感覚認識を理解するには、他人
の演奏を見たほうがわかりやすい。

　友人に肩幅ほどに足を開いて立ってもらう。両腕を身体の前で、肩の高

さまで上げてもらう。肘はまっすぐで、手のひらは下に向ける。彼がごく平均的な身体の使い方をしている人ならば、頭は下がって、肩は首のほうに上がってくるはずだ。脊椎が縮んで背中の上のほうが狭くなり、下のほうが丸くなる。上体はうしろへ下がって、骨盤が前へ突き出てくる。おそらく彼は、息も止めて、視線はぼーっとあらぬほうを見ているだろう。これは、間違った方向づけによる〈集中〉の典型的な症状である。

　間違った自己（セルフ）の使い方は、程度は人それぞれだが、パターン（上に描いたような）は共通している。つまりほとんどの人は、腕を使う時に、頭 - 首 - 背中の正しい使い方を妨げてしまう。指揮者、弦楽器奏者、ピアニスト、トロンボーン奏者など、音楽家が演奏で腕を使う時も、同じである。だから私たちはプライマリー・コントロールを妨げないよう、むしろそれをもっと生かすような方法で、腕を使うようにならなければいけない。

　アレクサンダーはそのために〈椅子の背に両手を置く〉(hands-on-the-back-of-the-chair) という取り組み（プロシージャー）を開発した。実際のレッスンでは、他の取り組み（プロシージャー）も活用して腕と手の使い方を学んでいくが、ここではアレクサンダー自身のオリジナルの取り組み（プロシージャー）を取りあげることにする。これを体得できれば、他のすべての取り組み（プロシージャー）を理解し、実践することができるからだ。アレクサンダーは 2 冊目の著書（*Creative Conscious Control of Individuals*）で〈椅子の背に両手を置く〉を説明しているし、パトリック・マクドナルドも詳しく解説しているので、両者から私たちは学ぶことができる。

　ただ、ここで読者の皆さんにくれぐれも伝えておきたいことは、教師の熟練した手の導きなしで取り組もうとすると、間違った感覚認識ゆえにさまざまな困難にぶつかるだろうということだ。「印刷されたものに気をつけなさい」とアレクサンダーは言った。「書かれている通りに読む必要はない[(2)]」。

10
腕と手

〈椅子の背に両手を置く〉 ....

　この取り組み[プロシージャー]は、立っても座っても、モンキーまたはランジの体勢でもできる。しかし、通常はまず座っている状態で学び始める。このヴァリエーションについては第13章で検討する。

　椅子を2脚用意しよう。種類はなんでもいい。アレクサンダーが書いているように、私たちは自分自身を教育するのであって、家具を教育するわけではないからだ。案配よく自分をコーディネートしている人なら、いかに非人間工学的な椅子であっても、実用的な座りかたを見つけるものである。とはいうものの、使いやすそうな椅子、膝よりも尻が上になるくらいの高さがあって、座面が前やうしろに傾いていない椅子、太ももに食い込むような縁のないものを使うのがよいだろう。

　生徒は、もう1つの椅子の背のほうを自分の前にして座る。椅子の前端寄りに、太ももの上ではなく座骨の上に座るようにする。これは身軽に動ける座りかたである。ネイガウスが「最良の体勢とは、最も容易に、最も速く、変化させることのできる体勢である」と言ったように。椅子に深く座ってしまうと、椅子の前後・左右・上下ともに動きにくくなる。椅子の前に寄るように座れば、背筋から上に伸びていきやすくなるのだ。

　（1）生徒の腕と手に働きかけようとするとき、アレクサンダー・テクニークの教師は、腕や手を動かすことから始め**ない**。その代わり、何よりも優先すべき頭‐首‐背中の関係から始め、全身のコーディネーションを生徒に感じさせるように努力する。教師は、座っている生徒に手で触れて、緊張とリラクゼーション、強さと柔軟性、動と静とのあいだにあるバランスを探す。生徒の背筋は伸びていなければならない。脊椎がしまりなく丸まってしまっていると、股関節が完全に解放されないからだ。脊椎の伸びを失わないでいられれば、胴体は自由に、前後に動くことができる。

頭は脊椎の一番上で、ふらつかずに、自由に動かせなければならない。生徒は、背中を安定させようとして関節を硬くしてしまったり、硬くなった関節を自由にしようとしてかえって背中が崩れてしまったりするので、バランスをとるのは容易ではない。

（２）頭‐首‐背中のコーディネーションがある程度できるようになったら、教師は、生徒の肩への働きかけに進む。平均的な生徒の場合、肩はいかって、両サイドから縮むように寄って硬くなり、前かうしろかへ向いていることが多い。教師は手を使って、生徒の肩に起こっている有害な習慣を 抑 制（インヒビション） する。肩を広く開いて自由にさせながら、逆の習慣・傾向へと導いていき、マスターさせるようにする。常に、頭‐首‐背中との関連を自覚させながら、生徒の肩に働きかけていく。

（３）肩が広く自由になってきたら、教師は、腕へと働きかけを進める。教師は、生徒の腕を交互に動かし、ストレッチをする。そのやり方は教師によっても生徒によっても違うが、最終的な目的は、腕から不必要な力みを取り除き、自由にすることである。もちろんこの働きかけのあいだは常に、首は自由で、背中は力強く、肩はゆるんでいることが認識されていなければならない。腕は、ただ自由になればいいというだけでなくて、肩から離れるように自由でなければいけない（アレクサンダーの教師は、しばしは、身体の一部を動かしたりストレッチしたりする。動けなくなっている手足をストレッチすることでケガを防いだり、逆にリラックスしすぎて、健康な筋肉ならばあるはずの特有の張りを失ってしまうことを防ぐことができる）。

（４）頭‐首‐背中、肩、両腕が、正しい状態になったと判断したら、教師は生徒の両手を椅子の背に乗せる。片腕から順番に、伸ばしながら大きく回し、肘と手首を曲げていく（これについては後ほど詳述）。腕を伸ばすことを続けながら、手と指も伸ばす。手と指を、生徒の目の前にある椅子の背の上まで運ぶ。最後に、生徒自身の意志で、指で椅子の背をつかむように指示する。この行程では、目の前の椅子は二の次で、まずは生徒自身が、脊椎に沿って〈上向き思考〉をしていることが肝心である。教師がどのように進めていくかは、166頁以下の図15と16を参照してほしい。

教師は黙って静かに指導してもいいし、そうでなくてもよい。言葉を使って、その時々の目的にかなう指示をする。これは、この取り組みのねらいをはっきりさせるためである。言葉による指示によって、生徒は、身体の各部位と全体の関係性への注意力が高まり、方向性の序列をはっきり理解する。生徒が将来、1人で実践する時のために、方向性を覚えることにもなる。ただし、言葉はあくまで筋感覚を記憶する助けにすぎず、大切なのは感覚そのものである。

両手・両腕がどのようなポジションを取っているかより、どの方向性をもっているかが重要である。両手のあいだの距離、肘と手首の曲げる角度、肘の高さなどは、生徒が正しい方向性を保っていれば、それにもとづいて探っていくことができるからだ。

指先で椅子をつかむという結果よりも、そこに至るまでの手段（つまり頭、首、背中、肩、腕、肘、手首、手が上手にコーディネートされた関係性を保つこと）のほうが重要である。教師と生徒は、さまざまな方向性には明確な序列があること、そのすべてが1つ1つ確実に実行されることに注意しながら、次々と行程のステップをこなしていくが、この進行は常にスムーズに続いていなければならない。

教師が肩に働きかけている時は、頭や首の方向性を無視しがちである。そうなったら、むしろ肩のことを忘れて、頭と首の方向性を改めて考えたほうがいい。同様に、指で椅子の背をつかんでいると肩を楽にすることを忘れてしまうが、そんな時はもう一度もとに戻って、頭・首・背中の、そして肩・腕・肘・手首のコーディネートをやり直すべきである。

指が椅子に触れることで、全身の動きが停まってしまってはいけない。首は自由に、頭は動きやすく、背骨は伸び伸びとしている。胴体は、前後に、そして円を描くように（大きな円、半円、楕円、時計回りやその逆）、簡単に動くことができる。これはまさに、頭-首-背中の統合を決して失わない、偉大なピアニストの動きそのものである。実際には動いていなくても、胴体の可動性は、潜在的に完全に確保されている。胴体の内側の動きは持続している。胸郭は、呼吸するたびに伸縮している。

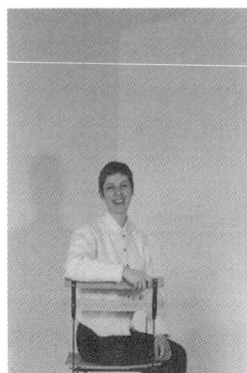
a

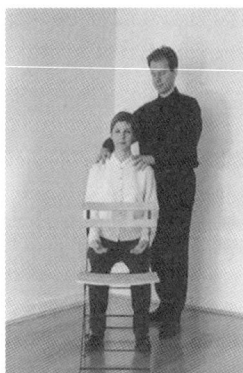
b

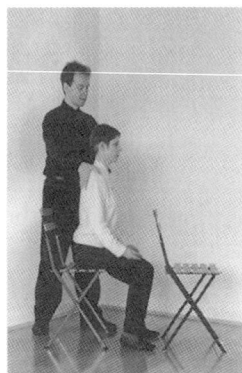
c

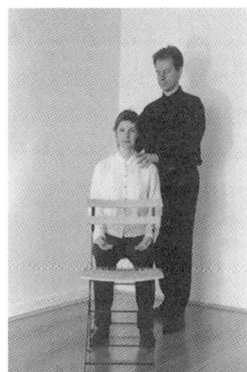
d

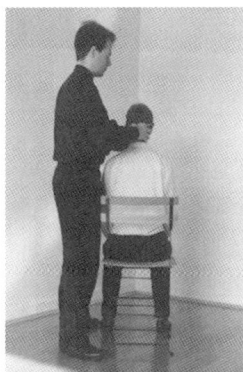
e

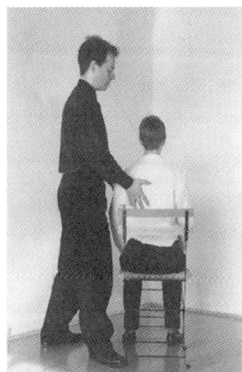
f

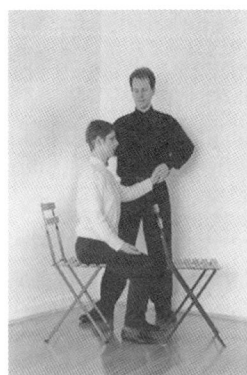
g

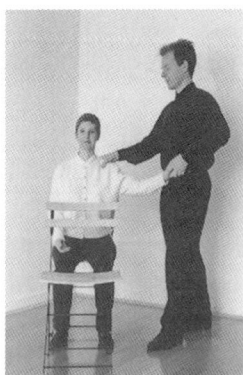
h

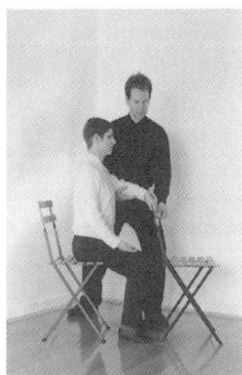
i

図 15〈椅子の背に両手をおく〉 教師と一緒に行なうとき

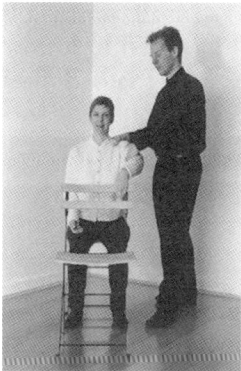

j

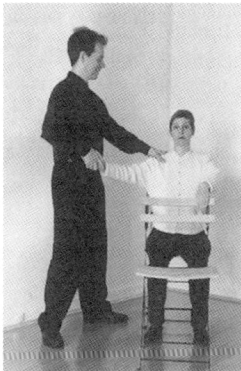

k

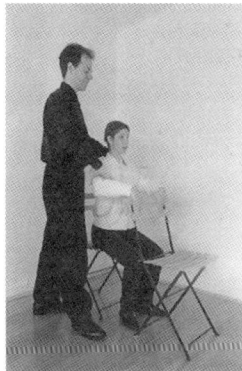

l

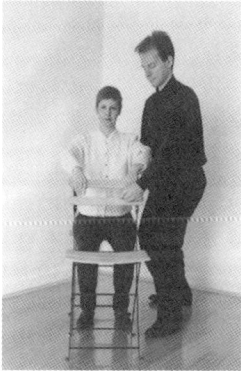

m

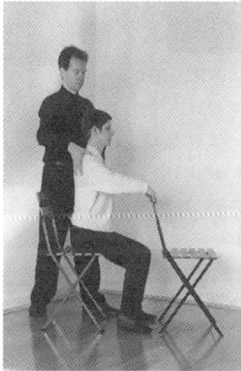

n

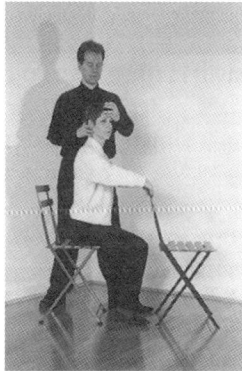

o

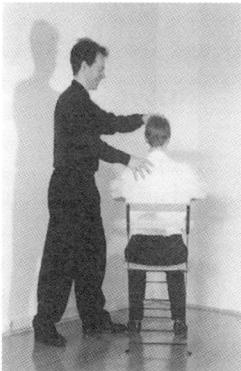

p

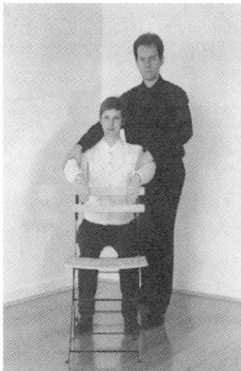

q

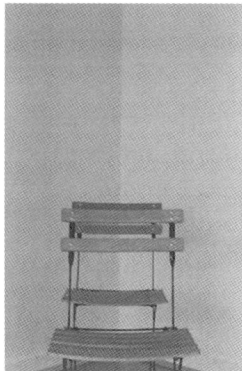

r

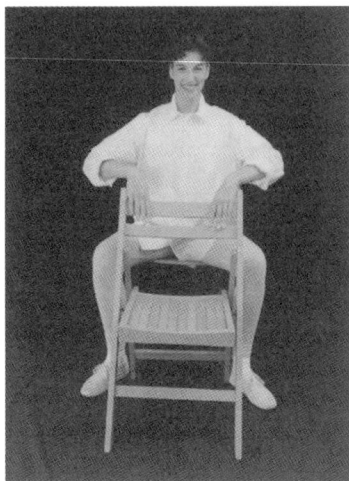

a

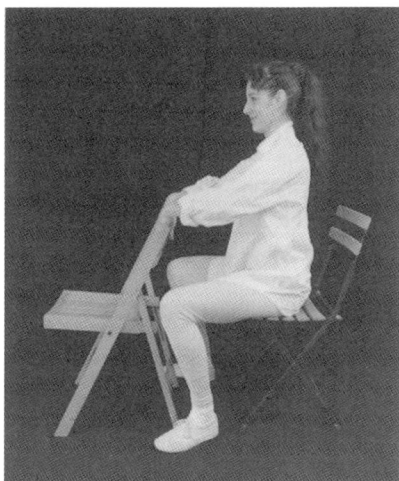

b

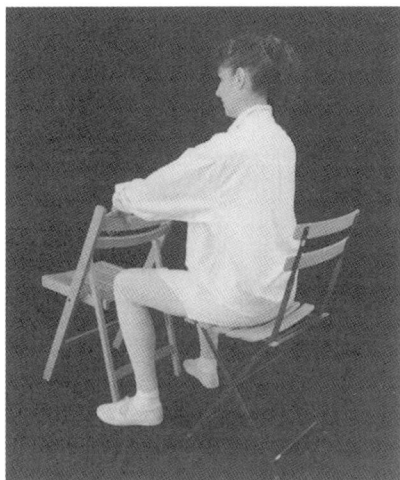

c

図16〈椅子の背に両手をおく〉 1人で行なうとき

腕の使い方を詳しく説明する前に、この取り組み〔プロシージャー〕の特徴を考えておこう。

〈椅子の背に両手を置く〉の効用

（1）多面的な方向性〔ディレクション〕を学ぶことができる

　この取り組み〔プロシージャー〕は両腕のポジションではなく、方向性〔ディレクション〕を教えるものである。私たちが動く時には同時に複数の〔多面的な〕方向づけが必要だが、この取り組み〔プロシージャー〕によって、それぞれの重要性に従って適切に行なう能力を身につけることができる。腕の使い方だけではなく、生活のあらゆる場面で役立つ自己管理を学ぶことができ、あらゆるレベルで自分の考えを実現できるようになる。しかし、「同じ方向性〔ディレクション〕の繰り返しになっていると感じたら、あなたは、アレクサンダーが実践していたようには、実践できていない」（パトリック・マクドナルド[3]）。

（2）正しいことと間違っていることを体験できる

　モンキーやランジと同様、この取り組み〔プロシージャー〕も、最初は上手くいったり、いかなかったりする。初心者は十中八九、自己〔セルフ〕を間違って使っているが、徐々に、さまざまな誤用〔ミスユース〕とその原因のエンド・ゲイニングに気づくようになる。この取り組み〔プロシージャー〕を通じて、まず誤用〔ミスユース〕を改善し、次に誤用〔ミスユース〕を防ぐ練習ができる。感覚認識と抑制〔インヒビション〕を学ぶことは、腕の使い方を直接的に改善しようとするよりもずっと価値がある。

　〈椅子の背に両手を置く〉は誤解を受けやすい点が２つある。

　１つは、生徒が明らかに誤用〔ミスユース〕をしている時で、たとえば首が縮んでいるとか、背中が丸まっている、肩が緊張しているといったことに生徒が自分で気づくようになると、誤用〔ミスユース〕を全面的に受け入れざるを得ないので、自分はだめだと感じてしまうことだ。教師から誤用〔ミスユース〕を指摘されることは、自分のだめさ加減を認めるということになってしまう。

10
腕と手

　もう1つは、生徒が背中と腕を本当に正しく自然に使えるようになったのに、生徒自身は**間違っていると感じる**ということである。生徒は、背中は張ってしまっているし、両腕と両手首は奇妙な感じで曲がり、指も妙に伸びていると感じる。もしかしたら痛みすら感じているかもしれない。こうした現象は、その生徒が両腕の正しい使い方に慣れていないからである。痛みはなくても、腕が自由にならないように感じることもある。これは痛みと同じくらい不快な感覚だ。

　レッスンの目的について、前に引用したアレクサンダーの言葉を思い出してほしい。「あなたは、エクササイズを学ぶためとか、何かを正しく行なうためにここにいるのではありません。自分自身をいつも間違った方向へ向かわせる刺激を理解し、それにどのように対処するかを学ぶためにここにいるのです」。正しく動いているのに、間違っていると感じる生徒は、あてにならない自分自身の感覚と折り合いをつけていかねばならない。

（3）どの程度のレベルの緊張が必要かを正確に感知できるようになる

〈椅子の背に両手を置く〉では、緊張の最適なレベルを感知する方法を効果的に学ぶことができる。あなたは、教師に椅子の背をつかむよう指示されるその時まで、いかなる緊張からも完全に腕を解放するように要求されるだろう。そして、いよいよ椅子をつかむ時には、必要最小限のレベルの緊張を使うことになる。最小限とゼロとの差は、進歩につれて次第にわずかになり、やがてほとんど感じなくなる。これは貴重な能力であり、とても心地よいものでもある。

　牛乳パックを必要以上に力一杯持ちあげてしまった経験はないだろうか？　パックが空だとは思わなかったからなのだが、あなたの考えが間違ってしまい、自己全体の使い方も間違った。その結果、牛乳パックを持ち上げる腕の使い方を間違ってしまったのである（私たちはいつも、こんなふうに自分を使ってしまっていることに気づかずに過ごしている）。

　アレクサンダー的な腕と手の扱いかたは、ほかにも2つの大きな効用がある。1つには、自己全体を上手にコーディネートして使えば、手足の

使い方などは二の次になるということである。もう１つ特に重要なのは、「正しい」とか「間違っている」という考え方のおかしさに気づき、これまで持っていた思いこみ（どのくらいの緊張が必要なのかについて）をなくしてくれるということである。これ以上の効用があるだろうか？

腕の方向性(ディレクション)

プライマリー・コントロールが正しく行なわれていれば、腕の使い方も、おおよそ上手くいっているものだ。しかし、腕や手の使い方を改めてマスターしたいなら、正確で適切な〈方向づけ〉を学ばなければならない。アレクサンダーは、全身のコーディネーションが進歩していくのに合わせて、３段階の腕の使い方を提案している。

全身のコーディネーションが上手くいっていない人は、立っている時に、手のひらは前に向き、肘は身体にくっつくような位置にあり、親指は外へ突き出るような姿勢になっている。標準的な人なら、立っているとき、手のひらは身体の脇に向いており、肘はまっすぐに伸びて外向きになり、親指は前側にある。しかし、身体のコーディネーション能力が高い人の場合は、手のひらはうしろを向き、肘はほんの少し曲がって外側を指して、親指は、身体の脇にあるはずだ。

つまり、全身が上手にコーディネートされた人は、腕は内側にねじられた状態にある（＝**回内している**）。回内（pronation）とは、「手のひらがうしろ向きか下向きになる、手と前腕の回旋（rotation）」のことである（『ウェブスター最新英語辞典第９版』）。その逆が回外（supination）で、この２つは身体全体にも言える。私たちは、うつ伏せの時に回内し、仰向けの時は回外する。

内転（adduction）は、身体の内側に向かっての動きのことであり、外転（abduction）は、身体から離れる動きである。左腕を回内させて、左手首を内転もしくは外転させてみよう。腕を回内し、さらに手首を内転さ

せると、肘は曲がり、胸郭から離れて外側に向くはずだ。そのとき手首は内側へ、そして肘から離れて身体に近づく。このような腕の方向性を、仮に、〈肘は外、手首は内〉と呼ぼう。

　両腕の回内＋両手の内転は、共に、手足の各部位のあいだ、また手足とそれ以外の身体全体とのあいだに、機動力のある状態を生みだす。通常、腕を使うとは回内のことであって、回外は例外的である。

　ここで、ポジションと方向性の違いをはっきりさせておきたい。両腕のポジションは、回内あるいは回外によって変えることができる。しかしその回内・回外の動きの中で、さまざまな方向性を働かせることができる——つまり両腕の中での伸縮、解放、緊張、柔軟性、弾力性、強ばりなどである。回内のほうが（回外よりも）適切な方向性を保持しやすい。これがわかってくると、両腕を回外させて使う時も、〈方向づけ〉をしながら動かすことができるようになる。ヴァイオリニストは左腕を回外させて演奏するが、最初に回内での〈方向づけ〉を学んでいれば、回外の時にも健全な方向性を感じながら演奏できるようになる。

　両腕の回内＋両手の内転では、両肘は、お互いが離れるような方向、つまり外側へ向いていき、両手首は、お互いが近づくほう、つまり内側に向かう。生徒が両手を椅子の背に乗せている写真（168頁）を見れば、この関係性を確認できるだろう。ピアノに向かうアルトゥール・ルービンシュタインの写真を見てほしい（図17・18）。どちらの写真も、頭から身体の下まで、素晴らしい身体の使い方を見ることできる。ルービンシュタインの両腕は、すぐにでも演奏できるよう準備ができている。リラックスしているというよりも、適切な緊張感があるのがわかるだろう。年をとった時のほうが、若い時よりもずっと良い状態に見えないだろうか？　自分をちゃんと使っていれば、はじめから良い使い方をしている人でも、年とともにさらに良くなっていけるという例である。

　パブロ・カザルスとヤーノシュ・シュタルケルの写真（38・39頁）をもう一度見てみよう。2人の音楽家の姿は実に芸術的だ。しかしチェロを扱う2人の両手・両腕の回内の様子は決して特殊なものではなく、誰に

写真 17　19歳のルービンシュタイン
（ベルリンにて）

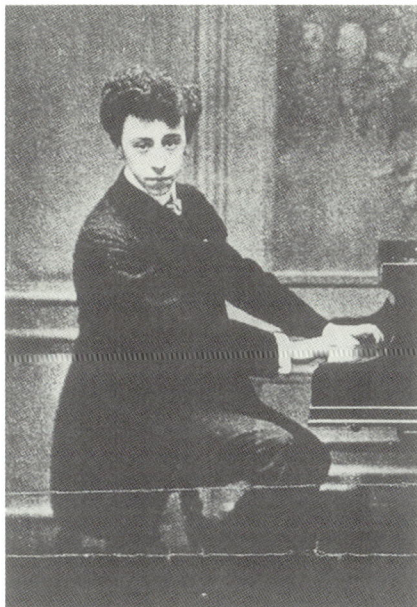

10
腕と手

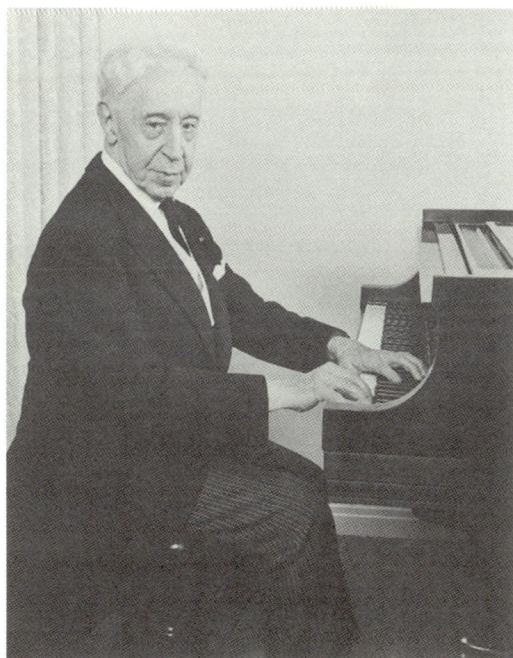

写真 18　75歳のルービ
ンシュタイン
（ニューヨークにて）

でも参考になる。まさに自然で調和のとれた関係性を示しているのがわかる。

　両腕の回外は、動く時にも休む時にも有効である。優れた身体のコーディネーション能力をもつ合気道家の山口清吾（図19）とクリスティアン・テシエ（図20）を見てほしい。テシエが対戦相手に勝利するとき、彼の両腕は回内し、両肘は外側へ、両手首は少し内側へ向いている。一方、山口が相手に立ち向かう時は、両腕は、積極的に使われているにもかかわらず、回外している（彼がテシエに対してランジをしている図13も参照）。

　これらの写真は、いくつかの原則を示している。

（1）両腕を使うよりも、身体全体を使うことが優先されるべきである。
（2）よくコーディネートされた身体は、決して常にそうしているわけではないが、両腕を回内させる傾向がある。
（3）腕を上手く使うとは、腕をリラックスさせることではなく、必要な緊張を持たせることである。

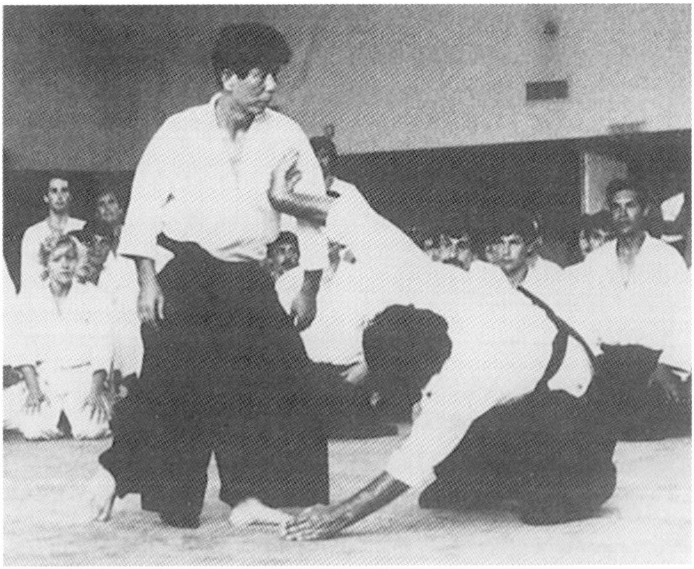

写真19　山口清吾と試合相手　両腕は回外している

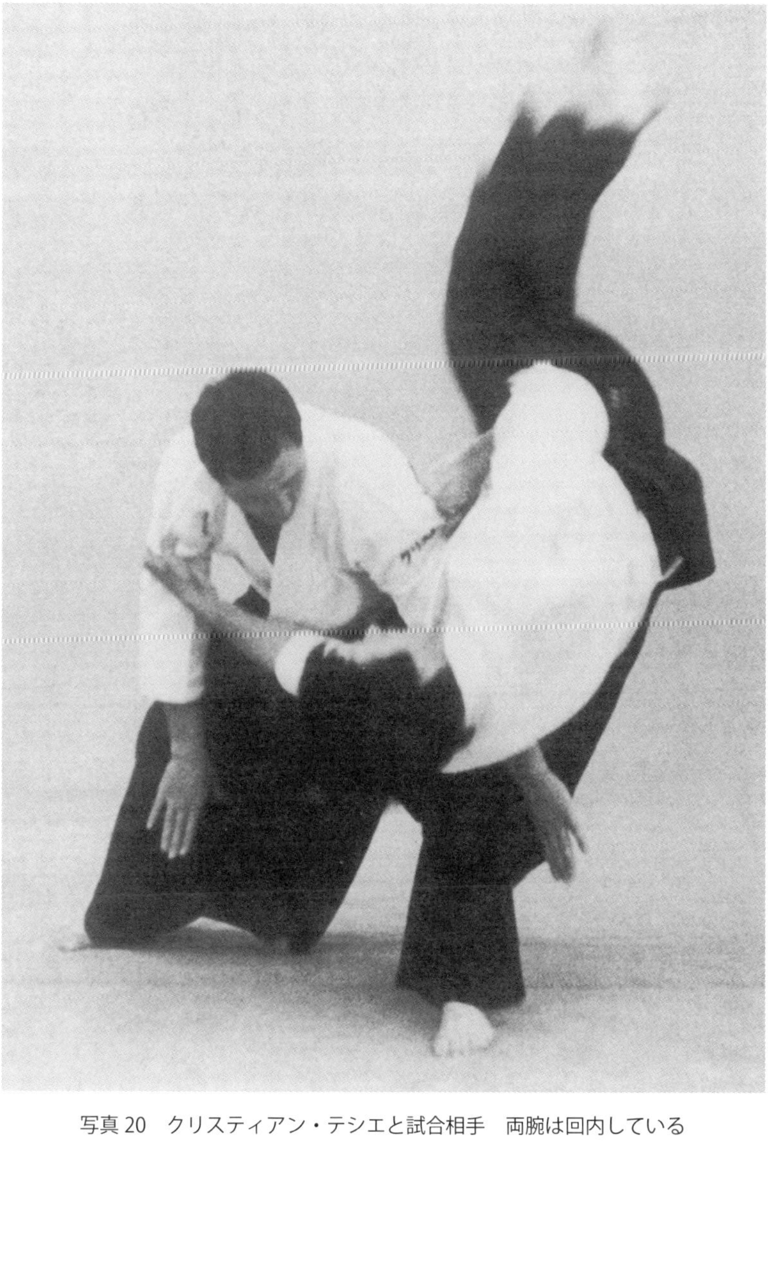

写真 20　クリスティアン・テシエと試合相手　両腕は回内している

この原則が、演奏においてどれだけ有効かを、例をあげて説明しよう。

チェロ演奏の場合。左手は、指板の上で果たすべき役割がある——アーティキュレーション、ヴィブラート、同じポジションでの指と指のあいだの拡張、ポジション移動、左手のピチカートなど。左腕を回内させ、〈肘は外、手首は内〉になると、手は、アーティキュレーションのためのベスト・ポジションを容易に見つけだせるようになる。それぞれの指は、各ポジションにもっと簡単に移っていけるようになる。左腕がスムーズに移動できるようになり、手は新しいポジションに向けて余裕をもって備えられるようになる。ヴィブラートのムラがなくなり、自由にコントロールができるようになる。左手のピチカートでは、指が弦をはじくのに良いポジションをとることができ、腕は、弦から弦へと余裕をもって確実に動くことができるようになる。ウィリアム・プリースは、チェリストの左腕の回内について、次のように言っている。

> 左手の回内のポジションはさまざまな優れた能力を発揮する。腕を回内させると、手の中から肘までの直線ができ、手に神経を集中させることができる。手のエネルギーが自由に、直接に弦に伝わる（つまり表情豊かな音が可能になる）だけでなく、どこを押さえても（そこが自由な伸縮の核となって）完璧なヴィブラートの動きをつくることができる。[5]

さて、チェリストの右腕・右手も、左とはまったく違う機能を持つのだが、回内・内転がやはり効果的である。右肘が外側を向くとき、梃子の原理のように、両足と背中から来る力は、（腕と指先を通して）弓と弦の接点へ伝わりやすくなるのである。これは特に、（一般に難しいとされる）弓先を使った演奏で実感できる。また回内によって、弦から弦へ移動する時の腕の高さの調整も容易になるし、レガートやソステヌートも容易になる。

このことは、「使い方」と「機能」の違いを示すと同時に、その２つの関係性も表している。回内し、同時に身体の外へと方向づけられた腕（肘は外、手首は内）を使うことで、機能にも良い影響がある——ポジション

を移動する、指・腕などを伸ばす、移弦する、体勢を保つといった特定の機能であっても、である。

　機能が違っても使い方はすべて同じなら、チェロ以外の楽器でも同じことが言えるはずである。レオン・グーセンズとエドウィン・ロクスバラは、オーボエの演奏について次のように書いている。

　　良い体勢は、あらゆるテクニックの基本である。両肘で胸郭を締めつけていたり、だらしのない座りかたで腹筋がゆるんでいたら、オーボエ演奏ではこの角度が良いと勧めても意味がない。音をコントロールするには、全身が活発に関わっていなければならない。胴体のどこかの部分が「さぼって」いたら、必要な体勢を保つことはできないのである。たとえば、息を吸う時には、肋骨が十分に拡がるよう、肘は胸郭から離れていなければならない。(6)

　ピアノで言えば、〈肘は外、手首は内〉の最も良い例は、アルトゥール・ルービンシュタインの演奏の映像で見ることができるだろう。『イスラエルでのラスト・リサイタル』という映像(7)では、彼の演奏姿が、横、正面、背面、頭上からなどさまざまなアングルで撮影されている。演奏は素晴らしく、〈肘は外、手首は内〉という関係性をはっきりと見ることができる。

　優れた指揮者で、おそらく現役最高の教師である（ニューヨークのジュリアード音楽院ならびにフィラデルフィアのカーティス音楽院）、オットー＝ヴェルナー・ミュラーによると、指揮者の肘が外に向き、手首が内側を向いている時に、オーケストラは最高の音を出すと言っている。(8)このことは、若き日のレオポルド・ストコフスキーの写真に見事に表れている（図21）。この「腕と手」についての章を、私は、両腕を持ち上げる実験から始めたが、この写真のストコフスキーはまさにその動作をしている。彼の腕の使い方が、いかに頭-首-背中と完璧に調和しているか、よく見ていただきたい。

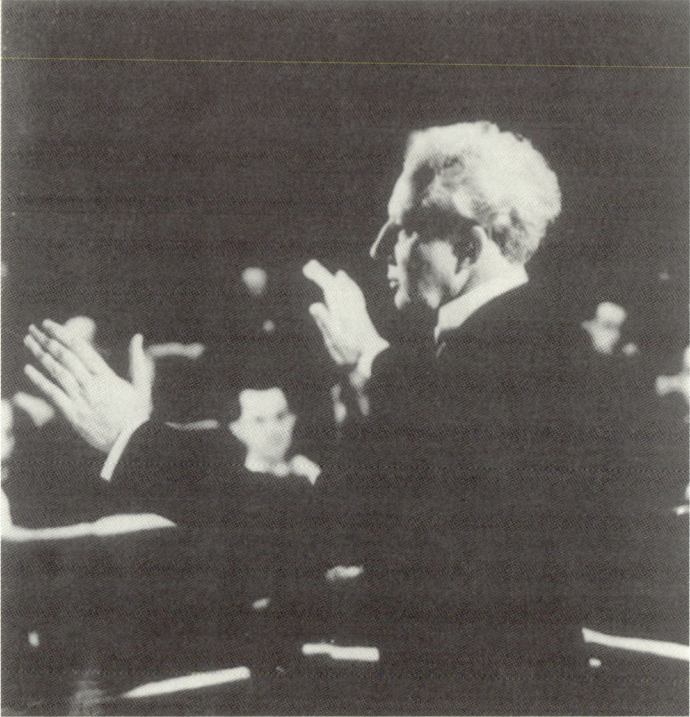

図21　若き日のレオポルド・ストコフスキー

腕の力と強さ ....

　腕の使い方を変えようというとき、「力」と「筋肉の強さ」がネックになる。ほとんどの人が「力」＝「ある種の筋肉の緊張」という先入観をもっているからだ。そういう緊張の感覚が感じられないと「力」と認識できないのである。瓶の蓋を開けるとか、フォルティッシモで鍵盤を叩くとか、チューバを２階まで運びあげるとか、ことさらに努力して腕を動かし、筋肉を使ったという感覚がないと、自分に「力」があると思えない人は多い。

　大きな音を出すとき、ピアニストはたいてい、両肩を上げ、背中を下へ引きさげるようにする。縮こまった腕、手首、手、指で、鍵盤にのしかかるような体勢になる。この様子をアレクサンダーはこんなふうに解説している。「**実際には逆効果なだけの無理な動きで、筋肉はその無理に対して抵抗する。自分自身が引き起こした筋肉の抵抗と戦っているだけなのに、それにはまったく気づかずに、筋肉が〝ものぐさ〟で抵抗しているのだと決めつけて、何かをしなければとあがいている**[9]」。

　このピアニストは自分で緊張を作り、それからその凄まじい緊張と戦っているわけだが、大きな音を出すのに必要な力を使っているだけだと信じこんでいる。実際には、大きな音で演奏する時には筋肉をかなりゆるませることが必要で、小さな音を出す時よりも、むしろ少ない労力で済む。ゲルハルト・マンテルはチェロ演奏と関連させてこう説明している。

　　腕を上へ支える筋肉組織が、弦にかかる圧力を軽減させる。したがって
　　大きな音を出すには、その筋肉組織をゆるめればよい。この法則は簡単
　　に実感できる。弓のフロッグを弦の上に置き、腕を完全にゆるめてみよ
　　う。不必要な圧力が弦にかかるのがわかるだろう。この圧力を減らすた
　　めには、腕を上に支えている筋肉組織を使わねばならない。これだけで

も、"リラクゼーション"という言葉をいかに注意深く使うべきかがわかる。長時間ピアニッシモで練習しなければならない時など（たとえば隣近所が寝静まっているとかで）、大きな音で演奏する時よりも、腕はずっと早くに疲れることだろう。なぜなら筋肉は、弓も含めて腕全体を支えなければならないからだ。⁽¹⁰⁾

これと同じことは、腕を使うのを必要とするすべての状況（ピアノ演奏、指揮など）、そして大きな音量を出すのに腕を使う必要のない状況（歌唱、吹奏楽器の演奏など）にもあてはまる。いつも大きな音で演奏しなさいと言っているわけではない。ただ、音量の豊かな演奏は少ない労力で実現し、自信に裏づけされた自由な感覚をもたらし、演奏に安定感を与える（第18章を参照）。

しかし、この安定感が本当に健全なものであるためには、正しいコーディネーションが行なわれなければならない。音楽演奏に限らず、身体的な力の源となるものは、両腕ではなく背中にある（ただしアスリートのように背筋を鍛える必要はない。第1章で水泳について触れた箇所を思い出してほしい。背中は、よくコーディネートされてさえいれば、ムキムキと盛り上がった筋肉などなくても、十分に力強い働きをするのである）。

シュタルケルは次のように書いている。「本当に"リラックスした"演奏とは、筋肉の緊張が均等に分配された状態を言う。……［身体的な］力は、弓や左手の指を通して、弦との接点に伝わっていく。腕からのその力は背中の筋肉を源としている。両腕を上げるには、上腕ではなく、背中の筋肉が必要である⁽¹¹⁾」。

「力強い背中」と「自由な両腕」とはどんな感じのするものなのか、言葉で説明するのは難しい。「力強い背中」はムキムキと硬い筋肉のことではないし、同じように「自由な腕」も、グニャグニャした生気のない腕ではない。「自由な腕」の筋肉の緊張感は、赤ちゃんや幼い子どもと握手をする時に感じるもので、活き活きしてしっかりしているが、しなやかである。誠実で自信を内に秘めた人の手の感触も同じである。経験豊かで思い

やりのある医師の手の感触は、確かで暖かく、安らぎや元気を与える。すぐに患者をリラックスさせ心を開く。ピアニストのタッチもこうあるべきである。

フェルッチョ・ブゾーニとディヌ・リパッティのものとされる金言がある。「ピアニストは、スパゲティのような腕と、鋼(はがね)の指で演奏しなければならない」。この謎めいた言葉は、アレクサンダーの考え方に通じるものだ。音楽家はしばしば「鋼の肩・肘・手首」で演奏している。しかし、背中を力の源としているなら、両腕は確かにスパゲティのように感じられるはずだ。ブゾーニの演奏について、ワルター・ニーマンはこう言ったという。「ブゾーニの現代的なオクターヴ奏法は信じがたいものだ。すべての音は背中の筋肉によって生み出され、羽のように軽やかだ」(H・シュトゥッケンシュミットによる引用(12))。

アレクサンダー・テクニークを実践しながら腕や手を使っていると、認識力やコーディネーション能力が高まり、滑液嚢炎(かつえきのうえん)、テニス肘、腱炎、手根管症候群(しゅこんかん)といったトラブルがなくなっていく。このような故障は、いろいろな関節や手足の各部分が働く時に、背中に負担をかけてしまったことから起こることが多いのである。

「力強い背中」を使って腕を解放すると、演奏のあらゆる面に影響が表れる。特に、音質の変化は驚くほどだ。ピアノの例をあげよう。アレクサンダー的に背中と両腕を使うと、自由に解放された響き、歌声のように力強く、明るく透明で、限りなく活き活きと鳴り響く音が自然に生まれてくる。ブゾーニが演奏するバッハ、ベートーヴェン、ショパン、リストなどの録音(13)を聴くと、そのあまりにも美しい音に感動しない者はいない。この響きの質は疑いもなく、彼の人間性と音楽性から生まれてきたものだが、彼の背中と腕の働きも見過ごすわけにはいかない。これこそが、アレクサンダー・テクニークの目指す、現実生活での表れなのだ。

すべてのピアニストが、ブゾーニのような音になるべきだと言っているわけではない。音質は常に個人的なものであるべきだ。ブゾーニの音の響きはまさに彼独自のものである。しかし、たとえばギオマール・ノヴァエ

ス、マクダ・タリアフェロ、ディヌ・リパッティ、クララ・ハスキル、ヴ
ラド・ペルルミュテールなどは、ある種の共通した音質をもっている。し
かしグレン・グールドの音質は、彼らとは異なるカテゴリーに属している
（リパッティよりグールドが好きな読者には異論があるかもしれない。しかし、
リズミックに前へ進んでいくグールドの演奏スタイルは、彼が天才であること
を示してはいるが、音質とは関係がない）。

両側性転移と四極性転移

　これまでは主に座った状態での両腕の使い方について検討してきたが、
立ち上がっても、歩いても、方向性は同じである。ただし、覚えておい
てほしいのは、立ったり動いたりしている時の腕のほうが、多くの
方向性を同時に意識しなければならないということだ。**四極性転移**
（quadrilateral transfer）という現象があるので、両腕の良い使い方をした
いのなら、両足を無視することはできない。そして、左腕を使うことは常
に右腕を使うことに影響され、逆もしかりである。これは**両側性転移**
（bilateral transfer）と呼ばれる現象である。こうした現象はまだ部分的に
しか解明されていないものの、科学的な研究が進んでいる。

　　右の人差し指を鍛えると、左の人差し指も強くなるということは、百年
　　以上前にイェール大学の研究者が発見している。「筋肉の発達がなぜ起
　　きるのか、はっきりとはわからないが、交差訓練［四肢のうち1つを特
　　に高度にトレーニングすること］は脊椎を鋭敏にし、従来のトレーニン
　　グより早く強化することができる」とジョゼフ・グリーンスパンは述べ
　　ている」。(14)

　コーディネーションの悪い人は、片手に不具合があるとすると、反対側
の手の使い方にも悪影響が表れる。両側性転移が、身体全体の使い方に悪

影響を及ぼすのである。しかしコーディネーションの良い人の場合は、片手が良い使い方をされて強さを保っていれば、反対側の手にもそれが反映する。そのため両手が調和して使われるようになり、両側性転移が身体全体の良い使い方をいっそう高める働きをする。だから、コーディネーションの良くない人は両側性転移の力を借りて、コーディネーションを良くするようにすればいいのだ。

四極性転移とは、両手・両足のどれを使っても、その他のすべての手・足の使い方に影響を与える現象のことである。たとえば、右足を使うだけでも、左足と両腕のすべての使い方に影響が表れる。

足で拍子を取る悪い習慣があって、演奏の時に足を緊張させている音楽家は多い。クラシックの音楽家はたいてい、不規則に（メトロノームのようにではなく）拍子を取っている。足がパタパタ動いている（タッピングしている）ことも、それが不規則であることも、足を誤用〔ミスユース〕していることにも気づいていない。この足の動きは、**内面のリズム**が正確でないのに、表面だけ取り繕おうとする気持ちの表れだ。タッピングで足を誤用〔ミスユース〕してしまうと、両脚、股関節、胴体など上半身の全体が、誤用〔ミスユース〕をかばうように働き始める（リズムについては第16章を参照）。

ほとんどの音楽家は、上半身と下半身の機能と性質はまったく違うと思っていて、上半身の使い方にばかり意識を集中させている。しかし、両側性転移と同じように、四極性転移もまた、使い方が良くても悪くても起こるのである。両脚・両足の使い方に注意しないと、四極性転移によって、全身の調和のとれた動きができず、調和をわざわざ壊してしまうことにもなる。

人間は確かに二足歩行の動物だが、二足ではなく「直立した四足獣」のようにイメージしてみてはどうだろう。ヴァイオリン演奏、指揮、歌唱など、すべての音楽活動は、四肢全体のコーディネーションを必要とする。だから、〈椅子の背に両手を置く〉や、モンキー、ランジ、座ったところから立つ、その逆の動作などの取り組み〔プロシージャー〕を組み合わせてやってみることは、とても有効なのである（第13章を参照）。

　両手を使うための方向性^{ディレクション}は、歩いていようと車を運転していようと、ヴァイオリンを演奏していようと、基本的には同じである。だから、生活のあらゆる場面で方向性^{ディレクション}を意識して洗練させていくようにすれば、（練習していない時でも）演奏をより良くすることが可能なのである。楽器を演奏したり、オーケストラを指揮したりする前に、正しい方向性^{ディレクション}を身につけることができれば、両腕の準備は万全である。

　歩いている時にも、両手に注意を払ってみよう。四極性転移を認識できれば、毎日何時間も練習するよりずっと効果的に、より良い腕の使い方を身につけることができる。バスに乗るとき、家で寝そべっているときでさえ、両腕の方向性^{ディレクション}は学ぶことができる。レストランで友人と食事をするときに、両腕の方向性^{ディレクション}を意識してみよう。楽しく快適に食事をしながら学ぶことができるのだ。ただし、自意識過剰にならないように気をつけて。友人にあなたがアレクサンダー・テクニークを実践していると悟られないこと。

歌う時の腕の使い方

　歌手と腕の使い方というと、まず、オペラでの演技・動作を思いうかべるかもしれない。しかし、歌手の身体は常に全体が働いているのだから、腕を使うことの少ない歌手でも、腕を上手く使うことなしに自由に歌うのはほぼ不可能だ。良い腕の使い方をすれば、声を含めた自己全体^{セルフ}の使い方を向上させることができるし、またそうあるべきである。

　腕を上手に使うと、**腕が背中を支え、背中が腕を支える**という興味深い現象が起こる（優れたダンサーを見れば一目瞭然である）。〈椅子の背に両手を置く〉は、背中を拡げ、胸郭を自由にする手助けとなるだろう。腕を上手に使うことは、胸腔内の肺活量を大きくし、呼吸の働きを高める。上手く両腕を使うことと、上手く呼吸することは、同じことなのである。上手く腕を使う歌手ほど、上手く歌う。歌手は（もちろん歌手でなくても）、〈椅

子の背に両手を置く〉と〈囁く〝アー〟〉の取り組み（プロシージャー）を組み合わせて行なうとよいだろう（これについては次章で説明する）。

アクシデントによるケガと手

　音楽家は、両手・両腕の状態に神経質なものである。思わぬアクシデントで仕事を失ったり、一生を棒に振るようなことも起こるからである。グランドピアノの蓋を開けたり、スーツケースを持ち上げたり、壁紙をはがしたりといったことは一切やらないという音楽家もいる。筋肉に負担をかけたり、アクシデントにつながることは一切避けようというわけである。もっともなことに聞こえるが、実は、アクシデントを本当に避けているとは言えず、むしろその原因を作っているとさえ言える。

　腕にばかり気をとられていると、身体全体のことを忘れてしまう。結果的にアクシデントの可能性は増すわけである。クラウディオ・アラウは言う。「私は、たとえば鎌を使って草刈りをしたりと両手を危険にさらすようなことをよくしているが、まったく心配はしていない。これはとても重要なことだ──そうでないと、両手の動きに神経質になり過ぎてしまうだろう」。(15)

　刺激があれば、常に違った対応を選択することになる。ケガや痛みを恐れて習慣的に刺激を避けるより、対応のしかたを変えることで、恐れから解放されるほうがよい。

　極端な例を考えてみよう。合気道では、手首をロックして〔手首を決めて〕、対戦相手を動けなくする。相手があなたの手首を決めようと技を仕掛けてくるだけで、全身が緊張するのを感じるだろう。とっさに痛みを避けようとするか、相手を圧倒しようとするからだ。そういう反応がまさに痛みを招き、抵抗すればするほど手首の痛みは増す。しかし、痛みへの恐怖にとらわれず抵抗をしないようにすると、手首を決められた状態は、逆に、腕全体をストレッチしているような心地よさをもたらすのに気づく。

驚くべきエネルギーと暖かさの感覚が、手首から全身へと流れていくのがわかるだろう。優れた合気道家は、素晴らしく柔軟な手首をもっている。一見、危険に見えるような技術を聡明に使いこなすことが、広い意味での健全な状態につながるのである。音楽家もまた、痛みへの恐れを捨てることで、両手、両腕、両手首、指を自由に解放することができる。

　アクシデントに見舞われても、アレクサンダー・テクニークを実践しているなら、アクシデントそれ自体に対するあなたの反応が変わるし、回復も早いはずだ。フランク・ピアス・ジョーンズは、テクニークのレッスンを受けた時の、ある教訓的なエピソードを回想している。

　　外が嵐になっているのに気がついて、私は窓を閉めようと起き上がった。ところが私は、自分が今、田舎のホテルに泊まっていて、窓の具合があまり良くないことを忘れていたのだ。留め金をゆるめたとたん、窓は私の指の上に落ちてきた！　それまでの私だったら、激痛に動揺してしまって、どう対処したらいいかわからなかっただろう。しかしこの時は間違いなく、その朝に受けたレッスンのおかげで、私は、時間的にも意識のうえでも余裕をもつことができた。首から肩、腕、指にかけて電流のように伝わる緊張を、抑 制（インヒビション）することができたのだ。頭と首を中心に、指の周辺にも意識を持ち続けることで抑 制（インヒビション）を保つことができ、そのうちに虚血性の痛みは、背中から指へと流れる血の温もりに変わった。翌朝になると、爪に細く赤い線が走っていた以外は、昨夜のアクシデントを思い出させるものは何も残っていなかった。(16)

　間の抜けた人は不注意な危険を冒しやすい、と改めて言ってみても始まらない。それよりも、間抜けであるのをやめることを考えるべきだろう。アレクサンダー・テクニークをしっかりと学べば、自己（セルフ）の良い使い方が身について、自分自身の内と外で起こるすべてのことに対して、途切れず意識を保つことができるようになる。つまりアクシデントから自分を守る意識を持ちつづけることができるようになるのだ。アクシデントにあいやす

い人とは、コーディネーションの良くないエンド・ゲイナーなのである。
コーディネーションの良い人であれば、アクシデントやケガを恐れる必要
はない。

「演奏には向かない」手? ......

音楽家は、楽器を演奏する時に技術的な困難を感じると、つい、自分の
手や腕の大きさ（長さ）や形が生まれつき良くない（不十分だ）から、と
思ってしまう。「手が小さい」、「指が短すぎる」、「薬指が弱すぎる」、「関
節が柔らかすぎる」などなど。

特定の指が弱いと感じるのは、**相対的な強さ**の感覚からくる。人差し指
は小指よりもずっと強い。だから小指を弱く感じるのである。しかし、あ
る指が他の指より弱いと感じたとしても、たとえばチェロを弾くのに小指
の力の70％と、人差し指の40％の力が必要だとしたら、十分に使える指
がまだまだ他に残っているということである（これはウィリアム・プリース
から学んだ）。序章でも述べたが、身体のデザインが「不十分」だという
考え方は、人間の構造を誤って捉えている発想である。

ゲンリッヒ・ネイガウスはこんなふうに言っている。「人間の手は、解
剖学的に見ると……ピアニストとしては理想的な形をしている。手は、さ
まざまな音色をピアノから引き出すために、豊かな可能性を持つ、知的で
有能なメカニズムを持っている。手のこのメカニズムは、もちろん、鍵盤
の仕組みと完全に調和できた時に生きてくる[17]」。

目の前の問題を手っとりばやく解決しようとして指だけの練習をする人
が多いが、それがトラブルにつながる。ロベルト・シューマンが、薬指を
鍛えようとして指を痛め、ピアニストの道をあきらめたことは、歴史的に
も有名な一例である。けれど現代でも、腱鞘炎になった音楽家に対して、
手首をなんとかしようとするような練習はやめて自己全体の使い方を学ん
だほうがいいとか、腱鞘炎は自己の誤用の表れだということを納得させ

るのはとても難しい。「何もしないこと（ノン・ドゥーイング）、何かをするのをやめること（ノット・オブ・ドゥーイング）。この2つを守ることを前提とするなら、他の予防的な処置をしても差し支えない」とアレクサンダーは言う。[18]

　誠実な音楽家ならば、身体の欠陥のせいにしたりはしない。小さい手、短い指、弱い指は、自分のエンド・ゲイニングな行動に対する、浅はかな言い訳にすぎない。形や大きさに関係なく、総体としての自己（セルフ）の中で調和の取れた使い方をするならば、手は、力やしなやかさ、正確さ、スピードなど、必要なものすべてを兼ね備えている。何かを鍛えて傷つけるようなこともなく、両手・両腕の使い方をマスターさえすれば、音楽家は皆、健全な練習の習慣を身につけられるだろう。これについては第16章でさらに検討しよう。

第11章
囁く〝アー〟

〈囁く〝アー〟〉とは? ⋯⋯⋯⋯⋯⋯⋯⋯⋯⋯⋯⋯⋯⋯⋯⋯⋯⋯⋯⋯⋯⋯⋯⋯⋯⋯⋯⋯

〈囁く〝アー〟〉(ウィスパード・アー whispered 'ah') は、アレクサンダーによって開発された取り組み(プロシージャー)の中でも最も高度なものである。1930年代初頭にアレクサンダー・テクニークの教師養成コースで教えていたジョージ・トレヴェリアンは日記に次のように記した。「座り仕事の多い労働者の健康を保つためには何が本質的に必要かとF. M.(アレクサンダー)にたずねたことがある。彼はためらわずにこう言った。『椅子に座った状態での〈囁く〝アー〟〉だ』と」(1)。

〈囁く〝アー〟〉は、いつでもどこでもできる。寝ころんでいても、座っていても、立っていても、モンキーやランジ、〈椅子の背に両手を置く〉をしている時でも。〈囁く〝アー〟〉は初心者には難しく思えるので、最初は、セミ・スパインの体勢(仰向けに横たわり、膝を立てて、足の裏は床につけておく。この体勢については次章を参照)で行なうとやりやすい。ただしこの体勢が、〈囁きの〝アー〟〉から最も多くを学べる体勢というわけではないことは覚えておいてほしい。

〈囁く〝アー〟〉は、他の取り組み(プロシージャー)と同様に、脊椎に沿って上向きに意識する〈上向き思考〉がないと何の役にも立たないし、有害になることさえある。そして、ぜひ専門家の手助けを得て行なってほしい。そうでないと、すでに今ある緊張に加えて、さらに無駄な緊張を生む危険があるから

である。そのことを念頭において、私が以下で、「上向き思考を」とか「口を開けて」と書いた時は、「先生に、脊椎に沿って上向きに意識を持たせてもらいなさい」、「先生に、口を開けてもらいなさい」というふうに読みとっていただきたい。

（1）正しいと感じることを行動に移したいと思った時は、それを抑制^{インヒビション}するようにしよう。上手くやろう、その状況を自分の意志でコントロールしよう、先生を喜ばそう、などとは思わないこと。脊椎に沿って上向きに意識を保つ。首は自由に、頭は前へ・上へ、背中は長く・広く。これらの方向性^{ディレクション}を、すべてもれなく順々に意識していこう。自身の内・外から、情報が絶え間なくあなたの感覚へ届くように。自分の意識を間違って集中させてしまい、逆に眠らせるようなことがあってはいけない。見て、聴いて、呼吸をしつづけよう。

（2）脊椎に沿って上向きに意識しつづけながら、微笑んだり、しかめっ面をして、上の前歯が見えるようにしよう。といって、上唇を上へ巻き上げたり、額や目の周りの筋肉を強ばらせたりする必要はない。上唇は、顔の他の筋肉とは独立して動くはずだ。そしてもちろん、首からも独立して動くはずである。微笑んだり、しかめっ面をすることで、首が固くなってはいけない。

（3）脊椎に沿った上向き思考を続け、微笑みながら、下あごを前に動かしてみよう。下の前歯を、今の位置（たいていは上の前歯のうしろにある）から少しだけ、上の前歯の前に来るように動かす。初心者には、下あごを前へ動かすことが案外難しい。首を強ばらせずに微笑みながら行なうのは、初めは無理だと感じると思う。唇、舌、あご、首が、それぞれ独立して動くのが難しいのである。生徒によっては、あごを動かす代わりに下唇を動かしてしまい、口がとがってしまう。あごを前に動かす代わりに口が開いてしまう生徒もいる。これは実際、面白い取り組みなので、自分をコントロールできないことにいらだつより、楽しんでしまったほうがいい。

（4）脊椎に沿って上向きに意識しつづけながら、微笑み、下あごを引

かずに口を開く。ここでほとんどの生徒は、頭をうしろへ倒し、首を硬くして、あごをうしろへ引いてしまうので、微笑みがなくなってしまう。口は、下あごから上あごを持ち上げて開くのではなく、上あごから下あごをぶら下げるように開いていくものである。頭をうしろへ倒しても、脊椎を縮める必要はないはずだ。頭を動かさずに口を開くことはできるし、脊椎を縮めずに頭を動かすことはできるはずである。

（5）脊椎に沿って上向きに意識しつづけながら、微笑みを失わないで、下あごを引かずに口を開き、音を立てずに息を吐きながら、母音の〝アー(Ah)〟を囁く。

　ここで、まだ息を吐いてもいないのに息があがってしまう生徒が多い。「正しいことをしようと集中しすぎて」いつもの呼吸を忘れてしまうのである。ところが、〈囁く〝アー〟〉をする前に息が足りなくなることに気づくと、生徒たちは今度は、大事な時のために息を貯めておこうという（カエルみたいな）戦略に出る。〈囁く〝アー〟〉は肺活量のコンテストではなく、総体としての自己（セルフ）をコーディネートするための取り組み（プロジェクト）なのに、他の行動で間違いをカバーしようとするわけである。

〈囁く〝アー〟〉が上手くできれば、息を貯める必要などなくなる。息を吐くために直前になって息を吸うのは無駄でしかない。**〈囁く〝アー〟〉を適度に実行するための息くらいはいつも肺にある**のである。息をコントロールしようと思わなくても、呼吸は完璧にコントロールされているものだ！

　ほかにも間違いをしやすいのは、息を肺からすべてしぼりだそうとすることである。ほとんどの生徒は、背骨を丸め、背中を狭くして、首・両肩・両腕を締めつけ、胸郭を無理やり収縮させようとする。しかし〈囁く〝アー〟〉は、力んで息をしぼりださなくても、徐々に自然にできるようになるし、大きくも、速くも、自由自在にできるようになる。

（6）息を吐いたあと、脊椎に沿って上向きに意識を保つことを忘れずに、そして歯を食いしばるようにあごを強く引き上げたりぜずに、口を閉じる。上唇はリラックスして、息を鼻から吸いもどす。これで〈囁く〝ア

ー″〉の一連の動きが完了である。

　この一連の動きは、目的や能力や必要に応じて、2秒で行なうこともできるし、2分かけてもかまわない。アレクサンダー・テクニークのすべての取り組み（プロシージャー）にあてはまることだが、途中のステップはそれ自体で完結しているので、次のステップに行く前に、それぞれのステップを独立したものとして練習できる。時間は、好きなだけかけてかまわないのだ。たとえば、「顔の表情の変化」と「あごの前への動き」を同時にする前に、「顔の表情の変化」だけを何度かやってみるとか、〝アー″と囁く前に、口を何度か開けたり閉じたりしてみるなど。

〈囁く〝アー″〉のヴァリエーション

〈囁く〝アー″〉には、たくさんのヴァリエーションがある。教師によっては、新たな緊張を避けるために、微笑んだり、しかめっ面をしたり、あごを動かしたりすることをさせない人もいる。しかし、たとえばヴァイオリンやヴィオラの奏者は、引っ込んだあごに苦しんでいる人が多いので、必要に応じて、あごを前に出させるようにするほうが良い。あごの完璧な可動性は、人間に自然に備わった能力なのだから、凍りついて固まってしまったようなあごをそのままにしていても能力は戻ってこない。
〈囁く〝アー″〉はどんなヴァリエーションでも有効だが、コーディネーションが上手くいっている生徒ならば、最も難しいものを含めすべてのヴァリエーションをこなすことができるだろう。〝アー″自体にもいろいろな変化をつけることができる。声門を一瞬閉じて、優しいアタックを感じて始めると、息の流れを簡単にコントロールすることができる。そういうことをしないことで、喉をもっと開放する方法もある。
〈囁く〝アー″〉がどんな音かを説明するのは難しい。はっきりしていることは、喉は開放されていて、舌はリラックスしていなければならないこ

と。たばこを吸う人がよく出すような、咳払いのような何かが絡んだような音やヒーッという音、ゴロゴロやガラガラといった無駄な音や、無理やり息を吐くような音は、一切立てないようにすること。

だからといって、〝アー〟は完全に音のしないものというわけでもない。息の使われかたは、最終的には母音の質に左右される。１つの長い音を、あなたの音域の最高音で、a:（アー）の発音で歌ってみよう。今度は、同じ音を ay（アイ）と発音して歌ってみよう。優秀な歌い手は別として、２番目の母音を長く伸ばすほうが難しい。一般的に、a: は ay より簡単に歌うことができる。母音によって簡単に歌えるものと歌えないものがあって、**理想的な**〝アー〟は、**平均的な**〝アー〟より保ちやすい。だから、理想的な〈囁く〝アー〟〉のようが、平均的な〈囁く〝アー〟〉よりも簡単なはずだ。

私の好きなヴァリエーションとして、次の息を吸う直前、つまり今吐いている息の最後に、何か１つのフレーズを言うというのがある。初心者は、これにいろいろな反応をする。「なんて言えばいいのかわからない！」とパニックになることも多く、息は止まり、首や手足は硬直してしまう。そういう人はこの課題の目的を勘違いしている。これは即興能力のテストではなくて、単に、最後に何も言えないほど肺から無理やり息を吐きだすようなことのないようにしているだけである（私たちは誰でも、日常生活の中で、簡単に即興的に対応しているはずだ）。「開けゴマ！」でも「ミルクチョコレート」でも何でもよいと言っても、自由に発想するチャンスを逃して、自己全体を誤用してしまう。エンド・ゲイニングゆえのがんばりすぎである。

こういうとき生徒は、フレーズを言う前に、そばにいる人に聞こえるほどの雑音を立てて息を吸ってしまう。たったワン・フレーズを言うだけなのに、息を吸っていることにも雑音をさせていることにも気がつかないくらい、成果を得ることに躍起になっているのである。しかし生徒はやがて、自分が体得しようとしているのは**ミーンズ・ウェアバイ**なのだと理解するようになる。

〈囁く〝アー″〉が上手くできると、いつでも簡単に、かなり長いフレーズも話すことができるようになる。逆に、これができるかできないかが、〈囁く〝アー″〉が体得できたかどうかの目安になる。外国語で話したり、ひと息の中で〈囁く〝アー″〉と話すことを交互に行なうといった難しいヴァリエーションに挑戦するのも面白い。

〈囁く〝アー″〉は、感情や個人の成長の問題に発展することもある。生徒たちは〈囁く〝アー″〉を実践する中で、自分の内に隠れている恐れ、パニック、ためらい、疑い、過剰な情熱、不快感、楽しみ、興奮など、多くの反応に向き合わなければならなくなる。**「身体のメカニズム」**と**「精神状態」は切り離すことができない**ことを体験するのである。〈囁く〝アー″〉を実践していく中で、恐れに対する反応を、もっと冷静で客観的なものへと変えていくことができる。その時、その人は、すでにそれまでとは違う人間になっているのだ。

　私は以前、オーディションの前になると極度に緊張してしまうと訴えるトランペット奏者を教えていた。彼は神経質で、自分の考えに固執し、興奮しやすかった。日常の会話でさえ、落ち着きがなく、動揺しているような話しかたで、1つの文章を話し終えることもできなかった。彼と一緒に〈囁く〝アー″〉を楽しみながらやっていく中で、息を吐く最後のところで、ヘブライ語で何か話してみたらと提案してみた。彼がかつてイスラエルに住んでいたことを知っていたからだ。ところが彼はそれを聞くと非常に動揺して、まるで泡をくったように訳のわからないことを口にして、頭の上からつま先まで、存在すべてが頼りなげな状態になってしまった。彼はオーディションの前の不安を取り除こうと必死だったのだが、演奏という専門的な部分での困難と、彼のふだんの話しかたには深い関係があるということを理解することができなかった。残念なことに、彼は〈囁く〝アー″〉の原則を身につけることもなく、レッスンに来なくなってしまった。

〈囁く "アー"〉の効用 ⋯⋯⋯⋯⋯⋯⋯⋯⋯⋯⋯⋯⋯⋯⋯⋯⋯⋯⋯⋯⋯⋯⋯⋯⋯⋯⋯⋯

（1）感情への働きかけ

〈囁く "アー"〉は、アレクサンダー・テクニークの取り組み(プロシージャー)の中で最も生徒を混乱させるもので、拒絶する生徒すらいる。「歯並びが良くないので」とか「母によく微笑むようにと言われるのが嫌だったから」という言い訳をしたり、ただ単に「できない」と言い張る生徒もいる。前に指摘したとおり、〈囁く "アー"〉は、身体と精神は絶対に分けて扱えないことをはっきりさせる。これが〈囁く "アー"〉の最大の効用で、そのおかげで、根拠のない恐れや弱さから解放される。

テクニークの教師は、「あなたのお母さんのことを話してみて」といったアプローチをする心理学者ではないし、そうあってはならない。〈囁く "アー"〉が上手くできない生徒には、エンド・ゲイニングが自己の誤用(セルフ・ミスユース)を招くことを話し、それを解決するためには 抑 制(インヒビション) と 方向性(ディレクション) が必要であることを説明する。このように、生徒の不安に対して、直接にではなく**間接的に**アプローチするのである。

（2）呼吸への働きかけ

第8章で「深呼吸」の間違いについて指摘したところをもう一度読んでほしい。友人に深呼吸するように頼んでみよう。息を吸うとき、友人の背中は反り返り、両肩と胸が上がり、頭がうしろへ倒れるだろう。息を吐く時は、胸と両肩が下へ落ちて、頭がガクンと下がって胴体は崩れ落ちるような姿になる。つまり呼吸のたびに、まるでアコーディオンのように、自分自身を折りたたんだり伸ばしたりしているわけである（前にも書いたように、「深呼吸」の間違いは、結局、普通の呼吸ができていないということで、それが大げさになっているだけだということがわかる）。

アレクサンダー・テクニークの教師は、生徒の背骨に沿って手をあてながら、生徒を上向きへと導く。すると生徒は、呼気の時も吸気の時も〈上向き思考〉を保つことができるので、アコーディオンのような状態はなくなる。生徒と教師は、生徒の総体としての使い方に取り組んでいるのであって、呼吸に関するある症状だとか、原因を1つだけ取りだして働きかけているわけではない。喘息などの呼吸障害は、総体的な自己の誤用によって起こる症状であり、症状を抑えようとするよりも、問題の根本原因に焦点を合わせる〈囁く〝アー″〉によって問題を解消することができるだろう。

（3）顔の緊張への働きかけ

〈囁く〝アー″〉を実践すると、あご、顔の筋肉、首、肩の緊張がほぐれるので、頭痛（偏頭痛）や、無意識に歯を食いしばってしまうといった不快な症状をなくすことができる。〈囁く〝アー″〉は、副鼻腔をすっきりと開き、顔の筋肉の緊張に変化をもたらす。顔が緊張しがちな生徒は、それにすぐ気がつくようになり、緊張を抑制できるようになる。逆に、顔の筋肉の緊張が足りない生徒は、表情の改善を自覚することができる。顔の血行も良くなるため、肌のコンディションも変わってくる。

（4）側頭・下顎症候群〔顎関節症など〕への働きかけ

歯や頭蓋骨に関わる障害の多くは、あごとこめかみの連結の不具合が原因だと指摘する歯列矯正医もいる。歯科医は、この不具合から生じる症状を側頭・下顎症候群と呼ぶ。私はロンドンで、側頭・下顎症候群を専門とする歯科医を教えたことがある。彼は、あごとこめかみに対する〈囁く〝アー″〉の効用に驚き、診察室で試みているのと同じ効果を、ずっと効率よく、しかも優雅に達成できると言っていた。

〈囁く〝アー″〉は、機械的・強制的な技術を必要としない。むしろ、**あごを自由にさせる**手伝いをする。パトリック・マクドナルドの言葉を借りれば、この「させる」というところがポイントである。

〈囁く "アー"〉を応用する ···

（1）スピーチ

　ここで簡単な実験を1つ。「ペギー・バブコック（Peggy Babcock）」という名前を言ってみよう。最初は、素早く、連続して何回か言ってみる。ごく普通のコーディネーション能力の持ち主だと、不可能ではないにしろ、この2つの簡単な言葉だけでも難しく感じるだろう。はっきり言おうとすればするほど難しくなるし、誤用^{ミスユース}もしやすくなる。この実験を友人とやってみよう。頭、首、眉毛、額、両肩、両腕がどうなるか、お互いによく観察してみよう。

　話すには、唇、下、あごの動きをコーディネートする能力が必要である。頭と首は動く必要がない。〈囁く "アー"〉は、スピーチのための良い準備ともなる。唇、舌、あごをコーディネートすることで話しかたが改善され、発音も明瞭になる。だから、〈囁く "アー"〉は、吃音（どもり）などの治療にも役立ってきた（アレクサンダーは著書『自己の使い方^{セルフ}』で吃音の事例をあげている。『自己の意識的コントロール^{セルフ}』にも言及がある）。どもりは、自己の総体的な誤用^{セルフ}^{ミスユース}から起こる。〈囁く "アー"〉は障害を克服する試みの1つに過ぎないが、とても貴重な取り組み^{プロシージャー}である。

（2）歌唱

　歌手や話すことを専門とする人たちにとっては、〈囁く "アー"〉は特に唇、舌、あごを自由にするのに役立つ。口を開く時に、首・あごが硬くならず、頭〜脊椎が縮むようなことがなければ、発音も、音の質も、レガートなども、すべてが驚くほど改善するだろう。

11

囁く "アー"

（3）木管・金管楽器のテクニック

楽器演奏のテクニックは、唇・舌・あごがそれぞれ独立し、かつ協調して働けるかどうかにかかっている。楽器によって必要性の度合いは違うものの、唇・舌・あごの完璧なコーディネーションがあれば、どんな楽器でも良い作用をもたらすはずだ。

オーボエ奏者の舌の役割を考えてみよう。「良い発音（アーティキュレーション）のためには、舌は、口の底〔一番下の部分〕で完全にゆるんでいることが必要である。そのとき舌先はリードの下にあって、巻き入れた下唇に触れている。舌が軽快に働けば、緊張や硬さを避けることができ、繊細なコントロールを実感できる[2]」。

トロンボーン奏者の唇・舌・あごの役割も考えてみよう。「下唇を突きだすようにして、あご先を前へ振りだしてから下へ降ろす。そしてアンブシュールを作っている唇の筋肉がリラックスさせると、低音域への移動はとても楽になる[3]」。

唇・舌・あごの相互作用は、フルート演奏にもあてはまる。

> タファネル＆ゴーベール〔の教則本〕では、息の流れをコントロールするには、あごを使ってはいけないとされている。それには２つのもっともな理由がある。あごを使うと、顔の筋肉と喉が緊張し、唇の柔軟性が保てなくなるからだ。実際には、多くの著名なフルート奏者（特にマルセル・モイーズ）が、唇の動きを補助するためにあごを上手に使っている。ただし覚えておいてほしいのは、あごは単なる補助的な道具であって、アンブシュールのコントロールの代わりにはならないということだ。……モイーズは、唇よりむしろ下あごを使うことを提案しているが、それは、多彩な音色とヴィブラートを実現するためにも唇は自由にしていたほうがいい、と考えているからだ。
>
> あごが締まって引いた状態だと、息はアンブシュールの穴から下に向けて流れる。こうするとピッチを下げることができるし、低音域では効果

的である。逆にあごを前に出すと、ピッチは上がり、高音をより簡単に作りだすことができる。というわけで、モイーズは、柔らかいパッセージではあごを少し緊張させ、強く大きな音を出すにはあごをゆるめることを提案している。柔らかな音では唇を少しきつく締め、ƒ（フォルテ）の時にはゆるめるのと同じだ。⁽⁴⁾

　しかし、教師によっては、これとはまったく違うテクニックを勧めることもありうる。本当に自由自在なテクニックとは、唇・舌・あご・喉の「正しい」関係を身につけることではなくて、さまざまな教師が勧めるさまざまなテクニックをすべて無理なくこなせることである。〈囁く〝アー〟〉を学ぶことで、あごの完全な独立を獲得したフルート奏者なら、顔を強ばらせたり、首や喉を締めつけたりしないで、あごを自由に動かすことができる。そのうえで、**もしそうしたいのであれば**、あごを使って息の流れをコントロールできるようになる。
　〈囁く　〝アー〟〉は、自己（セルフ）の全体をコーディネートする。そして、何か正しいことをする前に、間違っていることをやめさせる。〈囁く　〝アー〟〉を習得すれば、管楽器奏者のための伝統的なエクササイズ（唇・舌・あごのための）も、より効果的に学ぶことができるだろう。

（４）その他の楽器のテクニック

　弦楽器やピアノのように、声や顔のメカニズムが演奏に関係しない音楽家の場合、自分には〈囁く　〝アー〟〉は直接のメリットがないと思うかもしれない。しかし、あごを締めつけた状態では、肩や腕を自由にすることはできない。あごを自由にすることは、肩・腕・手の使い方にも必ず何らかの効果をもたらし、演奏全体に影響がおよぶことにもなる。多くの世界記録保持者を育てた偉大なランニング・コーチ、バド・ウィンターは、短距離走者に試しに走らせる時のことをこう語る。「どんな走者でも調子が良ければ30ヤードを３秒で走る。しかし私たちは、走ったあとに徹底的に話し合う。そして再度走る時には、両手とあごの力を抜くのを忘れな

11
囁く　〝アー〟

いようにと指示する。すると、およそ10〜20％くらいはタイムを縮めることができるのだ[5]」。あごの力を抜くことは、パッセージを弾くピアニスト、左手をシフトさせるチェリストや、滑らかに拍を刻んで、強弱のニュアンスを表現する指揮者などの助けにもなるはずだ。

（5）演奏前の緊張をほぐす

〈囁く "アー"〉はコンサート前の緊張をコントロールするのにも役立つ。〈囁く "アー"〉は、総合的なコーディネーションのための取り組み（プロシージャー）である。最初に〈上向き思考〉をして、次に顔のメカニズムを使う。この2つの組み合わせが、間接的にあなたの呼吸に良い効果をおよぼす。この2つを忘れないで〈囁く "アー"〉を上手に続けることができれば、平常通りの呼吸と心拍を保つことができ、精神的な緊張感からも解放されるだろう。

　緊張とはすなわち、自己（セルフ）の誤用（ミスユース）から来る1つの症状なのである。〈囁く "アー"〉は、その誤用（ミスユース）を抑制（インヒビション）するので、症状を解消する手助けとなる。これについては第23章で再度検討しよう。

第12章

テーブル・ワーク

テーブル・ワークとは

〈テーブル・ワーク〉(table work) はアレクサンダー・テクニークの中でも特筆すべき取り組み（プロシージャー）で、ほとんどの教師がレッスンで活用している。まず最初にテーブル・ワークに取り組む教師もいれば、もっと控えめな場合もあるが、まったく取り入れないのは稀である。

台〔＝テーブル〕を使って行なわれるテーブル・ワークは、他の取り組み（プロシージャー）と同じように、間違った方向へ向かわせる刺激に気づき、それにどう対処するかを学ぶことを目的としている。たとえばモンキーでは、バランス、動き、ポジション、緊張、リラクゼーション、そして方向性（ディレクション）について、これまでの考え方を改めるよう求められる。テーブル・ワークにはこういった要素がすべて、序列を保った形で含まれていて、それを実地に体験できる。この取り組み（プロシージャー）を通して、どんな場所でも、どう動くかとかどのような姿勢をとるかといったことよりも、方向性（ディレクション）こそ最も重要なのだということを学ぶのである。

教師と一緒にテーブル・ワークに取り組むとき（これをテーブル・ターンと呼ぶ）、目標となるのは、身体の各部位が全体とのつながりの中でどのように解放され、方向づけられているのかを明確にすることである。教師は、あなたの身体のいろいろな部位に、次々に働きかける。あなたは教師に触れられるたびに、どう反応するか選択を迫られる。習慣的な反応で

は、どこに触れられても、あなたは身体をいつものように縮めてしまう。しかし身体の自然に即した反応なら、他の部位を萎縮させたり緊張させたりしないで、触れられた部位は解放されるはずだ。どちらの反応も、単に身体だけの反応ではなく、自己（セルフ）の総体が協調して働いている状態である。第1の反応には、不安、焦り、ためらい、不器用さが含まれ、第2の反応には自由、落ち着き、解放、コントロールが含まれている。第1から第2の反応へと変わることができたとき、テーブル・ワークで大切な何かを学んだということになる。

　このようにテーブル・ワークは素晴らしい取り組み（プロシージャー）なのだが、それが仇になることもある。ほとんどの生徒は、テーブル・ワークをするととても心が安まり、リラックスできると言う。アレクサンダー・テクニークのレッスンでテーブル・ワークが最高の瞬間であって、熟練した教師にテーブル・ワークを受けた時は、本当に**気持ちがいい**のである。しかしこのテクニークの目的は、あなたを気持ちよくすることではない。このテクニークは、知っている誤りから知らない正しさへの橋渡しをするものなので、時には、まったく気持ちがよくないこともあるのである。テーブル・ワークは、ちょっとクセになるような気持ちよさがあり、元気の湧いてくる体験なので、本来の目的を忘れてしまう。そもそもテーブル・ワークが解決しようとしていた問題と同じ問題に行き着いてしまうのだ。

　アレクサンダー自身はテーブル・ワークを単に「寝っころがりながらの働きかけ」（lying down work）と呼んで、あまり重きを置いていなかった。テーブル・ワークはアシスタントの教師に任せて、彼自身はもっとアクティヴな状況でテクニークを探求することに力を注いだ。このことはF. M. 流の警告だったのだろうが、今やテーブル・ワークはアレクサンダー・テクニークのレッスンに欠かせないものとなった。教師は、テーブル・ワークをレッスンの始めでも終わりでも、いつ取り入れてもかまわないし、どのくらいの時間をかけるかも自由である。テーブル・ワークは元来とてもパワフルで刺激的なので、知性と節度をもって行なえば、本当の意味で自己（セルフ）を上手く使うことに役立つはずである。この体験こそが、真に

気持ちのよいものなのだ！

セミ・スパインの体勢

　教師の指導でテーブル・ワークを受ける時も、1人でテーブル・ワークに取り組む時も、〈セミ・スパイン〉(semi-supine) と呼ばれる体勢になる。セミ・スパインとは、仰向けになって横たわり、両脚は、膝を立てて足の裏をテーブル〔台〕または床につけている体勢である。このとき両足は、胴体〔尻〕に近すぎず、遠すぎずという所で、肩幅くらいに離して安定させる。頭を支えるために、本を1冊か2冊重ねて頭の下に置く。両腕は手の平を下に、肘を胸郭〔身体の脇〕から離して外向きにして、台に置く。そうしてから、両手を胴体〔腹〕に乗せてみることもできる。

　習慣的な間違った使い方をしている身体は、脊椎の自然なカーブが不自然に強調されていることが多いので、横になった時には腰のあたりが居心地の悪い感じでカーブしている。あなたが仰向けに横たわってすぐ、教師は、脊椎に沿って適度に背中を伸ばしていくだろう。背中のストレッチは大切で、教師の手を借りれば難しくない。あなたが1人でテーブル・ワークをする時に、自分自身で背中を伸ばす方法もあって、これは最初の数回のレッスンで教師が教えてくれるはずだ。

　セミ・スパインの体勢には、両手を胴体の脇のどのあたりに置くか、両足の間隔をどのくらい離し、胴体からどのくらいの位置に置くかなど、いろいろなヴァリエーションが考えられる。頭の下に置く本の高さは、背中の上部と首のつながりの状態、横たわっている台の表面の状態（硬い・柔らかい）、あなたの総体的なコーディネーションの善し悪しによって違ってくる（教師は、あなたの背中の長さ・広さの変化に応じて本の高さを変える）。頭の支えが低すぎる場合は、後頭部が下に落ち、首のカーブがきつくなって、脊椎が縮んでしまう。逆に高すぎる場合は、頭が前下に、つまりあごが喉に近づきすぎる。そうならないように高さを調整する。首はあ

くまでも脊椎の一部であって、頭の一部ではないことを忘れないように。

硬い台や床に横たわるのは心地よくないものである。テクニークの教師は（さまざまな柔らかさの）マットを敷いた台を使う。自宅では、カーペットなどの敷物やエクササイズ用のマットのようなゴム製のものを用意すると良い。ベッドの上でセミ・スパインになる生徒もいるが、睡眠前に行なう場合を除いて、**自分の使い方のワークをしたいなら**、この方法はお勧めできない。ベッドに横たわると、どうしても夢見心地になったり、空想が盛んになったり、眠くなったりしがちだからだ。

教師からテーブル・ワークの基本を一度教われば、さまざまに応用できるようになる。ここでいくつか応用を紹介しよう。

テーブル・ワークを応用する

（1）自分で自分に働きかける

まず最初の応用として、抑制（インヒビション）と方向性（ディレクション）を使って、自分自身の使い方に働きかけてみよう。テーブル・ワークを応用する時はいつもこの働きかけをしてから行なう（もしくはずっと続けながら行なう）ことを心がけてほしい。この働きかけなしでテーブル・ワークをしても意味がない。

セミ・スパインの体勢からは、さまざまに自分自身にチャレンジすることができる。背中に負担がかからないよう気をつけながら、片方ずつ脚を曲げたり伸ばしたりしてみる（これは思ったより難しい）。手足をいろいろ動かしたり、話したり、朗読したり、歌ってみたりすると、自分自身に何が起きているのかを確かめることができる。セミ・スパインの体勢で〈囁く〝アー〟〉をやってみる。目を閉じたり開けたり、いろいろなほうを見たりする。目を使う時には、総体的なコーディネーションがどのように働いているかに気をつけてみよう。

横になると、夢見心地になったり、落ち着きがなくなったり、退屈した

り、眠くなったりするので、油断しないで意識を保ち続けるのは難しい。それを知っていたアレクサンダーはテーブル・ワークには慎重だったし、**現代人に必要なのは活き活きとした意識だ**とも書いている。仰向けになると意識を保つのは難しくなる。しかしだからこそ、テクニークによる働きかけの本当の目的に気づかされることにもなるのだ。

（2）休息とリラクゼーション

セミ・スパインの体勢での 抑 制 と方向性は、効果的な休息と、エネルギーの回復につながる。テーブル・ワークを『建設的な休息』と捉える教師もいる。できたら、疲れた時・働きすぎた時はいつでも、仰向けに横たわってみてほしい。イギリスでは、コンサートの休憩時間に、舞台裏で演奏家たちが横になっているのをよく見かける。ハードな演奏家の生活では、酒やタバコで気をまぎらすよりよほど効果的である。

本気でテクニークを実践している人なら、いつでもどこでも横になる機会を見つけられるだろう。毎日の練習の中で、長い労働のあとで、ラジオを聴きながら、電話で話しながら、長距離のフライトの前にラウンジで横になる、などなど。

その際、自己の総体に〈方向づけ〉をしながら横になること。方向性がなければ、「何もしないで」寝っころがっているつもりでも、背中や首を縮めたり、脊椎を無理矢理に伸ばしてしまうこともある。本当の意味のノン・ドゥーイングは、だらしないとか鈍感なことではない。ほんの少し横になるだけで、十分に効果的な休息が得られるはずだ。

（3）睡眠のための準備

たいていの人は、眠るとき、自己を誤用したままで寝入ってしまう。しかし眠っている時こそ、姿勢と方向性の違いを区別すべきである。「良い姿勢」で眠っている人が、間違った使い方をしていることもある（たとえば、頭が首のほうにすくみ、肩は背中を締めつけているといった使い方）。

仰向けになって眠ると、うつぶせの体勢よりも上手く〈方向づけ〉をす

ることができる。つまり、背中を下にして、両脚を伸ばし、頭は小さな枕で支えて、両腕は手の平を下にして、腹か股関節のあたりに乗せて眠る、仰向けの体勢である。眠るまえに仰向けに寝ころがって〈方向づけ〉をすることで、驚くほど気持ちよく安眠できる。仰向けでは眠れないと不平を言っていた生徒でも、アレクサンダー流のテーブル・ワークでは、ほんの少しの時間で深い眠りに落ちていく。眠りの習慣は変えることができるという良い証拠である。

（4）疲労とケガの予防

　疲れた時は、まず休むこと。セミ・スパインの体勢で横たわって〈方向づけ〉をするのは、申し分のない休みかたである。しかし、疲れをためないようにできたらもっと良いはずだ。何時間も練習を続けたあげく疲れ切ってしまうより、練習の合間に、数分でいいから横になる休憩をたびたび挟むようにしよう。練習を始めた時より練習後のほうが元気になっていることができるなら、そのほうがいいに決まっている。仰向けに横たわることは、回復というより予防の効果がある。この効果は、練習や勉強、読書で実感できるはずだ（活動を継続しながら休みを挟むことについては第16章で説明する）。

　慢性疲労はケガや病気の原因になることを思い出してほしい。疲労の原因には、労働のしすぎと、間違った労働のしかたの2つがある。働きすぎには休息が必要だし、間違った働き方なら、働き方そのものを変える必要がある。疲れていても（この疲れがすでに問題なのだが）働き続けてしまうのなら、あなたはもうトラブルに巻き込まれているのである。

（5）癒しと鎮静

　F. M. アレクサンダーの弟で、このテクニックの優秀な教師であった A. R. について、参考になるエピソードがある（フランク・ピアス・ジョーンズによる）。

戦後まもなく A. R. は背中にひどいケガを負った。ハイドパークを馬に乗って散歩していて、妻は息子を連れてそばの歩道を歩いていた。彼は、妻と息子と座って話そうと思い、馬を停めてあぶみから足をはずそうとしたとき、そばで自動車がエンジンをふかした。驚いた馬が跳ね上がり、彼は振り落とされて地面にたたきつけられ、脊椎が折れてしまった。医師は、2度と歩けないだろうと宣告し、18ヶ月ものあいだ、薄暗い部屋で何も（本を読むことも）できずに横たわって過ごした。唯一できたのは、抑制（インヒビション）と〈方向づけ〉だった。彼はそうして医者の見立てをくつがえしてしまった。最初は2本、やがて1本の松葉杖で歩けるようになった。私と知り合った時には杖をついていたが、それに頼り切っているわけではなかったし、まっすぐな胴体と股関節から滑らかに振り出される脚は、ある程度の歩幅で歩こうとすると少し変わった揺れかたをしていたが、ちゃんと歩けていた。[1]

医者は、ケガや病気、手術のあとは休むようにと勧める。休むことが唯一の療法のように思える時もある。しかし A. R. に起こったことは、横になって18ヶ月休んでいたおかげではなく、それだけ長いあいだ〈方向づけ〉をしながら横になっていたからである。休息こそ回復への道と思われがちだが、まさにその療法が症状を悪化させる例も多い。〈方向づけ〉を行なうことで、横たわることは単なる休息ではなくなり、身体の自然治癒力を覚醒させる能動的な行為へと変身するのである。

（6）メンタル・トレーニング

楽器や楽譜が手元になくても曲を学ぶことはできる。仰向けになってのメンタル・トレーニングは、曲を研究し、技術的な練習をする良い方法である。この方法では、実際に楽器を弾いたり歌ったりする時の、いつもの習慣や癖から距離をおくことができる。そして洗練された自己（セルフ）の使い方の中で、芸術的な感性を十分に生かしながら、音楽を探究することができる。森を散歩したり、部屋の中を歩きまわったり、座ったり立ったり、モ

ンキーやランジをしたりすることがすべて、メンタル・トレーニングの機会になる。仰向けになると心身が平穏になるので、間違った習慣の呪縛から、音楽的な発想を上手く解き放つことができるのである。ついでに付け加えると、セミ・スパインの体勢は暗譜にもとても有効である（第16章を参照）。また、舞台での緊張への対処としてもセミ・スパインは有効である。これは最終章で詳しく説明する。

第13章
さまざまな取り組み(プロシージャー)の組み合わせ

複雑さと複合性は違う ··

　アレクサンダー・テクニークの取り組み(プロシージャー)はどれも、自己(セルフ)を総体としてコーディネートして使う能力を伸ばす効果があるが、同時に、身体の特定の部位の使い方に焦点をあてることもできる。〈モンキー〉と〈ランジ〉は背中と脚の関係に特に注目しているし、〈椅子の背に両手を置く〉では肩・腕・手首・手・指に注目する。〈囁く〝アー″〉は、口・唇・舌・あご、そして喉の使い方に着目している。

　こうした取り組み(プロシージャー)を通して、自然な身体の能力が向上していく。脚と背中を十分に研究しないまま腕と手をなんとかしようとしても無駄である。背中は、本来的には、健全な脚に支えられて働くものだが、その本来の能力が生かされないと、肩がその不安定さを補おうとして働きすぎることになる。そうなると腕はもう自由にはならない。〈モンキー〉や〈ランジ〉を先に習得してから〈椅子の背に両手を置く〉や〈囁く〝アー″〉を取り入れたほうが（そのように順序が決まっているわけではないが）一般的には有効なはずなのである。

　１つ１つの取り組み(プロシージャー)を順々に習得したら、その中からいくつかを組み合わせてみよう。そうすると、手足をはじめ全身の筋肉グループを組織的に働かせることができる。組み合わせての実践は、方向性(ディレクション)のあらゆる側面を学ぶには最適の方法である（指令はいくつかの方向性(ディレクション)について同時に出さ

れ、かつ、それぞれの方向性〔ディレクション〕には優先順位があることや、「する」指令と「しない」指令のバランスについて、素早い対応が必要であることなど）。

　アレクサンダー的なコーディネーションは、難しい離れ業を披露するためのものではなく、考え〔心〕と動き〔身〕を複合的に結びつける能力のことである。アレクサンダーは、複合的であること（complexity）と複雑であること（complicatedness）を上手に区別している。たとえばヴァイオリン演奏は、複雑に絡み合った多数のさまざまな要素から成る。優れたコーディネーションをもつヴァイオリニストなら、１つのシンプルな意志にもとづく１つの動作として演奏する。つまり、ヴァイオリン演奏に必要なさまざまな複雑な要素が、複合的にアレンジされて、全体としてシンプルな統一体に見えるのである。しかし、コーディネーションが良くないヴァイオリニストの演奏は、複雑でとりとめのないものに見えてしまう。

　アレクサンダー・テクニークの取り組み〔プロシージャー〕にはそれぞれ独立したステップがいくつかあり、どのステップもとてもシンプルだ。１つの取り組み〔プロシージャー〕の中で複数のステップがどんなに複雑に組み合わされていても、コーディネーションが上手くいっている人にとってはシンプルなままである。何十ものステップをいろいろ取り混ぜて組み立てたとしても同じことだ。複合的であっても、単純なものが集まっている動作であれば、分析・理解・模倣・習得・表現は簡単にできる。アレクサンダー・テクニークの生徒は、総体としての自己〔セルフ〕の使い方を学ぶうちに、複雑さを複合性へと変えていくのである。

　アルフレッド・コルトーはこんな名言を残している。「ピアノの演奏は、容易であるか、不可能かのどちらかだ」。１つになった、シンプルな動作を習得するためには、根底からこつこつと積み上げるように練習するしかない。１つ１つの音から始めて、単純な音階〔スケール〕やアルペッジョを加えていき、簡単な曲になるまで発展させる。そこから複雑な曲へとさらに発展させていく。この最後の完成品の中心には、１つ１つレンガを積み上げてきたシンプルな柱が貫かれている。これ以外の進め方はエンド・ゲイニングなのである。この点については第18章で考えることとする。

取り組みの組み合わせ方 <small>プロシージャー</small> ·······

　さて、取り組みの組み合わせにはいろいろな可能性がある。それをすべてリストアップするより、組み合わせのための大まかな方法を示しておくほうがいいだろう。

　　①〈モンキー〉や〈ランジ〉のような、脚の使い方と脚の関節の動きに着目した取り組み

　　②〈椅子の背に両手を置く〉のような、上体の働きに注目した取り組み

　　③〈囁く〝アー〟〉

　この中から、①と②、①と③、②と③、そして①と②と③というように組み合わせていこう。

　〈モンキー〉に続いて〈椅子の背に両手を置く〉を、〈ランジ〉の後に〈囁く〝アー〟〉を、何かを他のものの後に、あるいはステップの中に挟み込んでやってみる。〈モンキー〉を最初に、次に〈椅子の背に両手を置く〉をして、それから〈囁く〝アー〟〉をする。〈囁く〝アー〟〉をしながら、椅子から立ち上がったり、椅子に座ったり、腕を椅子の背に伸ばしていく。

　なぜ、すべてをやらないといけないのだろうか？　第１に、あなたの総体的なコーディネーションを洗練させることができ、そこから派生していろいろな良い影響が表れてくるからである。第２に、このような動作は、演奏するときの動作につながるものなので、間接的に、演奏技術を習得・洗練していくことになるからである。トランペット奏者が〈ランジ〉をし、腕に方向性を与えてから〈囁く〝アー〟〉をすると、トランペット演奏のすべてのメカニズムに刺激を与えて活性化することになる。

〔方向性の〕指令の序列を学ぶこともできるし、習慣的な反応に邪魔されずに、自由な感性によって判断することができる（この最後の点については第17章を参照）。第3に、取り組みを組み合わせていくのは、けっこう楽しい作業なのだ。だから、やらないという手はないだろう。

また、演奏そのものと取り組みを組み合わせることもできる。チェリストやピアニストは演奏しながら〈囁く〝アー〟〉をすることができる。ヴァイオリンやオーボエなら〈モンキー〉をしながら演奏することもできる。歌手は〈ランジ〉をして腕を方向づけてから歌うことができる。

チェリストが〈囁く〝アー〟〉をすると、あごがゆるみ、肩は下がって、背中が拡がる。すると左手の移動を上手くコントロールできるようになる。オーボエ奏者が〈モンキー〉で演奏すると、よけいな動きがなくなり、音に集中力が生まれて、よく響くようになる。ルバートもコントロールできるようになる。

アレクサンダー・テクニークの取り組みと演奏の組み合わせは、ふだんの練習とはあまりにも違っているので、なんだかバカバカしい奇妙なものと感じるかもしれない。しかし演奏家は、日常とは違うコーディネーション能力が必要なのだから、ふだんの練習で長年にわたって身につけてきてしまった悪習を断ち切らなければならないのだ。だから、ふだんとは違う、自由で自発的な動きを学べる練習が大切なのである。

アレクサンダー・テクニークのレッスンでは、今あなたが気になっていることとは全く関係ないことをするよう要求されるかもしれない。チェロを弾こうとしているのに〈囁く〝アー〟〉をやってほしい、とか。すると、ほんの少しのあいだだが、今のあなたの関心事について、コントロールを失う。こうして、ふだんの習慣的なコントロールはたいてい不十分なものでしかないので、まずは、そんなコントロールなどは必要ないと捨てることから始めるわけである。自然で的確なコントロールは、古い習慣に支配されたままでは生まれない。古い習慣を回避するか、抑制することで、生まれてくるのである。

もちろん、このような方法はアレクサンダー・テクニークの専売特許で

はない。他のいろいろなメソッドでも、習慣的なコーディネーションを変えることによって演奏を向上させようと模索していて、ローランドやスズキのメソッドがその代表と言えるだろう。しかし、アレクサンダー・テクニークがユニークなのは、次の点にある。

（1）ノン・ドゥーイング〔何かを**しない**こと〕を重視していること。
（2）プライマリー・コントロール〔頭‐首‐背中のつながりを中心とする身体の基本的な調整作用〕を何よりも優先していること。
（3）習慣的な反応を 抑 制 （インヒビション）すること
（4）総体としての自己（セルフ）に 方向性（ディレクション）を与えること。
（5）感覚的な気づきを活性化するために教師の手を活用すること。
（6）一般的な場面から特殊な場面まで、あらゆる状況で実践できること。

方向性（ディレクション）のいろいろ

ここでは、〈モンキー〉、〈椅子の背に両手を置く〉、〈囁く〝アー″〉の3つの取り組み（プロシージャー）を組み合わせるときに必要な 方向性（ディレクション）のいろいろを紹介して、この章を終わろうと思う。

①首を、自由に
②頭は、前へ・上へ
③背中は、長く・広く
④膝は、前へそしてお互いが離れる方向へ
⑤胴体は、股関節で、前へ倒れて
⑥肩は、お互いを外側へ離すように拡がり
⑦腕は、肘へ、手首へ、そして指先まで伸びていき
⑧腕は、外側へ出して、そこから回って椅子の背に

⑨それから、指で椅子の背をつかむ。
⑩微笑んで、唇を突き出し、舌は、下の前歯の内側で穏やかに納めて
⑪あごは、前へ出て
⑫そして口を開き
⑬母音の〝アー〞を囁きながら息を吐く

このすべてを1つも抜かさずに、次々に行なうこと。

　ただし、①→②→③→④……と進むのではなく、①→①＋②→①＋②＋③→①＋②＋③＋④……というふうに〈方向づけ〉を進めていこう。どの方向性（ディレクション）も落とさず、忘れず、この⑬までの順番で発展させていけるだろうか？

第14章

自分で自分に働きかける
──テクニークを実践する

〈ずさんな感覚認識〉について

ほとんどの音楽家は、長年にわたって、グループや個人でのレッスンを受けている。これはいわば修行であり、多くのことを学ばなければならないのだから、当然、厳しいものである。この修行の厳しさで、音楽家の運命が悪い方向に変わってしまう可能性もあるのだが、それとは別の良くない要因となるのが〈ずさんな感覚認識〉である。簡単に言えば、平均的なコーディネーションの持ち主は、自分自身が何をしているのか、明確に認識できていない。そして、楽器を弾いていてもいなくても、悪い習慣を身につけていってしまうような、非建設的な時間を過ごしている。

〈ずさんな感覚認識〉の人が1人で練習をする時が、その悪影響が最も大きく、実際に自分自身を傷つけてしまうことも起こる。「声楽を学び始めたばかりの人が、自己流の〝技術〟にこだわって練習をしても、満足できる結果は得られない」とハスラー＆ロッド＝マーリングは言っている。「まずは、間違ってしまったことを正すような練習をする必要がある。正当な目標を目指しながら練習していれば、その目標を実現できるはずだ。そうでなければ練習の価値はない」。

音楽家が、最良の練習ができるようになるためには、まず、客観的に観察してくれる教師の助けが必要である。不可能だと思えることでも、思いも寄らないような解決策は必ずあるものである。声楽教師ヴィクター・フ

ックスは、次のように述べている。

> イタリアの昔の声楽教師トージは「特に鼻声・しわがれ声の生徒、聴力
> に障害のある生徒は、教師のいないところでは決して歌ってはいけな
> い」と書いている。生徒がこの指示を守れない時は、教師は責任を放棄
> すべきだ。17、18世紀のイタリアの偉大な声楽教師は、たいてい、自
> 分の家に弟子を住まわせて、常に観察できるようにしていた。(2)

　私は皆さんに、私の家へ引っ越してくるようにと言っているわけではな
い。音楽学生と同じように、アレクサンダー・テクニークの生徒もまた、
自分1人でワーク〔働きかけ〕をしたり学び続けることは難しいというこ
となのだ。そして、学ぶ時には細心の注意を払わなければいけないという
ことを自覚してほしい。その自覚があって初めて、あなたは、本当にやり
がいのある、〈自分自身への働きかけ〉(working on yourself) の方法を見
つけられるだろう。

観察する、気づく、模倣する、練習する

　あなた自身の反応を認識するためには、観察をしなければならない。最
初のうちは、客観的に観察すること（自分の行動にまったく影響を与えない
ように）は難しい。たとえば、自分の呼吸に注意を向けてみよう。観察を
始めたとたんに、あなたの呼吸は変わってしまう。さらに〈ずさんな感覚
認識〉によって、観察そのものが現実とはかけ離れたものになってしまう
のである。

　他人を客観視するのも易しくはないが、自分に対して客観的になるの
は、実に難しい。結局は、〈ずさんな感覚認識〉のために、客観的という
ことが成り立たないのだから。1人1人はもちろん個性的なのだが、
誤用のかたちは、実は、誰も同じようなものである。

　周りにいる人を観察してみよう。頭がうしろに首のほうへ沈みこんでいるのに気づいたら、自分自身はそうは感じなくても、自分にも同じことが起きているかもしれないと考えるきっかけになる。〈自分自身への働きかけ〉の第1歩は、他人を観察することである。アレクサンダー流の目で周囲の世界を観察することは、とても役立つし、楽しいものである。

　正しい条件下ならば、まねをすることも良い方法である。これは第Ⅲ部で1章をさいて説明しているくらい大切なことなので、ここでは簡単に説明しておこう。ほとんどの人は、常に自己（セルフ）を間違って使っている。だから、他人を観察することは、間違った使い方を観察することである。つまり、あなたは、**あなたが見たことの逆をまねる**ことを学ばなければならない。これは、何かをしないことを学ぶという、究極の否定的経験であるが、だからこそ得るものも多い。

　注意深く観察を続けていくと、模倣（まね）したくなるような良い使い方にめぐりあうこともある。私は周囲で、良いコーディネーションを持つ子供が遊んでいる姿や、優秀なアスリートやダンサー、音楽家、野生の動物、ペット、そして（稀な例だが）自然かつ無意識に、楽々と自身の世界観をもって生きている生き物たちを見ると、インスピレーションがどんどん湧いてくる。このような使い方こそまねせずにはいられない、素晴らしい使い方である。

　アレクサンダー・テクニークでは「あなたの身体の使い方」ではなく、あなたの 反応（リアクション） について学ぶ。スポーツ、エアロビクス、ストレッチ、ボディ・ビルディングといった肉体的な運動は、アレクサンダー・テクニークの代わりにはならない。なぜならアレクサンダー・テクニークは、自分で自分に働きかけるものだからだ。

　自己（セルフ）を誤って使っている人が何らかのエクササイズをすると、それによりますます習慣的な 誤用（ミスユース） が強化される。これでは練習そのものが有害になってしまう。しかし、事前に 抑制（インヒビション） をし、方向性（ディレクション）を常に感じながら取り組むなら、その練習は〈自分自身への働きかけ〉と同じ価値がある。もちろん、あなたの行動すべてに 抑制（インヒビション） と方向性（ディレクション）を活用できれば、練

14

自分で自分に働きかける

習だけでなく、すべての行動において、あなたは向上できるのである。

「する」と「在る」

抑制〔インヒビション〕と方向性〔ディレクション〕は、人間の行動すべてに影響を与えている。意識的にせよ無意識的にせよ、良くも悪くも、あなたは常に抑制〔インヒビション〕をし、〈方向づけ〉をしているのである。だからアレクサンダー・テクニークの手助けが加われば、抑制〔インヒビション〕と方向性〔ディレクション〕によって、常に何かに気づくことになる。一度そうなると、テクニークはあなたの人生で不可欠なものとなり、あなたの関心事は、何をするかではなく、どのように在るかになる。

ただしそこに至るまでには、良い使い方が楽々とできることと、そのために細心の注意を払って守るべき原則とのあいだに、大きな葛藤を感じるかもしれない。テクニークはあなたの生活すべてに適用できるものであって、1日のうちある特定の時間だけワークをしようとしてもうまくいかない。アレクサンダーは「一度に上手くやってしまおうなんて考えは捨てたほうがいい」と言っている。[3] 良いコーディネーションの人は、いつでも良い行動をするものだ。

ただし、〈上向き思考〉の効果が出てくるまでは、意識的にある特定の瞬間を選んで、いま自分がどういう使い方をしているかを意識してみるのも良いだろう。その段階ではまだ、このテクニークは、あなたがしている何かであって、あなたがどう在るかとは言えない。

人はそれぞれ能力が違い、必要としているものも違う。だからたった1つの処方箋をすべての生徒に適用するなどバカげている。しかしいくつかの普遍的なガイドラインはあって、それでほとんどのケースに対応できるはずだ。自身への働きかけは、1日に1度、長く行なうよりも、1日のうちに何回か短く行なうほうが効果がある。自分への働きかけは、どんなときも予防の手段として行なうべきであって、疲れたり、苦痛を感じて行為をやめざるを得なくなるまで、自分に働きかけもせずに放置してしまうこ

とのないように。といっても、すでに疲れや苦痛を感じていたり、気分が悪い時にも、働きかけをすることで、その症状が和らいだり消えたりすることもあるので、いかなる場合でも、働きかけをあきらめたり怠けたりする理由はないのである。この働きかけは歯磨きのようなもので、最初は面倒に思っても、実践を続けて上手くなってくると、しないでいるほうが気持ち悪くなるものである。

　家でも、学校でも、ランチタイムでも、バスに乗っている時や公園のベンチに腰かけている時も、いつでもどこでも、自分への働きかけはできる。あなた自身への働きかけは、正しい行動をするためではなく、間違った行動をしないために役に立つ。それを忘れてはいけない。アレクサンダーは、自分自身に働きかける時に、決めた数だけ〈モンキー〉をこなすといったことはしなかった。何かをするために刺激を与えるのではなくて、刺激に対する習慣的かつ無意識の反応をやめて、総体的な使い方の方向性（ディレクション）を定め、それから反応を起こす。つまり〈モンキー〉をやらなければ学べないということはないのである。

　理想は、アレクサンダー・テクニークを反射的に使えるようになることである。意識の助けもなく、動作の流れを（そのメカニズムを考えるために）止めることも必要ない。モンキーを必要とするであろうどんな状況でも、〈モンキー〉で在るというより前に、すでに自発的に〈モンキー〉や〈ランジ〉を上手くすることができていることが（教師の助けを借りず、実生活のどんな状況でも）必要である。

　本書で紹介したすべての取り組み（プロシージャー）を１人で実行できるようになるまで努力してほしい。取り組み（プロシージャー）全体を貫いている原則と、そこに潜在する理論を理解しよう。そうすれば、異なる速さとあらゆるヴァリエーションで、代わる代わる、順番に、組み合わせを変えて実践することが簡単にできるようになる。取り組み（プロシージャー）の各ステップを単独で、それから全部のステップをスムーズに続けて行なえるようにしよう。それぞれの目的を達成するまで実行しよう。そして演奏や日常生活の問題解決のために応用していこう。

　晩年のアレクサンダーに、誰かがこうたずねた。「もしあなたが自身へ

の働きかけをやめてしまったとしたら……」。するとアレクサンダーはこう答えたという。「そんな勇気は私にはないよ」と。あなた自身への働きかけは、あなたに喜びをもたらすと同時に、困惑や退屈や落胆を、時には苦痛さえももたらす。しかし、自身への働きかけはあなたの人生に価値と意味をもたらし、努力はきっと報われるだろう。

鏡、録画、録音

　アレクサンダーは、まず、話している時の自己(セルフ)の使い方に注目しようと決め、鏡の前で話すことを始めた。それから、鏡を２枚に増やし、横顔や後頭部を振り返らなくても見えるようにした。ここで彼が見たものが、その後の彼の重要な発見につながる。

　日々の練習に鏡を活用している演奏家も、昔からたくさんいる。最近では録音や録画も活用されている。ただし、鏡やビデオカメラや録音機器は、便利ではあるが危険性もはらんでいる。それは、注意して視るということなしに見えてしまい、心を傾けて聴くことなしに聞こえてしまうからだ。私は、時々、生徒を鏡の前に立たせて、足を大きく拡げたり閉じたりといった、ふだんでもやっている動作をさせてみる。これはあまりに単純な課題であるためか、エンド・ゲイニングが起きやすい。自己(セルフ)の使い方を誤って、胴体は縮み、腰はひねられ、頭は前後左右へと揺れて、足は引きずるようになり、息は止まって……というふうになる。生徒に「今の動作はどのように見えましたか？」とたずねても、たいてい、「別に」、「わからなかった」、「見ていなかった」とか、「髪型が気にくわない」という答えがかえってくる。

　見て、そして視るためには、よく注意して、冷静に、無関心でなく興味を持って、漠然とではなく好奇心をもって、批判的ではないけれど評価をきちんと下す態度でなければならない。アレクサンダーは、見識、忍耐力、創造力、ユーモアを持ち合わせていた。こうした素質が働かなけれ

ば、鏡やビデオを見たり録音を聞いても、実際には、視ても聴いてもおらず、自分自身の実際の動作の中で何を見いだすべきかはわからない。もっと良くないのは、第6章で検討したように、「好き・嫌い」という判断（客観的な認識を妨げる判断）を下してしまうことだ。これは大変危険である。

〈ずさんな感覚認識〉は、見ること・聞くことを含む私たちのすべての行動で働いている。録音や録画の機材を使えば、正しく認識できるわけではない。総体としての自己（セルフ）の使い方を改善できるかどうかは、あらゆる状況で、頭‐首‐背中の関係を改善できるかどうかにかかっている。それが改善できれば、感覚認識も必然的に向上していく。

チャレンジする機会を探す

アレクサンダー・テクニークのレッスンの基本的な目的について、第7章で、次のようなアレクサンダーの言葉を引用して説明した。「あなたは、エクササイズを学ぶためとか、何かを正しく行なうためにここにいるのではありません。あなた自身をいつも間違った方向へ向かわせる刺激を理解し、どのように対処するかを学ぶためにここにいるのです」[4]。

ほとんどの人は、ストレスを避けようとする。しかしアレクサンダーは、ストレスに対して、違う態度を取ることができると言っているのだ。あなた自身に働きかけをするということは、「あなたを間違った方向に向かわせる」刺激に対して、自らをさらすということである。あなたがストレスを感じる時には（もっと厳密に言うなら、ストレスを感じる状況に直面してプレッシャーを感じている時には）、そんなことは常に起こっている。まさにそういう時に、今までとは別の反応をするために、抑制（インヒビション）と方向性（ディレクション）という知恵を使うのである。

あなたは、音楽家としての練習や本番という特殊な状況下で、ある原則にのっとった働きかけをすることができる。しかし、もっと日常的な状況

で、もっと普遍的な原則にのっとって、あなたのコーディネーション能力にチャレンジする機会もたくさんある。そのどちらも、あなたの適応能力に働きかけることになる。以下に、それぞれの場合を考えてみよう。

特殊な状況への適応能力

　クラウディオ・アラウは、〔自分がいつも弾いているピアノでなく〕演奏会場にある慣れないピアノで演奏することについて、次のように述べている。「舞台に上がった瞬間に、適応できなければならない。最初の和音を弾いた瞬間から、どんなピアノで演奏しているのかを知らなければならないのだ[5]」。音楽家は、舞台に立ったとき、たくさんの未知なるものを相手に演奏をしなければならない。楽器はそのうちの1つにすぎない。たとえばチェリストは、ブリッジやサウンドポスト、弦や弓の準備、弓の毛の状態、滑り止め、椅子、エンドピンなど、楽器そのものに注意を払うだけでなく、譜面台の高さや角度、ホールの音響、温度と湿度、雑音, 気になる匂い、照明の具合などに対応しなければならない。他にも、あげようと思えばいくらでもあげられる。衣装、ハンガー、喉の渇き、睡眠、対人関係、心身の健康状態などなど。

　適応能力を向上させたいなら、いつもとは違う慣れない状況、理想的とはとても言えない状況のもとで、練習しなければならない。アラウは、熟練の名人芸で、初めての楽器を瞬時に「感じる」ことができた。このような（長年の経験を必要とする）名人芸を獲得するためには、そして経験の不足を補うためには、自分の慣れ親しんだ楽器ではなくて、それよりずっと扱いにくい楽器で演奏するチャンスを逃さないようにするとよい。同時に、考えうるどのような状況・コンディションであっても練習できるという経験を積み重ねていくべきだ。もちろん、最良のコンディションで練習や演奏をすることも必要だ。しかし、理想のコンディションに自分を置くことを追求するよりも、どんなコンディションでも理想的に対応できるよ

うにすれば、音楽家としてのプロフェッショナルな自由を獲得できるはずだ。アレクサンダー・テクニークの基本についてもう一度繰り返しておこう。「不快な状況を避けずに、それに対する反応を変えること」。

　ふだんとは違う（または逆の）状況に置かれたとき、たとえば、人に借りたチェロで演奏するとか、オーボエのリードが最悪な時とか、ステージ用の靴が足に合わないとき、音楽家は往々にして、自己を誤用して納得のいかない演奏になり、しかも失敗をリードや靴のせいにする。しかし、偉大な音楽家（指揮者やオーケストラも同じである）は、楽器が良くなくても、いつでも良い音を奏でることができる。だから、私たちが目指すべきは、偉大な音楽家の素晴らしい楽器を手に入れることではなく、どんな状況でも最良の演奏ができる能力を手に入れることである。この能力がまさに、自己の使い方なのである。

　第２章「プライマリー・コントロール」で、トータルなパターンと部分的パターンがどう違うか、そしてその相互作用はどんなものかを学んだ。ふだんと逆の状況では、ふだんと違う部分的パターンがトータル・パターンを歪めてしまい、身体全体の機能が落ちてしまう。他人のチェロを借りて弾くと、自分のチェロのようには音が出せないことに気づく。そこで、ふだんとは違う腕の使い方で、音楽的・技術的に自分はこうしたいと思う音を出そうとする。この過程で、頭‐首‐背中のコーディネーションを無視してしまうと、いつの間にか腕の使い方が効率の悪いものになり、演奏の質は落ちていく。こうなるとプライマリー・コントロールに特別に注意を払うようにしないと、悪い状況は打開できない。トータル・コーディネーションは非常に効率よく、いま弾いているチェロに見合った腕の使い方を教えてくれる。

日常での適応能力

　自分をわざと誤った状況に置くことで学んだ対処法は、人間のあらゆる

活動に応用できる。日常生活の中でチャレンジする機会が多いのは良いことだし、音楽家の人生ではなおさらそうだ。ふだんと違った（または逆の）状況下で、普遍的な原則を学ぶことは、とても有益である。

　と言ってもそれがどのような状況かは人によって違うから、ここで具体的に説明するのは難しい。ダンスやアイススケートのことで悩んでいる人もいれば、人前で話すこととか、犬の面倒のみかたで悩んでいる人もいるかもしれない。

　いずれにせよ大切なのは、人それぞれに持っている苦手意識を克服することである。この苦手意識が、習慣的で不適切な反応を起こさせるのである。あなたはライオン使いや苦行僧になる必要はない。理由のない恐怖心と、それを引き起こす誤用ときちんと向き合えれば、それで十分だ。アレクサンダー・テクニークは、バランスを保つためにあるのではなくて、バランスを失うことで煩わされないためにある。〈自分で自分に働きかける〉とは、みずから快くバランスを失って、それに対する対処法を学ぶということなのである。

第III部
アレクサンダー・テクニークを
音楽演奏に応用する

第15章
演奏のテクニックとは

総体としての自己（セルフ）

「テクニック」という言葉に対して、歌手と器楽奏者と指揮者では、おそらくそれぞれ違う解釈をしている。その違いをはっきり意識して言語化したことはないとしても、毎日の練習やリハーサルや本番の演奏には、何らかの影響が表れているはずである。この章を進める前に、あなた自身は「テクニック」について現時点でどう理解しているかを考えてみてほしい。その手助けとして、ここで簡単に「テクニック」の定義をしておこう。

「テクニックとは、音楽概念を具現化するために必要な、肉体的な手段である」。この定義に賛成する音楽家は多いだろう。しかしこの定義は、理にかなっているように見えるが、実は、心（マインド）と身体（ボディ）の分離をほのめかしている点で（実際にはそんな分離はあり得ない）、誤った解釈と言わねばならない。チャールズ・シェリントンの言葉を思い出してみよう。「身体（ボディ）と心（マインド）の形式的な二分法は、分析を目的とした人工的な説明で、自然のものではない」[1]。

テクニックを「概念を具現化するための肉体的手段」と定義してしまうと、毎日の練習（特に技術的な練習）を「身体のトレーニング」と勘違いしてしまう恐れがある。こうしたトレーニングは単なる機械的な繰り返しで、注意深さとか反省はなくなってしまう。音楽大学で学生たちが練習しているのを聞くと、このような勘違いをなんとか防がねばと強く感じる。

　機械的なやり方で「技術的なコントロール」を得ようという発想は、エンド・ゲイニングである。そういう考え方をする音楽家は、結局、技術的にも音楽的にも成長できないし、身体を痛める危険もある。

　しかし幸いにも、テクニックについてもっと進んだ考えを持った音楽家はたくさんいる。ある伝記作家によると、ブゾーニはこう言ったそうだ。「偉大なピアニストは、第1に偉大なテクニシャンでなければならない。しかしテクニックは、指や手首、強さや持久力といった要素だけではない」[(2)]。「テクニック」の定義をやり直してみよう。「音楽概念を具現化するための**心理身体的**(サイコ・フィジカル)**な**手段である」。もしこの定義に賛成なら、あなたはもはや「身体のトレーニング」でテクニックをマスターしたり洗練していけるとは思わないだろう。あなたは、脳を鍛える、より正確に言えば、神経によって結ばれた脳と筋肉とのあいだの**結びつき**を鍛えるのである。アレクサンダー・テクニークでは、この結びつきのことを**方向性**(ディレクション)にあてはめて考えている。

　ヴァイオリン教師のイヴァン・ガラミアンはこう言っている。「テクニックは、左手・右手・両腕・指など、演奏に必要なすべての動きを、知的(メンタル)に方向づけ、**身体的**(フィジカル)**に**実行するための能力である」[(3)]。ただし、知的な〈方向づけ〉(メンタル)と身体的実行〔実際の行為〕とは、言わずもがなの表現かもしれない。ある音楽家について、「身体的実行は素晴らしいが、知的な方向性(メンタル)は平凡だ」と批評するとしたら、矛盾している。私たちはこの2つを合わせて〈方向づけ〉と考えるべきだ。思考と行為の統合ということを強調すれば当然そうであるし、そうなると「テクニック」とは〈方向づけ〉と同じ意味になる。

身体の各部位は有機的に関連している

　ガラミアンは、演奏する時の左手・右手・両腕・指の動きについてさらに述べている。

ヴァイオリンのテクニックにおいて、1つ1つの要素よりもっと大切なのは、それぞれの要素が、自然な、有機的な関連性をもっているということだ。たとえば、あるスタイルで弓を持ったとき、手・手首・腕の機能が、ある有機的なパターンに落ち着く。弓のグリップ〔持ち方〕を変えると、（手や腕の）他の部位が自然に有機的に動き、生来のバランスを取り戻すよう調整される。どの部位が変化しても他の部位は応えていくのである。(4)

　ガラミアンの言う有機的な関連性を、アレクサンダー・テクニークの観点から発展させてみよう。

　ガラミアンが言うように、グリップの変更は、確かに、指・手・手首・腕の再調整を伴う。しかし、手または腕の使い方は、身体全体——特に、頭-首-背中のつながりという観点から深く考えねばならないものだ。頭から下へ、または中心から周辺へと及んでいくコーディネーションを自覚しなければならない。理想的には、頭-首-背中の最良の使い方が、最良の指のグリップを決めるのである。その逆はあり得ない。

　ガラミアンは多くの生徒の才能を開花させた素晴らしい教師であり、彼の著書はヴァイオリン演奏についてたくさんのインスピレーションを与えてくれる。しかし、ガラミアンの著書を読む時には、正しいグリップとは何かにこだわるよりも、プライマリー・コントロールによって身体全体をコーディネートすることに注目する必要があるだろう。そのためにも、「テクニック」とは何かを正しく理解することが大切なのだ。

心身の総体とは

　テクニックとは、コーディネーションである。コーディネーションとは、音符を速く弾く能力であると思われがちだ。スピードと正確さはテクニックの重要な要素だが、明快さ、均質性、イントネーションなど、他に

15

演奏のテクニックとは

もたくさん重要な要素がある。「あの演奏家は、技術はすごいが、音は汚い」という評をよく耳にするが、矛盾としか言えない。フルトヴェングラーはこう述べている。「リズムを自由自在に調整できるテクニックがあれば、必然的に音質は変わってくる」。ネイガウスも、「音質の洗練はテクニックの洗練であり、テクニックの洗練は音質の洗練である」と述べている。

　音の汚い演奏家でも優れた技巧を持っているかもしれないが、それはテクニックの一面にすぎず、本当の優れたテクニックを持っているとは言えない。完成されたテクニックとは、レガートとソステヌート、幅広い強弱、アーティキュレーション、多彩な音色などを駆使して演奏できる能力のことである。

「テクニック＝音楽概念を具現化するための肉体的な手段」という定義は、身体と心の分離をほのめかしていると指摘したが、それに加えて、この定義は、テクニックと音楽そのものとの分離を招くと警告したい。つまり、音楽演奏における〈何を what〉と〈どのように how〉とを分離させてしまうということである。

　第4章での説明をここで簡単に振り返ってみよう。2つの行動を比較して説明すると——

（1）習慣的なやり方で座る。すなわち、特定の知的な指令によって促され、特定の感覚的なフィードバックを伴うやり方であり、これを「座ること」と呼ぶ。

（2）アレクサンダー・テクニーク流のやり方で座る。すなわち、習慣的なものとは根本的に異なる指令に促され、まったく新しい感覚がもたらされる方法であり、これを「両膝を曲げるための上向き思考」と呼ぶ。

　これは、同じ行動のために2つの異なる方法があるということを示す例ではない。同じ〈何を what〉のために2つの異なる〈どのように how〉があるのではない。2つの異なる〈what〉は、それぞれの〈how〉

と切り離せない関係にあることを示している。「手段（ミーンズ）は、結果を直接的に条件づける。そして……結果（エンド）は、手段（ミーンズ）を間接的に条件づける」（パトリック・マクドナルド）。〈how〉は〈what〉を決定づけ、その逆も同様である。同じことが演奏にも言える。テクニック（どのように）と音楽（何を）は切り離せないのである。

ネイガウスは、ニーチェが小説家について語った「スタイルを完成することは、思想を完成することである」という言葉を引用して、こんなふうに言っている。「これが本当のテクニック（スタイル）である。私は常々弟子たちに『テクニックとは、ギリシャ語のテクネーすなわち芸術を意味する言葉から生まれた言葉だから』と話している」。ネイガウスはまた、「目的〔＝何を what〕は、それを達成する手段（ミーンズ）〔＝どのように how〕をすでに指し示しているものだ」とも言っている。

フルトヴェングラーも、テクニックと芸術の関係についてこう言っている。

　　かつては、テクニックとそれが表現すべきものとは切り離せないものだったので、テクニックとは何かポジティヴなものを表していた。しかしテクニックだけを取りだして学習するようになってから、どんどん違う内容をもつものになっていった。……われわれ現代の音楽家の課題は、テクニックの内容をかつての状態にどうしたら戻せるかということだ。……しかし今日では、もはや認識さえされないような、ますます難しさを増していくテクニックすら存在する。現代の人々は、テクニックをめぐってこのような２つの異なる見方があることを知らないが、そこには重要な問題がすべて含まれているのだから、ぜひ知ってほしい」。

「かつてのテクニックとその内容を取り戻す」と語るフルトヴェングラーの言葉は、アレクサンダー・テクニークが目指す〈総体（whole）としての自己（セルフ）〉の具体的な目標をよく示している。技術的な能力は、演奏家の自己（セルフ）の使い方の一面にすぎない。テクニックとは、調和のとれた自己（セルフ）の働

きが反映している時に初めて良いテクニックとなるのである。それぞれの
動作とそれを促す考えとが、明瞭に、活き活きと、ダイナミックに、有機
的に、**1つに統合されている**状態であり、音楽活動で言えば、フルトヴェ
ングラーの言う「テクニックと音楽的な内容の真の結婚」を示すものであ
る。

コーディネーションの結果としてのテクニック

　テクニックは（良くても、悪くても、無頓着でも）、自己（セルフ）の使い方の1つ
の表れである——つまり、コーディネーションの1つの結果であって、
原因ではない。だから、フルトヴェングラーの言う「**学習可能な**」テクニ
ックのように、有機的な生体にあとから付け加えられて逆に生体を圧迫し
てくるようなテクニックと、もともと生体の自然な働きとして内在してい
て生体から切り離すことのできないテクニックとは、明確に区別できるの
だ。ハスラー＆ロッド＝マーリングは、次のように述べている。

　　ここに「テクニック」という言葉がある。この言葉は、明確に説明しよ
　うとすると案外むずかしい。なぜなら、テクニックとは果たして歌うこ
　とにも適用できるものかどうか、簡単には言えないからだ。適用で
　きるとするなら、果たしてどこまで有効なのか、あるいはどこまで有効
　にすべきなのか？　おそらくこのあたりが重要なポイントだろう。生体
　は「技術的に」生きるという能力は持ち合わせていない。技術的な尺度
　を生体に押しつけることは、異星人（エイリアン）と遭遇させるようなものなのだ。テ
　クニックとはつまり生理的な言葉ではないのである。……完璧な歌手と
　は（理想的な話だが）、あらゆる技巧をマスターし、もはやテクニック
　の助けを必要としない段階に到達しているために、発声器官を完全に自
　由に操ることができ、自然の奥深さつまり本質からの衝動に突きうごか
　されて歌うことのできる歌手のことをいう。創造とは、すでに存在する

現実から生み出されるものであって、テクニックに実体はないのである[11]〔傍点訳者〕。

ハスラー＆ロッド＝マーリングは、少なくとも言葉の一般的な解釈においては、「**テクニックなどは存在しない**」と主張している。自己(セルフ)を使うことは、テクニックをすでに持ち合わせていることである。それをわざわざ手に入れようとする必要はないし、自己(セルフ)の使い方に重ねて付け加える必要もない。

しかし、テクニックが存在しないと断定することは、悲観的な誤解を招くことでもある。優れたピアニストから指揮者に転身したある音楽家はこのように言う。「もしコミュニケーションができて、魂(ソウル)と 心(マインド)に何かを持っているなら、秀でたテクニックがなくても演奏することができる[12]」。これは、彼自身は完璧に自己(セルフ)を使えていることを前提としている。指揮者にとって「自己(セルフ)を使う」とは、どのように音楽概念を具現化するかということである。しかし、彼が・ど・の・よ・う・に (how) 生きているかは、彼が・ど・の・よ・う・な (what) 人物かということから切り離せない。つまり、彼の魂(ソウル)や 心(マインド)にあるものは、彼自身の使い方から独立しては存在できないのである。

テクニックの再定義

私はこの章のはじめで、あなた自身はテクニックをどう定義しているのかと問いかけた。ここでもう一度、これまでの考察を踏まえて、テクニックの再定義をしてみよう。

まず、**自己(セルフ)の使い方の応用**として、テクニックを再定義したい。自己(セルフ)の使い方がヴァイオリン演奏に応用されると「ヴァイオリン・テクニック」となり、歌唱に応用されると「ヴォーカル・テクニック」となる。これまでの記述で、自己(セルフ)の使い方についてはもう十分に理解できているだろうか

ら、ここでは簡単にまとめておくことにする。

（1）自己（セルフ）は分割できない。常に、身体（ボディ）、心（マインド）、そして　魂（スピリット）　の統合体として機能している。

（2）自己（セルフ）のあらゆる部分は、あらゆる個々の状況下で、それぞれの役割を果たしている。そして各部分の使い方は、総体の使い方に影響する。

（3）使い方は、機能に影響を与える。だから、機能を変えるためには、使い方を変えなければならない。

（4）使い方は、頭から首、頭・首から背中への関係（＝ダイナミックで常に変化する関係）によって決まる。あなた自身を統合するには、まずプライマリー・コントロールの誤用（ミスユース）を防がなければならない。

（5）このような統合――思考のプロセスと、それと切り離せず常に対応して動く身体的現実との統合――は、人生（日常の生活）への姿勢を決定づけ、必然的にその人の芸術観をも決定づける。

　自己（セルフ）の使い方を応用することで見えてきた、テクニックのさまざまな側面については、のちの章で検討したい。本章を終える前に、さらに２つの疑問に注目しておこう。「良いテクニック」とはどんな特徴をもつのだろうか？「テクニック」を学ばずして、音楽の演奏は可能だろうか？

良いテクニックの特徴

　ネイガウスは、「技術的な困難のために、自身が望むように、あるいは（より重要なことだが）作曲家が望むように、演奏できない生徒」について書いている。[13]

　まず第１に、良いテクニックは、作曲家の意図と音楽そのものの意図を実現する。ネイガウスはここで、演奏家としての基本的な姿勢（音楽に献身するためには自我を消し去ることが必要）を暗示しているのだが、この

とても重要な点については次の章で考えることにする。

　第2に、良いテクニックは、<ruby>考 え<rt>コンセプション</rt></ruby>と知覚的な理解とを結びつける役割を果たす。演奏家は、心の耳を通して何かを受けとめ、理解する。そしてこの概念を具現化し、結果を客観的に評価する。何をどのように演奏したいのかを明らかに示してみせる。自由自在のテクニックとは、つまり、<ruby>自己<rt>セルフ</rt></ruby>の良い使い方と同じものであって、良い使い方は、あなたの感覚認識をより正確なものへと研ぎ澄ましていくのである。

　良いテクニックとは、難しい課題をやりとげる能力ではなく、むしろ、身近な課題を上手にこなす能力である。単純なメロディを完璧に歌える子供は、重要な役柄を下手にしか演じられないプロの歌手よりも、良いテクニックを持っていると言える。このような子供は、経験はあっても欠陥だらけの芸術家より優れた実力派とも言えよう。これについては第22章で考えることにする。

テクニックを磨く ――――――――――――――――― 技術的なワーク

　ロベルト・シューマンの不仲の<ruby>舅<rt>しゅうと</rt></ruby>、フリードリヒ・ヴィークは、シューマンの母親に手紙を書いている。「ロベルトにとっては、冷静に、落ち着いて、考え抜いて、努力して、テクニックを獲得することが、とても難しいようです。それこそピアノ演奏の根幹なのですが」。ヴィークのこの言葉には、テクニックはどのように獲得されるべきかの既成概念が端的に表れている。この見解そのものは間違っていないのだが、しばしば誤解される。前に述べたように、機械的な練習や思慮の足りない方法で、技術的なコントロールを身につけることのみにこだわってしまうと、さまざまな要素をいかに統合するかという現実的な問題はそっちのけになってしまう。

　<ruby>音階<rt>スケール</rt></ruby>やアルペッジョ、エチュードといった、毎日のエクササイズをやめてはいけない——これはテクニックを支えるものだからだ。しかし、単純な動作でも複雑な動作でも、動作の1つ1つに音楽的なひらめきを注

ぎ込むべきである。そうすればテクニックは意味深いものになる。初めから技術的コントロールを追求して、それを薄っぺらな音楽性に応用させてもしかたがない。あなたの本来の音楽的表現と、ヴィークの言う「純粋で正確、滑らかで明確な、印象深くエレガントなタッチ⁽¹⁵⁾」のための努力とを切り離して考えてはいけないのである。

冷静で落ち着いたワークは——これはつまり 抑 制 と 方向性を意味する——常に高い成果を上げるものである。 抑 制 とは、生きるための実践的なテクニックであり、机上の空論ではない。動作の中身を、薄めるのではなく、充実させながら、「考え抜かれた態度で練習しなさい」というヴィークの忠告は、現実的だしまったく正当なものである。音階やアルペッジョが音楽的である必要はない。

ネイガウスはこう書いている。「私のかけがえのない先生、レオポルド・ゴドフスキ（アントン・ルビシテイン以後の偉大なヴィルトゥオーゾの1人）は、自分は（もちろん嘘ではなく）音階の練習をしたことがないと言っていた。しかし彼は、それまで聴いたこともないような輝きと均質性とスピード、そして美しい音で音階を弾いた⁽¹⁶⁾」。さらに、「天から才能を授かった人間は、鍵盤に触れたり、弓を弦に乗せたりする以前に、音楽が頭脳と生命を満たしている」とつづっている⁽¹⁷⁾。

この最も重要な点についてはこのあとの章で考えていきたい。次章からは、もっと具体的な実践法を——自己の良い使い方とあなたの音楽性の助けを借りて、技術的な問題を解決していくための具体的方法を——紹介していこう。

第 16 章
日々の練習

心構え

　音楽家にとって、日々の練習は、いま自分が直面している問題を解決するために行なうものと言える。しかし前章で説明したように、練習は機械的になりがちで、その問題の本質がどのようなもので、どのように解決すべきなのかわからないまま練習している。「問題は決して答えと離れたところにはない」とブルース・リーは書いている。「問題とはすなわち答えなのである。問題を理解することが解決につながる」。効果的な練習をするためには、最初に、問題を分析することが必要なのである。

　アレクサンダーは、問題の分析と改善策について、独自の考えを持っていた。彼はいろいろな問題について、その原因と解決法をそれぞれ個別に理解し、同時に、すべての問題に共通する根本的な特徴も見逃さなかった。それは結局のところ、ずさんな感覚認識によって自己全体の誤用が起こっているということであり、それは音楽家の日々の練習の目的（何をwhat）と方法（どのように how）と直結している。手段が直接、結果を左右するのだから、まずは、方法から検討していくことにしよう。

「1 つの練習を通じて基本的な原則を学ぶことのできる人は、すべての練習をこなしたのと同じことを学んだことになる。しかし、ただ単に練習するだけの人は、**永遠に**練習の方法を学び続けなければならないだろう」とアレクサンダーは言った〔傍点訳者〕。つまり、同じ練習でも、原則に従

った練習と、無計画な練習との、2つのやり方があるということである。

　音楽の教師なら誰でも、どんなに明快に教えても、またどんなに易しい練習であっても、自分に何を要求されているのかわからない生徒がいることを知っていると思う。そういう生徒は、教師の指導を落ち着いて聞くことができず、教師がやってみせる手本を見ることもできない。教師が話しているのに、演奏を続けて邪魔をしたり、教師が手本で示したいところと関係のないところに注目したりする。教師が右手の正しいテクニックを見せているのに、わざわざ教師の左手を見ていたり、教師が生徒自身の頭と首について説明しているのに、手と腕に意識がいったりする。そういう生徒は、自分の問題点とその解決法についての思い込みを持っていることが多い。思い込みがない場合でも、新しい情報を吸収するためには「集中」しなければいけないと思って（感じて）いて、集中しようと頑張ればがんばるほど、新しい情報を吸収できなくなっている。生徒によっては、ふだんやっている練習でも、教師が何か指示を与えたというだけでパニックに陥る人もいる。

　不注意、過剰な意気込み、暗譜の心配、失敗することへの恐怖、既成概念、焦り、躊躇（ちゅうちょ）——そのようなもので頭がいっぱいになった生徒は、レッスンでも、もっと大切な家での練習でも、間違った演奏に終始してしまう。どんなレベルの音楽家でも（時には1人の教師から）長年にわたってレッスンを受けていくものだが、このような状態では、本来は練習で得られるはずの恩恵を得られないまま、日々の練習を続けていくことになる。それどころか、間違った練習の影響で、本来なら恩恵になるはずのものが有害なものになってしまうのである。**はじめから健全な練習などない。練習は、実行する方法次第で健全なものであるかどうかが決まるのである。**

　練習に対する不健全な態度というのは、なにも初心者に限らない。エンド・ゲイニング〔結果（エンド）ばかりに気をとられること〕は習慣的な行動のいたるところで起こっているのである。パブロ・カザルスやニキタ・マガロフなどのマスター・クラスの映像を見ると、実績のあるプロの演奏家が、ひとたび学習・練習の場に置かれるといかに頑固なものかがよくわかる。いわ

ゆる上級クラスの生徒やプロの演奏家のほうが、初心者よりも良くないこともあるのだ。

「技術的な進歩という観点では、最初のレッスンを受けにきた生徒だけが〝初級〟であるとは限らない。……長年勉強しつづけている歌手でも、その多くは依然として初心者と言える。そういう歌手は、初心者の域から脱することはできないだろう。彼がもともと持っていた間違いが、長年の機械的なトレーニング法のせいで、ますます悪くなっているからである」（コーネリアス・L. リード[3]）。

リードの言う「技術的な進歩」は人間の活動すべてにあてはまる。アレクサンダーは次のように書いている。「本質的な変化は、未知のものとの触れ合いから起こる。……ゆえに、［生徒が］過去に経験した（知ってしまった）ことは役に立たないばかりか、邪魔になるのである[4]」。別のところでは「他に何もやることがなくなった人は、これで良いと思うのだろうが、上級の生徒やプロの演奏家には、ますます大切な、やるべきことが溢れ出てくるのだ！」とも書いている[5]。

生徒は、すべての練習を正しく実行しようとするために、かえって壁（バリア）をつくってしまう。良い教師とは、その壁を取り除くためにできるだけのことをするものである。だから、すべての音楽教師は心理学者でなければならない。技術的な知識だけでなく、忍耐、ユーモア、創造力、巧妙さなどが必要である。

さて、そろそろ原則について学ぶ準備ができたようである。アレクサンダーは言う。「ねばりづよく意識的なコントロールをしようと思ったら、決めた行為を実行することより、それと向き合う心構えについて考えることを優先すべきだ。行為の実行だけでは物足りない結果に終わる。実行の態度によって、より望ましい結果が出るのである[6]」。

16

日々の練習

日々の練習と自己（セルフ）の使い方 ......

　それでは、原則にしたがって練習する準備ができたことにして、先に進もう。心を開いて、落ち着いた態度で練習に臨むこと。それと同時に、**すべての練習を、1つの例外もなく、自己（セルフ）の総体的なコーディネーションのもとに実行すること**。「どんな練習も根本的には同じである。演奏する時の動きは、その奏者がいつもしている自己（セルフ）の使い方、習慣的な態度と切り離せない」とアレクサンダーは書いている（7）。

　まず自己（セルフ）の総体に〈方向づけ〉をし、そしてその方向性（ディレクション）を常に意識しながら、すべての練習を実行する。たとえば、私がチェロの生徒に左手のアーティキュレーションの練習をさせるときに必要なのは、次のようなことである。

　（1）恐れや既成概念にとらわれない態度。

　（2）プライマリー・コントロールの誤用（ミスユース）を避けるために、頭、首、背中、肩、腕、脚、足の使い方に十分な注意をはらう。

　（3）練習をしているさなかの生徒の視覚、聴覚、呼吸、そして会話の能力を確認し、生徒の「間違った集中」を回避する。

　（4）その練習で要求されている、左手の適切な使い方。トータル・コーディネーションを高めるために、生徒が左手の練習をしている時には、右手を使うように（その逆も）要求する。両側性転移の力を生かすためである。

　さらに、リズムをコントロールする力と、音楽を前に進める推進力は、音楽家のトータル・コーディネーションをもっと必要とする。すべての練習は**リズミカル**に演奏されなければならない。

　こうなると、練習とはかなり入念な修練のように思えるだろうが、こうした厳しい練習でこそ、その真価を勝ち得ることができるのである。原則に忠実に練習を行なっていれば、練習している動作だけでなく、その他の

一般的な動作にも、有害な影響はないはずである。ロベルト・シューマンが手の使い方を改善しようとして取り返しのつかない傷め方をしたことは前にも述べた。しかし、身体の特定の部分を使う練習であっても、自己の総体的な使い方に注意をはらいながら行なえば、こうしたアクシデントは避けることができるはずである。

原則に忠実に練習を行なっていると、普遍的で、一度できてしまえばすべての行動につながっていくような、クリアな思考と自己の良い使い方を身につけることができる。たとえば〈モンキー〉の原則を学んでしまえば、〈ランジ〉や〈囁く "アー"〉を学ぶことはずっと簡単になる。楽器を演奏したり、歌ったり、指揮をすることも同じである。「原則を応用して1つの動作を実行できたとき、あなたはすでにもっと多くのことをマスターしているだろう」（F. M. アレクサンダー[8]）。

リズムについて

アレクサンダー自身は特にリズムについては言及していないが、パトリック・マクドナルドは、アレクサンダーが発見したこととして、次のようなことを紹介している。「人間には本来、生体のメカニズムを発動させるために、リズムの感覚が備わっているはず」だが、「ほとんどの人の中でその感覚が歪められてしまっている」。それゆえに、「さまざまな精神的・身体的な病気や、不健康な状態」が生まれているのである[9]。

呼吸や循環機能、セックス、歩行など、すべての働きは、健康な自然なリズムをもっているのである。

良いリズムは、自己の使い方とその機能を改善する。逆に、良い使い方はリズムを改善するものでもあり、この2つはお互いに影響しあっているのである。ぎくしゃくとした不自然なアクセントのついた動きは、決して自由とは言えない。リズムのコントロールは、自由な演奏のための第1条件なのである。名指揮者ハンス・フォン・ビューローは言った。「音楽

家のバイブルは次のような言葉で始まる──〝初めにリズムがあった〟[(10)]。

　リズムのコントロールについて語るとき、メトロノーム的な精度を除外するわけにはいかない。正確さは、良いリズムの核となる。私も、メトロノームは音楽家の真の友になりうると思う。しかし、メトロノームに合わせて演奏することは、鏡に自分を映してみることに似ている。鏡はあなたがどう見えるかを示してくれるが、あなたを美しくしてくれるわけではない。たとえば、姿勢を変えてみたとき、鏡があれば、あなたはその違いを認識できるかもしれない。それと同じで、メトロノームがあなたのリズムを正確にしてくれるわけではないが、注意深く聞くことで、リズムが正しいかそうでないかを判断できるのである。

　完璧なリズムは正確さだけでなく、エネルギーやダイナミズムや推進力（＝先へ先へと進む力。音楽家がよく言う**フォワード・モーション**）を含む。フォワード・モーション（forward motion）を言葉で説明するのはとても難しいのだが、これは音楽の質的な問題であって、たとえば足でリズムを取りたくなったり、指揮をしたくなったりさせるものでもある。ネイガウスは、リヒテルの演奏のリズムについて、ゲーテを引用して次のように述べている。「あなたは自分で前に進んでいる〔プッシュしている〕と思っているかもしれないが、実は進まされて〔プッシュされて〕いるのである」[(11)]。フォワード・モーションは音楽を魅力的にする。メトロノーム的な正確さに欠けていても、リズムに活力を与えるのである。

　多くの演奏家が、音楽のリズムをわざわざ歪めたり、不適切な技術に対応しようとする練習を続けている。新しい曲に取り組む時などは特に、簡単なパッセージでは速くなり、難しい箇所では遅くなりがちである。譜読みや指使い、音づくりに「集中」している段階だから、「リズムは重要ではない」と思うかもしれない。しかし実際には、難しい箇所というのは**良いリズムによって克服できる**のである。すべてはリズムから切り離せないのである。良いリズムは、演奏家が自由に演奏するための道具＝ミーンズ・ウェアバイであり、それを無視してしまうと、エンド・ゲイニングになる。

最も単純な練習と最も複雑なパッセージこそ、常にリズミカルに演奏されなければならない。ハスラー＆ロッド＝マーリングは次のように述べている。

　筋肉のリズム感覚を目覚めさせることで（生体のすべてがそうであるように、筋肉も本来リズミカルなものである）、深層にあるエネルギーが解放され、動きに自由さと落ち着きが出てくる。命にはリズムが不可欠であり、リズミカルでない筋肉の動きは、常に邪魔者である。リズミカルでない練習は確実に筋肉を劣化させていく。プラトンが定義するように「リズムが動きを支配する」のである。[12]

　難しいパッセージを指定のテンポ通りに弾けないときは、いくつかの練習法がある。①テンポを遅くする。②パッセージを単純化する。③全体のテンポは変化させず、変えられる部分のみ若干スピードを落として演奏するなど（③については第20章で説明する）。①〜③のどれでも、そのパッセージは完璧なリズムで演奏されるべきである。そうでないと、身体の動きをコントロールすることができないからだ。

　ハスラー＆ロッド＝マーリングは、「リズムと自由な機能」と「音楽性」との関係を次のように述べている。「発声器官が完全に健康なときには、リズムに管理されているので、スピードと柔軟性のどちらも持っている。よほどの才能に恵まれた歌手は別として、単純なフレージングならば、発声器官が身体的・生理的に正しく働けば、その結果として自動的に生まれてくるものである。その状態が良ければ、歌手の創造性を刺激することにもなる」[13]。

　つまり、良い使い方とは本質的にリズミックなもので、それ自体がまさに音楽性の根源なのである。前章でも指摘したように、これはとても重要なポイントなので、次章で再検討する。

楽器を使わないリズムの練習 ··

　演奏しているとき（歌っているとき／指揮しているとき）の動きは、その演奏家がリズムをコントロールできているかどうかをはっきりと表している。たとえば、連続するシンコペーションのとき、演奏家によっては、身体が上下に動いたり、身体を縮めていったり、鼻で息をする雑音をさせたりすることがある。足を鳴らしたり、首を振ってリズムを取ろうとすることも、不適切なリズムの表れである。このような動作は、活き活きしたリズムとはまったく別のものであって、むしろ、内面のリズム感の無さを埋め合わせようとしているにすぎない。こうした動作は、他のすべての補正のメカニズムと同様、解決すべき問題を示しているという点で役に立つと言える。

　自己（セルフ）の使い方を変えることでリズムを改善する、２つの方法を提案しよう。第１の方法は、リズムを声を出して読みあげる能力と関連している。音楽の拍（拍動）・拍子・リズムの違いを理解し、はっきりとした序列でもってこの３つが関係しあっていることを理解することが必要である。第２の方法は、楽器を演奏する際の、リズムの持続力と精密度に関するものである。旋律線をもとに音楽の拍（拍動）を分割する能力と、リズムの変化を予知する能力が必要である。

　まず、リズムを楽器から切り離して考えてみよう。

（１）上向きに考えながら、両足を少しだけ離して〈ランジ〉をする。〈上向き思考〉をすることで、全体としてコーディネートされた状態でいられることを忘れてはいけない。

（２）上向きに考えながら、右手の指で、一定の拍を、適度な速さで鳴らしてみよう。この拍は、あなた自身が持っている拍動を表している（音楽学者は、リズムとその関連語を明快に定義づけできていない。私の定義は、

哲学的というより実践を目的としたものである）。

（３）上向きに考えながら、指を鳴らし、さらに腕を使って拍子を示す。つまり、拍をグループ化するのである。たとえば４拍子（１小節に４分音符が４つ）なら、まず①腕を下へ降ろし、それから②左へ振って、さらに③右へ振り、④上へあげて、といったふうに。

（４）上向きに考えながら、右手の指を鳴らしながら右腕を動かし、さらにリズムをはっきりと声に出す。これによって、拍をさらに分割して再編成するという作業ができる。リズムを声に出す時には、発音しやすい音節（「タン tam」とか「タッダン taddam」など）を使うと良いだろう。

この練習は単純そうに見えるが、簡単には上手くいかない。

- ・あなたが刻んでいる拍は、どのくらい安定しているだろうか？
- ・指を鳴らしたとき、あなたの手首と腕はどうなっているか？
- ・右腕を動かしているとき、頭 - 首 - 背中はどうなっているか？
- ・右腕はどのように動いているだろうか？（重たそうに／軽々と、自信なげに／堂々と、など）
- ・そしてその時の左腕は、硬くなって（固まって）いないだろうか？
- ・何かを言いながら、一定の拍動を感じ続けられるか？
- ・何かを言いながら、頭を自由に動かすことができるか？
- ・複雑なリズムを読みとろうとした時には、どうなっているか？

この練習では、多くのことを、ある序列に従って、すべて一緒に、あるいは次から次へと、こなさなければならない。上向きに考える；指を鳴らす（拍）；腕を振る（拍子）；声に出す（リズム）。リズムは最後に達成されるもので、上向きに考えながら明快な拍と拍子を生み出せば、それに続いて自然に達成されるのである（ミーンズ・ウェアバイ）。結果にこだわれば、手段が無視されて、結局、期待する結果は生まれない。この練習を友人とやってみるのもよいだろう。誰かが苦労しながらやっているのを見

ることで、あなた自身が体験するだろう苦労や誤用^{ミスユース}をそこに見ることができるだろう。

　日常のすべての行為で、上向きに考える能力を洗練させていこう。おしゃべりをしたり、動いたりするのと同時に、しっかりと安定した拍を持続できる能力を高めよう（友人と練習するなら、わざとお互いにエンド・ゲイニングに陥るように仕向けて、拍をおろそかにさせるようにするのもよいトレーニングになるだろう）。次は、何かを声に出して言ったり動いたりしながら、拍と拍子の両方を持続できる能力を高めよう。この練習を続けていくと、リズムを**感じとり**やすくなり、心の耳でリズムを聴きとることができるようになる。そうすれば、頭・首・肩・背中・脚・足を誤用^{ミスユース}することなく、正確なリズムとフォワード・モーションの伴った演奏（歌唱／指揮）ができるようになる。

　譜例 16-1 では、この練習に使えるさまざまなフレーズを紹介している。これらのフレーズはすべて、もちろん、無限に変奏が可能であって、ここでは一例を示しているだけである。最後の譜例∫（248 頁）はチェロの曲で、特に左手の複雑なリズムと、難易度の高い技術を要求するものである。これまで説明してきた原則に従って、楽器を使わずに、まずリズムをマスターするようにすれば、リズムを無視したり歪めたりせずに、確実にこのパッセージの技術的な困難を克服することができるだろう。明確なリズムこそ、このような困難を克服できるのである。

譜例 16-1

a　声を出さずに上向きに考え、〈ランジ〉（両足の間隔は狭く）をして、右の足をわずかに前へ・外向きにする。右脚の膝はわずかに曲げ、左脚はまっすぐにする。

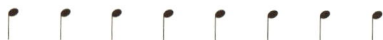

b　右手の指で拍を刻む。

c　右腕でもって拍をグルーピングする。

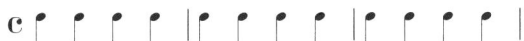

d　1つのリズムを加える（一定の、あるいは変化のあるリズム）

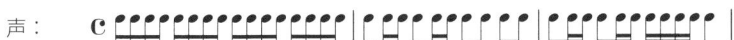

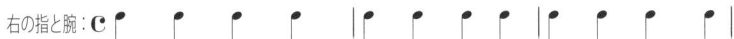

声：

右の指と腕：

e　シンプルなメロディを1つ選び、そのリズムを声に出して読み上げる。ステップを加える。メロディを歌わないように。

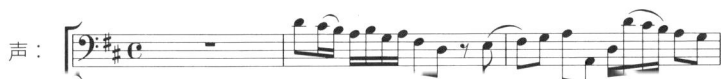

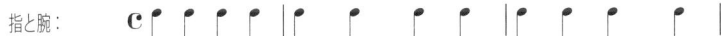

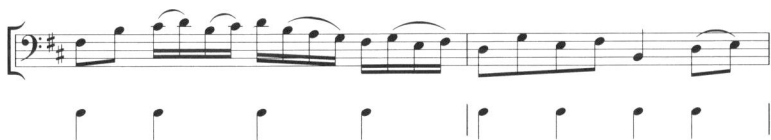

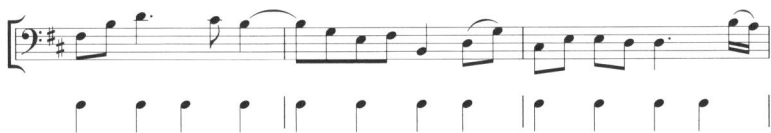

声：

指と腕：

ドメニコ・ガブリエッリ《2台のチェロのためのカノン》

16

日々の練習

f　下の譜例を読み上げてみよう。〈上向き思考〉を失わず、拍と、このパッセージの拍子を感じながら読み上げることができるだろうか？　1拍を2つに分割した形で指を鳴らしてみよう。ただし基本の4拍子を示す（下・左・右・上）ことは忘れないように。

声：

指と腕：

（下、　下、　左、　左、　右、　右、　上、　上）

同様に

バッハ《無伴奏チェロ組曲 ニ長調》BVW1012 より〈アルマンド〉

楽器を使うリズムの練習

もう1つのマスター法は、楽器を弾くことと、何かを声に出して言うことを同時に行なうリズム練習である。歌手や管楽器奏者ならピアノを使って勉強することができる。原則を身につけることができれば、もう何かを言う必要はなく、歌いながら（管楽器を吹きながら）でも練習できるようになる。

演奏家は往々にして、リズムの明確さや活き活きした活力を持っていないのをカバーするために、自己（セルフ）を誤用（ミスユース）してしまう様子は前に記した。楽譜を見ると、確かに誤用（ミスユース）を招きやすいいくつかの難所が見つかる。難所とは、長い音符や、付点のついた音符、タイ、短い音符の連なりの前後にくる長い音符、などである。

長い音符とは何拍かが連なったものや、ゆっくりとしたテンポでの1拍などで、演奏家は頭・首・両腕・両脚・両足を使って音符をカウントしようとするので、自己（セルフ）を間違って使ってしまいがちである。身体を揺り動かしてカウントすると、演奏技術や音づくりを歪めてしまう。それよりも、音符の長さを**感覚的に**つかむようにするか、**知的に**（メンタル）頭の中でカウントするほうがいい。そのように感じとられたリズムこそが、技術と音づくりを支えるのである。

その他の難所も同じことがあてはまるので、応用してほしい。それをマスターする具体的な方法は以下の通りだが、あなたの想像力しだいでどんな変奏も可能であることはもちろんである。

譜例16-2（250-253頁）には、その取り組み（プロシージャー）がすべて示してあるので参考にしてほしい。

まず、長く、ゆっくりとした音階（スケール）を弾く。

　もう１度始めから弾いて、長い音符では１拍目に続いて、声を出して拍を刻む。発音しやすい「タン tam」とか「パン pam」といった音節を使って、はじめの子音をはっきりと発音する。子音のあとの母音は長く伸ばし、柔らかい「m」の発音で終える。この発音の質感は、あなたの演奏に影響するだろう。説得力のある、自信に満ちた発音で、しかしうるさくならないように。

　クレッシェンドやディミヌエンドを使ってみる。

　２拍目や４拍目を強調したり、３拍目だけ強調したり、いろいろ試してみる。

　ステージに立っていると想定して、声を出して何かを言うことも、演奏も、どちらも音楽的メッセージが届くよう試みてみる。

　さて、音階（スケール）を他のスピードやリズムで弾いてみよう。

　そして声では、裏拍などの内的な拍や、細かく分割した拍を刻んでみよう。決して、すべての拍を声に出すことはしないように。

　弾いている拍と、声で刻んでいる拍を途中で入れ替えてみよう。こうすると、あなたのリズムの構成力が正確に、ダイナミックになる。

譜例 16-2

a　沈黙したまま〈上向き思考〉をして準備する。

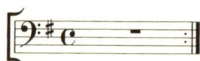

b　シンプルな音階（スケール）を中ぐらいの速さで演奏する。

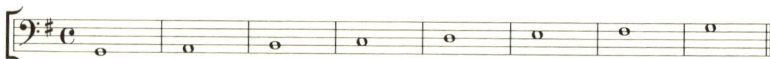

c　同じ音階を演奏する。ただし、以下のような裏拍を声で刻みながら。

d　同じ音階を、少しだけ速く、意識的にリズミカルにしてみる。

e　違う拍子にし、速度も変えてみる。

f　声で刻んでいる拍に、少し遊びを加えてみよう。

g　あなたのレパートリー曲から任意のパッセージを選ぶ。各フレーズの出だ
　　しや、長い音符のところ、付点のついた音、タイでつながれた音の箇所に
　　声の刻みを加えて、演奏の助けにしてみよう。

シューマン《チェロとオーケストラのための協奏曲 イ短調》Op.129

h　リズムをもっと複雑にして続けてみる。上向き思考は保っているだろう
　　か？

i 音階や、あなたが選んだパッセージをもう一度演奏してみよう。今度は、声に出して拍を刻むのではなく、頭の中で拍を刻んでみよう。また、頭、首、両肩などで拍を刻んでみよう。

ボッケリーニ《チェロとピアノのためのソナタ イ長調》第1楽章

　では次に、あなたの楽器のための曲を選んで、パッセージを1つ取り
だして弾いてみよう。声は、メトロノームのような正確さで、長い音符、
付点つきの音符、タイで結ばれた音符を担当する。この声の力を借りて、
レガートやソステヌートも演奏できるようにしよう。長い音符から短い音
符へ移る準備としても、声で刻む拍は有効である。メトロノームと同じく
らい、いやそれ以上に上手く、声を活用しよう。メトロノームと違って、
あなた自身の創造力と活力を生かせるのだから。声で細かく拍を分けて刻
むと、適度なルバートを計る助けになり、規律と自由の両方を備えたルバ
ートが演奏できる。

　ここでもパートナーと一緒に練習することをお勧めする。あなた（とパー
トナー）は、正確なリズムを刻もうとして、顔・頭・首などさまざまな
部分を間違って使っていることにすぐに気づくだろう。〈上向き思考〉が
できて、楽器を弾くことと声に出すことが同時にできるようになれば、ど
んな時でも上向きに考えることをおろそかにしてはいけないことが身にし
みてわかるだろう。声を出すには、唇・舌・あごと発声器官**だけ**を使えば
よいのであって、頭と首は要らないのである。原則に従って練習すれば、
やがて心の耳が声に取って代わる。そうすれば、あなたの楽器の演奏に必
要な、最小限のテクニックだけで、無駄に身体を使うことはなくなり、正
確なリズムとフォワード・モーションのすべてがマスターできたことにな
る。

　内的なリズムをマスターするまでのあなたの動作は、テクニックの未熟
さを表すものだった。しかし、ひとたび内的なリズムをマスターしてしま
えば、あなたの演奏動作は、自由に、音楽的な解釈にしたがって演奏して
いることを明らかに示すものとなるだろう。これについては次章に詳しく
記したい。

正しい繰り返しと間違った繰り返し ································

　繰り返しは、日々の練習で重要な役割を果たしている。1つのエクササイズを繰り返し練習したり、曲の中では、フレーズの繰り返しや、まとまった部分や楽章全体を繰り返すこともある。しかし、誰にでもわかることだと思うが、間違いを繰り返すことは、必ず悪い結果をもたらす（ただしそれには下記の3つの例外がある）。また、何か良いことを繰り返すのは、必ずとは言えないが、良い結果をもたらす可能性がある。間違いにしろ良いことにしろ、日々の練習では、繰り返しは細心の注意をもって扱わなければならない。

　間違っていると知りながら繰り返してしまうのをやめるには、実際に自分がいま何をしているのかという自覚を高めるほかない。あなたが私の前でチェロを弾いたとする。私は、あなたがいつも同じ弓使いの時に、右肘を上げて萎縮させてしまっていることに気がつく。おそらくあなたは、そのように自分を間違って使っているとは、まったく気づいていない。私は、もう一度演奏するように頼んで、あなたの注意を誤用（ミスユース）に向かせる。これが、誤用（ミスユース）を解消する最初のステップである。だから、間違いを繰り返すことは、有益であり、必要なこととも言えるのである。

　わざと間違いを繰り返してみると、何が正しいかを理解する能力を養うことができる。右腕を正しくゆるめて使えるようになったあと、私はもう一度、間違ったやり方で演奏するように頼む。すると正しいやりかたと比較することができるので、何が正しいのかがはっきりと確認され、結果として簡単に正しいことができるようになる。

　それでは、別の状況を考えてみよう。あなたは、間違いをおかすことを恐れている（音符を弾きそこなう、あるフレーズのクライマックスで音をはずす、音が大きすぎてしまう、など）。間違いを恐れるあまりに、あなたは自己（セルフ）を間違って使って、悪い結果をもたらしてしまう。私はあなたに、**わ**

ざと間違えるように頼む。そうすれば、あなたは、恐怖心のために起こる誤用^{ミスユース}から解放されるかもしれないのである。

ここまで繰り返しの有効活用について３つのパターンをあげたが、これはあくまでも例外である。ふだんは、進んで間違いを繰り返すようなことはしないほうがいい。悪い習慣が身についてしまうだけだからだ。「失敗は成功のもと、などという言葉を信じる者もいるかもしれない」とアレクサンダーは意地悪く言う(14)。パトリック・マクドナルドは、この有名なことわざを次のように再解釈している。「まず、失敗する、二度と繰り返さない、少なくとも同じ方法では(15)」。

ハイフェッツの伴奏を務めたピアニストのアンドレ・ブノワは、間違いを練習しないことの大切さについて、興味深い話を語っている。ハイフェッツははじめ父親からヴァイオリンを習ったのだが、その父親が毎日の練習も監督していた。ブノワの話は次のように続く。

　　ハイフェッツは、１音たりとも間違った音程を弾くことを許されなかった。寸分違わないやりかたでなければ、弓を使わせてもらえなかった。練習が終わるやいなや、ヴァイオリンは、彼の手の届かないところへ隠されてしまうので、練習時間中にマスターしたものをあとで復習するような機会は与えられなかった。そのために彼は後戻りすることなく、確実に前進した。彼は飛躍的に進歩し、９歳になるころには（３歳から始めたのだが）、ヴィルトゥオーゾとして完成されていた(16)。

正しいことでも繰り返さないほうがいいという意見もあるが、あまり説得力がない。しかしバスケットボールのコーチで禅の指導者でもあるヒロヒデ・オガワは次のように述べている。「人間は、まったく同じことの繰り返しによって、人間ではなくなってしまう。同じ場所から何度もシュートを繰り返す練習は、朝の８時から夕方の４時まで同じ場所にねじを締め込んでいくようなものである。違うスタンス、違うポジション、違うボール、違う選手。わかったら、さあ、始めよう！(17)」

　動作や 音〔サウンド〕 はほとんどが不完全なものだ。だから、どの動作もそれま
でとは違う方法で試してみたほうがいい。しかし、同じ動作を繰り返した
ほうがいいと判断したら、いつも創造力をフルに働かせて、変化をもたせ
るよう心がけよう。リズム、速度、アクセントの付けかた、インテンシテ
ィ〔感情の深さや濃厚さ〕、調性〔トナリティ〕など、変化をつけられる要素はたくさん
ある。練習の本質的な目的からそれずに、外側の形だけに変化をもたせる
のである。

　あなたは時々は、健康的で、自然で、満足感のある、本来在るべき、**正
しい動作で演奏できる時もあるだろう。**しかし、「正しいことをする」こ
と自体が、問題を引き起こすこともあるのだ。正しいことをもう一度やり
たいという誘惑にかられるからだ。アレクサンダーはこの現象を、「心の
中の悪魔の微笑」という（不可解でしかし挑発的な）言葉で説明している。
正しいことをもう一度味わいたいとは、**決して**思わないことだ。なぜなら
それは、さまざまな感覚が協調して働くプロセスを味わいたいのではな
く、プロセスの結果を感傷的に求めているだけのことだからである。「あ
なたがそうしたいと望む経験はプロセスの中にある」とアレクサンダーは
言う。「あなたがそういう経験をすでに持っているなら、手放してしまお
う。新しく獲得すればいいのである。持ち続けていては、望みのものは手
に入らない」(18)。

練習で安心を得るためには ………………………………… 信頼性とコントロール

　1つのパッセージを何度も繰り返すのは、そのパッセージを身体の組織
に記憶させるためである。それができれば、演奏のさなかであっても、あ
なたの脳からは、指令に応じて、易々としかも確実にこの記憶が呼び起こ
されるからである。しかし、エンド・ゲイナー〔結果だけを性急に求める
人〕にかかると、この非常に合理的な目標（筋肉に信頼できる記憶を植えつ
けること）と、それを達成するためのメソッド（毎日の繰り返し練習）の両

方が、テクニックも音楽性も損なうことになってしまう。

　まず、ゴールについて考えてみよう。明快さ、正確さ、信頼性、これらすべてが、演奏家のテクニックには望まれる。しかし、機械的な正確さだけを目指す演奏家は、本来の演奏とはまったく逆の方向へ向かってしまう。ヴィルヘルム・フルトヴェングラーは次のように述べている。

　　正確に演奏することに反対はしないけれども、「ひらめき」という演奏にとって最も重要な瞬間を消しさってしまうものでもある。……（**永遠に終わらないのでは**と感じられるような）長時間のリハーサルができれば理想的と思われるかもしれないが、実は、指揮者のテクニックに必要な繊細さを損ない、結果的に演奏の質も落ちていく。……同様にオーケストラも感性がにぶくなり、ひらめきの乏しい、お定まりの職人的な演奏になる。……即興の真髄や創意工夫も失われてしまう。即興とは単なる偶然の産物ではなくて、演奏に要する創造力の源なのである。[19]

　フルトヴェングラーの言う、時間をかけすぎたリハーサルとは、まさに繰り返しの多すぎる練習のことである。ここで、安心**である**ことと、安心**だと感じる**ことの違いをはっきりさせておきたい。多くの人が満腹感を感じるのは、たいてい食べ過ぎた時なのだが、それと同じように、テクニックの面で安心できると感じるのは、練習しすぎた時だけなのである。これは錯覚にすぎず、〈ずさんな感覚認識〉の例とも言える。本当にコントロールできている時は、まるでコントロールしていないかのように思う時なのだ。アレクサンダー・テクニークの教師は、人間の総体としてのコーディネーションに注目し、それがすべての行動の基礎となるように指導する。それが結果として、あなたの演奏のその時々のさまざまな要求に応じられる原則となるのである。

　同じパッセージを何十回、何百回と練習する人もいる。確かに機械的な面での信頼性は、望むべき、また達成すべきゴールではあるが、そんなに執拗な練習が必要だろうか？　アレクサンダーはそうは考えなかった。

猫は、純粋な本能から初めてのジャンプを試みたり、自分の力や正確な距離感をはかったりする。人間も同じことをできないはずがない。意識的にコントロールされた知性を使い、本能に近い体験をすることによって、肉体的に苦痛の少ない、わずかな繰り返しだけで、自分の力を、定めた目的に向かわせることができるはずである。それが「練習」である。[20]

　根拠もなく同じパッセージを繰り返し練習するのは、コントロールしたいという（際限もない）欲求の表れである。これこそ、結果と手段の関係を示す興味深い実例なのである。知的に、効率よく練習できれば、最小限の努力で困難は克服できるはずである。

　ここで、3つの疑問が湧いてくる。どのくらいの練習時間をとるべきなのか？　いつやめるべきか？　そして、練習中の時間配分はどうすべきか？

　最初の2つの疑問は、次の項で考えることにしよう。3つめの疑問については、人によってさまざまなニーズがあり、すべての演奏家に共通するような答えはない。しかし後の「練習の目的」と「交互に行なうこと、継続すること、持久力」の項で、多少のヒントは得られると思う。

練習時間の長さ

　教育的な観点に立てば、練習のしすぎは、練習不足と同じくらい有害なことは明白だ。しかし、あらゆるレベルの演奏家が、絶え間のない練習、時には1日8時間以上にも及ぶ練習があたりまえだと思っている。そのような練習時間を短縮するには、どうしたらいいのだろうか？　パデレフスキとシュナーベルを育てた19世紀後期の偉大なピアノ教師の1人、テオドール・レシェティツキについて、ハロルド・ショーンバーグが次のように書いている。

レシェティツキは、「長時間の練習は有益だ」というのは偽りだと非難した。自分の生徒が6時間とか7、8時間も練習することなど、彼は考えもしなかっただろう。「練習が長時間になると、機械的にならないわけはない。自分の演奏をしっかりと聴いて、すべての音を侮らず、厳しく評価をくだしながら練習するなら、せいぜい2時間か、長くても3時間の練習が限界である」(21)。

　レシェティツキの教授法の秘訣は（秘訣があるとしたらだが）、生徒自身に、自分の演奏、奏でられている音をよく聴くようにさせたことだろう（これを上手に教えられた教師は少ない(22)）。

　長時間にわたって注意力を保ちながら自分自身の演奏を聴くことは、実際、不可能であって、毎日の練習を考えてみれば明白な事実である。「何事においてもそうだが、練習には適度の努力が必要なことを忘れてはいけない。練習が終わったらリラックスしなければいけない」とヴァイオリニストのお手本であるヤッシャ・ハイフェッツは言った。「もし1日に6時間も練習したら私は何も進歩しなかっただろう……1日に3時間練習したとしても、通して続けたりはしない。リラックスするために何度も休憩をとる」とも言った(23)。

　1日にほんの何時間かの練習ですむのはハイフェッツならではのことで、並みの才能しかない演奏家が彼のようになるためには、もっと努力しなければならない。そう考える人も多いだろう。しかしこれはまったく的はずれな考えである。ハイフェッツは自分の才能を存分に生かしたのである。あなたが唯一彼のまねをできるとすれば、たとえどのようなことにでも、あなたの才能を存分に生かすことだけである。ハイフェッツはヴァイオリンにおける自己の良い使い方の模範だが、楽器を離れても、自己の使い方を知っていた。良い使い方は、信頼できる良い感覚認識を養う。それは、あなた自身を正確に聴く能力であり、緊張感、努力、そして動きの具合を推し量る能力でもある。アレクサンダー・テクニークの助けをかりな

がら、自己（セルフ）の使い方を洗練していこう。そうすれば、もっと効率のよい練習ができるようになるし、そこから才能も開花していくだろう。ハイフェッツが練習で得た結果ではなく、ハイフェッツの練習法を目指そう。

　ハイフェッツは、日々の練習でたびたび休憩をとった。休憩をとること自体はとてもいいことである。しかし毎回の休憩中に「自己（セルフ）の使い方に働きかける」ことで、ただの休憩を、健康的な習慣に変えることができる。休憩のあいだの自己（セルフ）への働きかけを、さらに次の練習に生かすことができたら、なお良いだろう。

　効率よく練習するということは、いつ練習をやめるかを知っているということである。つまり、1つの練習から、いつ次の練習へ移るか、いつ休憩をとるか、そしてその日の練習をいつ終えるかを知っているということである。動作を身体にはっきりと記憶させたいのなら、9回パーフェクトに演奏できても10回めに失敗して全体のバランスを崩すよりは、5回続けてパーフェクトに演奏するほうがよい。また、完全に疲れてしまってからではなく、疲れを感じ始めた時に、その日の練習をやめるのがよい。

　練習であなたのベストを尽くすために、ベストのコンディションを創ろう。そして、一度それを達成できたら、それを捨てよう。アレクサンダーの言葉を思い出そう。「あなたがそうしたいと望む経験はプロセスの中にある。……持ち続けていては、望みのものは手に入らない」。ベストの状態で練習をやめることができれば、練習全体の印象が完全にポジティヴなものとなり、翌日の成功への可能性がふくらむ。「一事成れば万事なる」──陳腐な言葉の中にも真実がある。

16
日々の練習

練習の目的

　さて、日々の練習の**習慣**について考えてみたいのだが、その前に、練習のそもそもの**目的**とは何かを明確にしておこう。演奏家なら誰でも、練習に対して自分なりの考えがあるはずである。同じパッセージを繰り返し練

習する人にとっては、練習は**コントロールの探求**がテーマだろう。練習の目的として、改善すること、洗練すること、コントロールすること、正しく演奏できることなどは、誰もが認める目的だろうが、このどれもが実は、個人の現実的なニーズに焦点をあてたものではない。ウィリアム・プリースは次のように述べている。

> パブロ・カザルスはその日の練習を、彼自身の話によると「家を神聖にするために」バッハを演奏することで始めた。家を神聖にするのみならず、精神を神聖にするという点で、これは素晴らしいアイディアだと思う。魂が何か素晴らしいものと触れると、身体に力が湧いてくる。身体と精神がお互いを刺激し合い、歯車がぴったりとかみ合って、人として完成した状態になるにはとても良い助けとなるだろう。その状態で練習を始められ、1日の始まりから満ち足りた感覚を持つことができるのである。
>
> ウォーミング・アップが上手くいくと、あなたの練習（演奏）は、総体としての統一感を感じられるものになる。やがて、何かを練習するなどどうでもよくなって、すべて完成した状態で**生きている**こと、そして**だからこそ**練習が始められるのだということが大切に思えるようになるのである[24]。

　私たちはこれまでの章で、次のことを学んできた。

（1）演奏家にとって大きな問題は、テクニックを音楽の内容にマッチさせることである。

（2）そのテクニックは、自己（セルフ）の使い方の応用である。

（3）自己（セルフ）の良い使い方は、音楽性の根源となる。日々の練習の目的は、基本的な動作の中で、自己（セルフ）の使い方の最良の可能性を追求し、洗練することにある。さらにそれを、楽器演奏、歌唱、指揮などの特定の行為に応用させることである。

　つまり、**正しく演奏する**ことを探求するよりも、**正しく生きること**を探

求するほうが先にあるべきなのである。日々の練習の本来の目的は、あなたの自己（総体）の使い方を探求することによって、あなたをより良い人間にしていくことでなければならない。結局はそのことによって、あなたはより良い音楽家（演奏家）になることができる。アレクサンダーは、「プライマリー・コントロールの妨げになることを意識的に抑制するという原則を忘れないかぎりは、私たちの日常の行為こそが常にチャンスとなる。最大限に能力が開花した中で、心理身体的に進化できるチャンスとなるのである」と言っている[25]。

　アレクサンダーのこの言葉は、ウォーミング・アップのことも考えさせてくれる。ウォーミング・アップと演奏とどこが違うかというと、活動の性質ではなくて、どのくらいの複雑さかということである。理想的なウォーミング・アップは、あなたの総体を無視するような（身体的・技術的な）エクササイズでなくて、むしろ自分が総体的な存在であることを自覚できるようなシンプルな動作のものである。たとえば、音階かアルペッジョで、最初の音から続けて進むという原則を守って演奏する。コーディネーションの良い自己の総体を使って、音楽性とリズミカルなフォワード・モーションにのせて、演奏動作を行なうのである。

　「経験豊富なアスリートはウォーミング・アップに時間をかけるものだ。年齢とともに、より時間をかけてウォーミング・アップする必要が出てくるというだけかもしれないが、歳を重ねるにしたがって賢くなっていくからかもしれない」とブルース・リーは言っている[26]。第18章で私は〈規範〉を定義するつもりだが、これは優れたウォーミング・アップの材料の宝庫で、賢くなればなるほど、〈規範〉を練習するようになるのである。

交互に行なうこと、継続すること、持久力

　休憩をとることに対して、よく耳にする反対意見がある。1つは「やめると、やったことが台無しになる」で、もう1つは「練習時間を長くし

ないと持久力が身につかない」というものだが、2つとも誤解である。ア
レクサンダーは、長時間書き続けたために健康を害してしまった小説家
（彼の生徒だった）の例を紹介している。その人は、休憩をとると**忘れてし
まう**と言い、一度止まると考えがまとまらなくなる、と訴えた。アレクサ
ンダーはこう指摘している。「考えることが必要な作品こそ、休憩をとる
のは簡単なはずだ。散歩をしてさまざまなことに気をとられたとしても、
考えが継続していれば、それを再開すればよいだけだ。休憩をとっても、
思考は断ち切られたりしないし、むしろ、考えるべき1つ1つのポイン
トが明確になる⁽²⁷⁾」。

　アレクサンダーは、日常生活の中で何かをやめる能力がないということ
は、ほかの何もやめる能力がないことの表れだと言っている。それはコン
トロールの欠如――抑　制（インヒビション）の失敗――であり、典型的なエンド・ゲイニ
ングである。しかし、「［アレクサンダー・テクニークの生徒は］レッスンで
はコントロールの習得を目指しているが、それはシンプルな心理身体的（サイコ・フィジカル）
な進化を前提としているので、遅かれ早かれ、日常生活の具体的な場面で
コントロールができるようになるのである⁽²⁸⁾」。

　日々の練習で、さまざまな動きを交互に練習することは、長いあいだ他
の活動では使われていなかったメカニズムを活性化する。理想的な自己（セルフ）の
使い方をすると、身体のいろいろな部分の筋肉が、全体として調和のとれ
た状態で働く。ある1つのメカニズム（たとえばトリル）をしつこく練習
するピアニストは、2つのリスクを同時におかしているのである――その
メカニズムに過剰な負担をかけ、さらに、自己（セルフ）を使う時に一緒に働くべき
他のメカニズムを十分に活用しないという危険性である。

　他のテクニックと交互に練習をし、楽器から離れる休憩をとるようにし
て、自己（セルフ）の使い方に取り組めば、トリルはもっと速度のある、しっかりと
したものに改善されるはずだ（アスリートには常識のことだが、自分の専門
の競技ではふだん使わない筋肉を鍛えることによって、専門のスキルが改善さ
れるのである。これがクロス・トレーニングと呼ばれるもので、〈交互〉の原則
を証明するものでもある）。

「身体と精神が適切な状態である時は、適応能力が高いので、特定の筋肉群の働きを必要とする１つの行動から、他の筋肉の活動を必要とする異なる行動へは、簡単に転換できる」（アレクサンダー）[29]。自己（セルフ）の総体がよくコーディネートされた演奏家ならば、練習中に今までとは違う課題に移ったり、演奏をやめて休憩をとることは、簡単にできる。この〈交互〉の原則は、演奏家のトータル・コーディネーションと、健康との両方に、非常に役に立つものである。

さて、休憩をとることに対する第２の反対意見は、持久力が身につかないということだ。ヴァイオリニストのカルロス・ラモス・メヒアは言う。「疲労は不快なもので、〝慣れること〟では克服できない（これはヴァイオリニストの共通認識だ）。原因を取り除くしか解消されない」[30]。

疲れるのは、持久力があるとかないとかの問題ではなくて、自己（セルフ）の誤用（ミスユース）の表れである。第１章で述べたように、アフリカの女性は、重い荷物を頭にのせて長い道のりを運ぶことができる。彼女たちの筋肉が強靭なのではなく、良い使い方をしているおかげなのである。持久力もまた、良い使い方の成果である。持久力は、長い練習によって直接的に身につけるものではなく、良い使い方を通して間接的に身につけていくべきもので、長い練習時間も、〈交互〉の原則を忘れずにいれば（それも〈規範〉ではなく異例の条件を設定して交互に行なうことで）成果が上がるのである。

音楽的な観点から〈交互〉の原則を考える

休憩をとりながら異なった活動を交互に行なうことは、純粋に音楽的な面から考えても理にかなっている。演奏でどのような交互のパターンがあるか、すべて考察することはできないが、この原則の普遍性を示すために、いくつかの例を説明しておこう。

音楽的な聴覚のトレーニング（聴音）、和声学、対位法、音楽史などの勉強は、たいてい、楽器演奏のテクニックや作品解釈とは完全に別物のよ

うに行なわれる。しかし本来、理論的な知識は、実践的な知識とつながっているべきものだし、そうできるはずである。たとえば、聴覚のトレーニングと、音階（スケール）やアルペッジョの練習と、実際の楽曲の中で音階（スケール）とアルペッジョを弾いてみたりすることを交互に勉強していけば、技術的な能力と調性や和声の感覚とを耳を通して結びつけることにつながるだろう。そうなれば、**あなたは両手で聴き始める**。これは、初見試唱（試奏）や即興や音楽的な解釈の能力を発達させる、素晴らしい方法なのである。

　フォルテ（f）で歌う（演奏する）メカニズムは、ピアノ（p）で歌う（演奏する）メカニズムと対立するものではなく、お互いに補完的なものである。強弱を交互に練習することで、あなたのテクニックはもっと一貫性を持ったものになるだろう（これは第18章でまた取り上げる）。

　練習の時は、楽譜を使っても使わなくても構わないし、心を込めても込めなくても構わない。どんな練習であっても、創造力を駆使して交互に行なわれれば、ある1つの方法で練習するよりも、ずっと自由になれる。〈交互〉の原則の良さを一度知ってしまうと、ここで例にあげたのとは違う状況でも、自然にその原則を取り入れて学びたくなるものである。

暗譜

　暗譜は、聴覚的な暗譜、視覚的、筋肉的、言語的、分析的な暗譜とさまざまな方向から練習できる。暗譜についての詳しい心理学的研究は本書の範疇を超えているので、ここでは、筋肉の（運動生理学的な）記憶と、心で音楽を学び、演奏することに限定して話を進めていこうと思う。

　記憶には、3つの異なる局面がある。登録（registration）、保管（storage）、検索（retrieval）である。3つの中では〈登録〉が最も重要で、アレクサンダー・テクニークともおおいに関係する。登録が良ければ記憶も良いということは注目に値する。

　アレクサンダーは、ある生徒に〈囁く"アー"〉のやり方を教えた時の

ことを書いている。「教師が説明し終わる前に、その生徒は、身体的（感覚的）プロセスとして（すなわち説明を聞いた先から身体で〝感じ〟ようとすることで）説明された手順を記憶しようとしてしまい、覚えるプロセス（〝記憶に留めていく〟と言っておこう）を使って手順を習得していくことができない」⁽³¹⁾。

この生徒は、2つの間違いをおかしている。1つは、手順を理解する前に実行しようとしていること。もう1つは、手順を聞くことによってではなく、感じることで〈登録〉をしようとしていることだ。この生徒の感覚があてにならないものだったら、教師が教えようとしていることとは別の何かを学んでしまうことになるだろう。そして、生徒がきちんと聞いていないとしたら、手順についての記憶はあいまいで、信頼のおけるものではないだろう。生徒が感じたことと、教師の話した内容が一致している保証はどこにもない。

動作を記憶するためには、まず、記憶したいと望むことに「ノー」と言わなければならない。自己（セルフ）の総体的な使い方に（なかでも特にプライマリー・コントロールに）注意を払わずに行動してはいけない。行動しないで（ノン・アクティング）、必要なだけのものを聴いて、見て、考えること。そうして、必要な動作を起こす知的（メンタル）な指令を考えること（感覚に焦点をあてるのではない）。まず止まり、その後、行動は起こさないで、自己（セルフ）の使い方に注意を向け、手順に耳を傾け、指導された内容を覚え、動作を試行し、どのように感じるかを確かめるのである。

この原則は、あなたが記憶したいと思うことのすべて──動作、テクニック、手順、メロディやオペラの役作りなどに応用できる（自己（セルフ）の使い方への働きかけは暗譜の前提条件であり、曲の終わりから始めへと暗譜してといった昔ながらの方法の邪魔にはならない）。

間違ったまま記憶してしまう危険もあるのだから、新しく勉強し始めた曲をあまり急いで暗譜しようとしないこと。楽譜に書いてあることをよく理解してから、〈交互〉の原則を使って練習しよう。楽譜を見て（または見ずに）練習したり、楽器を使ったり、楽器から離れたりして練習しよ

う。楽譜も楽器も使わずに練習する時に最も必要とされるのが、あなたの記憶である。

　まず、身体の機能が十分に働いている体勢で、自己^{セルフ}の総体に方向性^{ディレクション}を与えながら、心の耳で楽譜から聴きとってみよう。たとえばセミ・スパイン（第12章参照）の体勢になって、手を伸ばせばすぐ届くところに楽譜を置いておく。心の中で1つのフレーズや曲の一部分を奏でてみる。そのままの体勢で、今度は楽譜を手にとって、記憶が正確かどうか確認する。まず楽譜を見てから、心の中でパッセージを奏でることもできる。

　楽譜だけで勉強し、演奏する前にすべてを暗譜してしまう演奏家もいる。これにはよほどの才能か厳しい自己管理が必要だが、試してみても損はない。まずは、短い簡単な曲から始めて、少しずつ複雑なものへと発展させていけばよい。

　ここまでは〈登録〉に注目してきたが、〈保管〉と〈検索〉についても、アレクサンダーは興味深い見解を示している。

　　新聞や気楽な小説が好んで読まれ、価値ある知識が失われないために書かれた書簡や書籍を読む人が減っているのは少々問題である。これは、人間の記憶に有害な影響を与える心理身体的^{サイコ・フィジカル}な習慣であり、社会全体のそういう傾向が、個々人の心理身体的^{サイコ・フィジカル}な機能にも、多かれ少なかれ影響を与えているからだ。⁽³²⁾

　私たちは、何かを読み終わったら内容のほとんどをすぐに記憶の外に置いてしまう。もしも自己^{セルフ}を誤用^{ミスユース}していれば、情報を保管し、関係性を持たせて分析するプロセスにも間違いが起きる。

　記憶と使い方とは互いに深く影響し合っている。良い使い方とは、（ある思考とある行動のあいだ、ある思考から別の思考へ、ある行動から別の行動への）一貫性と持続性を具現化したものである。アレクサンダーは次のように述べている。

　抑　制^{インヒビション}を実行することは、①記憶と②認識のエクササイズの第1歩である。①はテクニックとその適切な手順を記憶することであり、②は、その時に何が起こっているかを認識し登録することである。　抑　制^{インヒビション}のプロセスによって、記憶と認識の両方が進歩し、その能力を使える範囲がだんだん広がっていく。こうして獲得した経験は、さらに記憶を呼び覚まし、関連性を持たせる能力を発達させる。それだけではなく、私が「動作 - 感覚 - 理性による記憶」(motor-sensory-intellectual memory)と呼ぶ能力をも高めていく⁽³³⁾〔傍点訳者〕。

　ある程度正しい状態にあれば、より多くの情報をより簡単に記憶することができる。暗譜で演奏する習慣がない人は、初めて協奏曲を演奏するなどという時はさぞ気が重いことだろう。しかし、一度でも訓練不足の記憶力を克服した経験をもてれば、「人は経験という栄養で大きくなる」(アレクサンダーのお気に入りのフレーズ)。そして、あなたの記憶力は、すぐに、そして確実に、いつでも、新しい曲を歓迎するようになるだろう。

16
日々の練習

自分自身を評価する

　これまで考えてきたことをもとに、この章の初めに検討した、問題の診断と改善法について改めて考えてみよう。

　あなたは、自分の抱えている問題がどのように表れているか、何が原因なのか、どのような解決策があり、どのように実行するかを知らなければならない。これはすべて、あなたが**自分自身を知る**ことができるかどうか、自分の演奏(歌唱)を客観的・具体的に評価できるかどうかにかかっている。

　私は、私に演奏を聞かせてくれた人に、必ず「今の演奏を、自分ではどう思いますか?」と尋ねることにしている。最初はたいてい「好きではない」という答えが返ってくるが、たまに「好きです」と言う人もいる。し

かしこういう評価のしかたは、実際的にはほとんど意味がない。自分の演奏のどこが好きでどこが嫌いなのか、そしてそれをどうしたいのか、これをあなたは考えなければならないのである。

　私は、良い評価とは、一般的（全体的）な観点から特定の問題へと進むものだと考えている。自信と自由が互いに影響しあいながら成長していくのと同様、自分自身の評価も、その時々の演奏のポジティヴな側面からネガティヴな側面へと進むべきである。自分の演奏を判断し、どこに問題があるかを診断するためには、まず最初に、どのような側面が健康的で満足のいくものかを確認したうえで、それからそれらの側面を重要性の高い順に並べてみよう。そのあと、今度は逆に、問題があり満足のいかない側面についても同様に考えてみよう。

　アレクサンダー・テクニークの経験豊富な実践者は、まず自己（セルフ）の使い方を、それからプライマリー・コントロールを考えることから始める。演奏する（歌う）とき、あなたの頭 - 首 - 背中には何が起こっているだろうか？

- 頭はまっすぐか、それとも傾いているか。
- 頭は、首を圧迫しているか、それとも前へ・上へと、首から離れるほうへ向かっているか。
- 首は、自由な状態か、縮こまっているか、固まっているか。
- 頭と脊椎の関節は、自由になっているか、固まっているか。
- 脊椎は柔軟か、それとも固くなっているか。
- 背中は長く・広くなっているか、それとも短く・狭くなっているか。
- 胴体はねじれていないか。
- あなたはまだ動いているか、それともじっとしているか。
- 股関節・膝・足首という関節を使って動いているかどうか、それとも腰で曲げたりしていないだろうか。
- 肩の具合はどうか。
- それから、腕・手・指あるいは脚・足の具合について、自分に問いかけてみよう。

　すべてのポイントをチェックする必要はないが、身体のすべてのエリアで同時に何が起きているのか、ある程度は認識しておいたほうがいい。さらにもしあなたがそう望むなら、エンド・ゲイニング、抑制（インヒビション）、方向性（ディレクション）、集中、認識、努力と結果の関係など、もっと全般的な問いかけをすることもできる。

　自己（セルフ）の使い方をさまざまな角度からチェックしたあとに、演奏そのものについて考えてみよう。音楽のさまざまな側面にも序列がある。音楽的に難しいと思えることは、たいてい、リズムの明快さが欠如していることが原因である。

- **・リズムをあたりまえのことと考えておろそかにしてはいけない。**
- ・イントネーションや音づくりが正確であることにこだわる前に、リズムの正確さとフォワード・モーションがどうであるかを見きわめよう。
- ・正しい音程、指使い、言葉の正しい発音（歌手の場合）よりも、レガートと、音楽的なラインがとぎれないこと（持続性）が大切である。音楽的な持続は良い使い方の機能の１つであると、すぐに納得できるだろう。そして、良い使い方と音楽的な持続によって、テクニックを安定させることがたやすくなる。
- ・装飾音やパッセージの奏で方にこだわる前に、作品の内部に秘められた構造に光をあてるべきであると自分に問いかけてみよう。

　まとめると、問題点の診断は、全般的なことから特定のことへと進めることが大切であり、それがそのまま解決策の序列でもある。あなたの得意な点と弱点とを表現する、実用的で客観的な方法を開発しよう。いつもプライマリー・コントロールに注目し、自己（セルフ）の使い方を考えよう。優先順位を確認して、それを守ろう。何をどうしたいのかに重点をおいて、時間をかけて探求していこう。しかし、深刻になりすぎないこと。これが肝心。

16
日々の練習

第 17 章
美的な判断

正しい?　間違い?　·· 何を、なぜ、どのように

　私は今、〈モンキー〉に取り組む生徒を手助けしているところである。生徒は「本能的に、膝ではなく背中を曲げてしまいます。僕にはそのほうが自然なんです。人前でモンキーなんかできません。周りの人に注目されていたら、自意識過剰になって、とてもふだんと同じではいられません」と抵抗している。

　アレクサンダー・テクニークが究極的に探求しているのは、「正しいこと」と「間違っていること」の判断のしかたであり、その判断とその後の行動の関係性である。

「どのようにするか」という知的な概念と、それを実際に行動に移す時の感覚は、切り離せない。「新しい考えかたにそって上手く行動するとは、決めたことをどのように実行に移すかという知的な概念だけではなく、実行する際の『なんだか間違っているような感じ』ももちながら、決めたことを実行していくことである」とアレクサンダーは書いている。[(1)]

　原則にのっとって〈モンキー〉に取り組み、十分な回数を重ねれば、生徒は「間違っている」感じを持たないですむようになる。「教えるとは動物の調教みたいなもので、なんとかハードルを跳びこえさせなきゃならない！」とジョヴァンニ・バッティスタ・ランペルティは言い、さらに「なぜそうするか、その理由を話してしまう前に、生徒の理性の目覚めを待と

う」とも言った。(2)しかし厳密に考えれば、生徒の不快な感覚は「正しい／間違い」の概念と分けがたいものなのだから、ハードルを跳びこえさせる前に、理由を説明しなければならないのではないだろうか。生徒はよく「普通は」「自然な」「本能的に」などという表現を使う。生徒は最終的には、自分のほうが間違っており、ハードルは跳びこえるしかないことを認めるようになるのだが、その前に、こうした表現について考えておく必要があるだろう。

「普通」と「自然」

　私があなたに「自然に座ってください（立ってください）」と言ったとすると、あなたは多分、私の言葉を「よけいなことを考えずに、ただいつもどおりにやればいい」と解釈するだろう。同じように、声楽の勉強をしたことのない人に「自然体で歌ってください」と言ったなら、あなたはきっと、車を運転している時や、サッカー競技場の群衆の中にいる時のように歌い出すだろう。確かにそれは、〝わざとらしさ〟や〝気どり〟のない、強制的なものを感じさせない〝気楽で〟〝素朴な〟歌いぶりに違いない。これが〝自然（ナチュラル）〟という言葉の辞書的な使い方である（『ウェブスター　ニュー・カレッジ辞典』第９版）。

　しかし、言葉というものは辞書にある使い方だけではない。F. M. アレクサンダーは、「ある行動が正しいか間違っているかは、状況や文化的な価値（これらは常に変化している）に左右される。つまり、正しさとは相対的なものである」と明言している。しかし彼は、「ただし、自己（セルフ）の使い方が正しいか間違っているかの基準は、相対的ではなく絶対的なものである」と言い、次のように書いているのである。

　　　ある特定のメカニズムの使い方は、〔その人が〕健康で健全な状態で、機能的に確実に満足できる動きができる時には、おのずと決まってくる

　ものである。だから、あらゆる状況で、〝自然に〟あるいは〝正しく〟いられるための理想の条件を考慮しながら使い方を探求するのは、当然のことである(3)」。

　ここでアレクサンダーのいう〝自然〟は、「自然であることは、正しいか間違っているかという固有の感覚をもとに決定される」という自然である（ウェブスター）。「故意でない」「本質的に正しい」ということだとも言えるだろう。この言葉を使う時には、意味を限定して使わないと混乱してしまう。次の文章は、ランニングの雑誌に何気なく書かれていたものである。「自然にできることを〝自然だ〟と感じられるあいだはやればよい。それは機能的だということだ。もしそうでない時でも、機能的だと感じられることを〝自然に〟なるまでやるべきなのだ(4)」。

　私の生徒は〈モンキー〉は自然でないと訴えていた。モンキーは彼には妙な経験でしかなく、彼にとっての〝自然〟は〝習慣的〟と同じ意味なのである。しかしモンキーと呼ばれるこの動きは、アレクサンダー・テクニークのレッスン以外でも（小さな子供たちの遊び、西洋以外での文化の多くの成人たち、西洋文化の中でも心身のコーディネートの良い成人、武道家、アスリート、ダンサーなどに）見られるものである。モンキーは健康の証であるし、平均的なコーディネーションの成人なら（自己（セルフ）の使い方と機能を同時に改善しつつ）容易に学べることである。モンキーは自然の法則に従ったもの、本当の〝自然〟であると認識すべきである。つまりモンキーは本質的に正しいものである。

　モンキーを人前でやるのは恥ずかしいと言う生徒もいた。だからといってモンキーが不自然であるということにはならない。生徒のこの発言は、本質的な正しさと、社会的にそれを許容できるかどうかは別物だということを示唆している。

　「人間は、良くも悪くも、自己（セルフ）の内面でもその外側の環境でも、あらゆる状況に対して適応できる能力を持っている。そして、一度その環境に適応すると、人間はそれを自然で正しいものと感じるのである(5)」（F. M. アレク

17

美的な判断

サンダー、傍点訳者）。人間のその適応能力は、生存競争と進化にとっては欠かせないものだったのだが、不幸なことでもあった。モンキーの例を１つとってみても、今日で言う〝正しさ〟とは、前かがみに、うつむいて、背が低く見えるくらい背中と首を曲げてしまうことだということがわかる。誰もがしているから〝普通〟なのであって、それが〝正しい〟わけではない。社会的な慣例は、誤用を許容してしまうだけでなく、助長すらしてしまう。モンキーを〈規範〉から〈逸脱〉に変えてしまうのである〔規範と逸脱については第18章を参照〕。「現代は社会的な慣例に縛られているので、それが不自然であるかどうかを見極めることができなくなっているのだ。不自然さがどれほどあたりまえになってしまっているか、それは信じがたいほどだ」とフルトヴェングラーは書いている(6)。

　〝普通〟という言葉にも２つの意味がある。あるグループのメンバー全員がある１つの行動様式をもっていたら（たとえば全員が大酒飲みとか）、この行動はメンバーにとっては〝普通〟である（〝いつものこと〟という意味で）。人間の嗜好（好み）や行動は、不幸なことに、この程度のことを基準に成立しているものなのである。私たちは、「〝正しく〟行動する」か「誰もがしているように行動する」かのどちらを選ぶか、常に選択を迫られているのである。

「自然」と「文明」

　〝自然〟という言葉にはもう１つの使い方がある。
　車を運転すること（靴を履くこと、椅子に座ること、都会に住むこと）は人間にとっては不自然なこと、とよく言われる。しかし、なにも田舎に引っ越して畑を耕さなくとも、エンド・ゲイニングの習慣を抑制することこそが〝自然〟への確かな道であって、どこに住もうと何をしようとそれは変わらない。自然を信奉することと自然であることは違うのだ。自然信奉主義では、〝自然〟とは現代文明からまったく切り離された、反進化

論的で原始的なものを意味するのに対して、自然であることとは、"自然の法則に従って" 進歩的で前向きであることを意味している。

　もう少し例をあげると、自然信奉主義では、オペラは不自然な、人工的に考案された芸術であるとされ、オペラ的な歌唱法も、虚飾の多い不自然なものとみなされる。もっと "自発的" で "気どりのない" ストリート・ミュージシャンや子守歌を歌う母親、教会の（さほど訓練されていない）聖歌隊などを "自然" と呼びたがるのである。

　しかし、オペラが最高度に磨き上げられた芸術であることは疑いえない。理想的なオペラ歌手は、確かに自然マニアではないが、といって不自然な歌いかたをしているわけではない。オペラ歌手がひと晩で２万ポンドもの高額なギャラを得るとしても、それはその歌手の発声器官＝自然が芸術を生み出すからである。つまり、**明らかに人工的な状況のなかで、自然に〔心身が〕機能しているというその驚異への敬意の表れなのである。**訓練の足りない歌い手は、気どりは確かにないが、自然に歌うこともできない。力や美しさ、張りや柔軟性、そして本物の自然な歌手が持つ妙技（ヴィルトゥオジテ）にも欠けているのである。

　アレクサンダーが言うように、自己（セルフ）の使い方には、絶対的に正しいスタンダードというものがある。それは**どのような状況にも**適応し、応用させることができる。オペラそのものは確かに不自然である――車を運転する、新聞を読む、都会に住むのと同様に。しかし、本質的に正しい、オペラの歌い方（現代の都市生活の過ごし方）も存在するのである。大自然のなかで苦労して生活するよりも、都市生活で自分自身を上手に使って生きるほうが、もっと "自然" ではないだろうか？

自発性、自意識、自己認識

　既知（誤）から未知（正）へと進む道のりは楽ではない。アレクサンダー・テクニークのレッスンや演奏の練習を重ねていくと、どんな人でも

（テクニークを演奏に応用したい音楽家も含めて）、自発性〔自然発生的な動き〕を失ってしまうという悩みをもつようになる。生徒は、常に自身の行動や動作を考えるようになり、また、考えている自分に気づくようになる。これが最初のチェックポイントなのだが、そこで自意識が目覚め、結果的にそれが自分の動作を邪魔してしまうという悪循環が始まるのである。

「私は本来は自然で直感的な音楽家だったのに、自発性を失ってしまってからは、人工的に、試すようにしか弾けなくなってしまった」と苦情を言う人もいる。どうやら、「自然であること＝自発的・直感的」であって、いつでもそういう状態でありたいらしい。アレクサンダーの著書の１つに、偉大な哲学者・教育者ジョン・デューイが次のような序文を寄せている。

> 幼いころの自発性は微笑ましく貴重なものである。しかし、初めの無垢な形はそのうちに消えてしまう。感情は、特別に何かに感化されなくても、次第に世慣れたものになっていく。この世慣れた感情を表明することが、正真正銘の自己表現につながるわけではない。本物の自発性とは、ひょっとすると生来のものではなく、一心に努力した結果として獲得できるものかもしれない。意識的なコントロールこそ、獲得の術になる。アレクサンダー氏のこの著書には、自発性を獲得する術を極めるということが、魅力的に、説得力をもって示されている。[7]

ドイツ人劇作家ハインリヒ・フォン・クライストは、『マリオネット劇場』という短編小説の中で、意識的な自発性がはっきりと見てとれるシーンを書いている。物語は次のように幕を閉じる。

> 私たちは自然界から知ることができる——暗さや弱さの中にこそ、美が、より輝かしく、すべてを支配するように表れてくることを。……しかしこれがすべてではない。２つの線が交わり、離れ、絶え間なくすれちがい、しかし突然、ある点で重なり合う。凹面鏡をのぞくと、イメー

ジは無限の中へ消え、そして目の前に再び表れる。まさにこのように、自意識が、いわば無限を通過したあとに、美に対する意識が再び表れる。この再生した意識は、最大の純度（限りなく意識的あるいは無意識的な純度）の中に表れる。つなぎ合わされた人形か神か……私たちは自然の営みから学び、再び無知へと戻っていかねばならない。これこそ世界の歴史のエピローグである。[8]

　自発性を失うことについて考えるために、自意識（self-consciousness）と自己認識（self-awareness）との違いを明確にしておきたい。どちらも、あなたのあらゆる行動に対して瞬間瞬間に評価をくだしているのだが、自意識は、あなた自身の不快な、過度の思いこみや、他者があなたをどう評価しているかに左右される。しかし自己認識は、あなたの行動やあなたの周辺の物事を、批評ではなく判定しているものなので、よけいな制約を受けずに自由に行動することができる。

　既知から未知への道のりでは、まず、自発性（未知ゆえの自然発生的現象）の喪失が起きる。どのような道のりかとは関係なく（学校での教育、日常の生活、アレクサンダー・テクニークのレッスンなど）、これは真実で必然的な喪失なのである。この喪失は、あなたの健康と独自の感覚を脅かす。それでもなお、自己認識への道へと踏み出すには、絶対に必要な一歩である。

　これは、人のあらゆる成長・発展に起こることである。楽曲の分析法、和声法、対位法、音楽史などを勉強してしまうと、自分の演奏から自発性が失われ、無味乾燥なものになってしまうと心配する演奏家さえいる。しかしそうではない。知的な音楽家であれば、無知を喪失することを受け入れる。才能に恵まれた人なら、むしろ積極的にそうするだろう。クラウディオ・アラウは、こう告白している。「あるとき私の演奏は、直感にまかせた演奏から、意識的な理解力によるものに変わった。この時期はとても辛いもので、私は、音楽家としての人生をあきらめようとさえ思った。しかし辛いのはほんの少しのあいだだった」。[9]

「本能」と「直感」 ···

　アラウは「直感にまかせた（intuitive な）演奏」と言った。これは言い換えれば、本能的な、自然にまかせた演奏とも言える。〝自然〟についてはすでに考察したので、ここでは本能（instinct）と直感（intuition）の違いについて話を進めよう。

　この２つの言葉は、同じような意味で使われているし、同義語としている辞書さえある。しかし本当は異なる意味の言葉である。アレクサンダーはこう書いた。「本能とは、人間のすべての発達段階において潜在的に蓄えられた、心理身体的（サイコ・フィジカル）な経験の積み重ねであると私は思っている。こうした経験は一回きりのこともあれば、続けて起こるものもあり、意識的なコントロールが達成されるまで続く。それに対して直感は、人間の進化のプロセスの中で、心理身体的な経験を意識のうえで納得した結果と言える」〔傍点訳者〕。H. W. フォウラー(10)は、現代英語についての本の中で、本能と直感の違いを次のように記している。

　　　本能も直感もどちらも能力を示す言葉だが、対比的に用いられる。直感は、神や天使、聖人、天才といったものに象徴され、理性よりも上位に置かれる。それに対して本能は、動物が、理性の欠如を補うために与えられた才能である。……［英国のエッセイスト、ジョゼフ・アディソンの引用で］「私たち人間は、直感では動物より勝り、本能では劣る(11)」。

　アレクサンダーと同じく、フォウラーも、本能と直感を進化論的な言葉として扱っている。既知から未知への道のり、つまり進化に対する私たちの義務、「世界の歴史のエピローグ」においては、私たちは直感を受け入れるために、本能を捨てるのである。

　理性のほうから見てみると、直感は、確かに潜在的である。理性など必

要としない反射的な働きである。私は、直感的な潜在意識を、両方向の扉
にたとえて説明している。アレクサンダー・テクニークを用いて、意識に
よる誘導とコントロールによって後天的に習得した習慣は、理性の範囲内
にある。自由に、展開・変化・変容・消去することもできるし、**放ってお
くこともできる**。一方、本能的な潜在意識とは、一方向にしか開かない扉
である。この領域の習慣はまったくコントロール不能である。直感におい
ては、習慣は人に奉仕してくれるものであり、本能では、人はその習慣の
奴隷になってしまう。

　たとえば、シューマンの和声的な（特に半音階的な）表現を、冷淡な分
析好きの演奏家のようにではなくて、**感度の高い直感力**で習得した習慣で
解釈することができる。アレクサンダー・テクニークを学ぶ時にも、心身
が下方向に引き下げられた状態だと自発性を失ってしまうが、**感度の高い
直感力**を持っていれば、〈上向き思考〉でテクニークを学べるのである。

　"本能"と"直感"は、ぜひ使い分けてほしい。それが理解できれば、ア
ラウの言った「直感にまかせた（Intuitive）演奏」とは、実際は「本能的
（instinctive）」と言うべきものだったことがわかるはずである。

オリジナリティを持つこと、自然であること

　頑固に自然を信奉する人は、まだ私の理論に納得がいかないかもしれな
い。「あなたの考え方は私には受け入れられない。"ありのままの私"がい
いのだ。あなたの言う"自然の不変の法則"などには反していたほうがず
っとましだと思う。私は、独自の考えを持った**独創的な人間**である。これ
からもこの独自性を生かし、独創的に人生を謳歌していきたい」と。

　アレクサンダーが言明した、「正しい／間違っている」の絶対的基準を
思い出してみよう。既知から未知への道のりでは、これまでの"自発性"
"本能的な演奏""自然さ"を——つまりは自分自身の感覚を——手放さな
ければならない。もちろん気持ちのうえでは、私の使い方と私の人格

は、1つである。自分自身の在り方にこだわってしまうのは、自分が他の誰とも違う個性をもち、独自の（オリジナルな）存在であると確信したいからである。

アレクサンダーは断言している。正しい使い方と間違った使い方を分ける絶対的な基準をもつことで、性別・人種・出身地などに関係なく、自己（セルフ）を十分に使いこなすことができる、と。しかしまだ、どこか深いところで、自己（セルフ）の誤用（ミスユース）に甘んじてしまうところがあるのである。〈規範〉から逸脱すると、自分を他人の中にあって目立たせることができる。ひねくれたやり方だが、そうすると、自己（セルフ）の存在価値をより強く味わうことができ、独創的（オリジナル）な人間であるかのような気分になれるのである。

しかし、アレクサンダー・テクニークでは、正しい使い方と間違った使い方は絶対に分けて考えねばならず、〝他人と同じように〟と〝自分らしく〟は別々のものではないのである。誰にとっても普遍的な、良い使い方に従って行動すれば、自分自身〔の個性〕は確実に表現できる。

フルトヴェングラーもこの点に関して、優先順位を示して説明している。

独自性とはつまり、1人の人間として存在することそのものであり、他とは違うということである。しかし、誰もが独自の存在であるということは、つまり、誰1人として本当は独自の存在ではないということだ。[12]ここに、2つの矛盾がある。独自性をもつこと（オリジナリティ）と自然であることである。もし両方とも持っていなければ、オリジナルであることはできないし、自然であるとも言えない。自然であって、同時にオリジナルであり、さらに有能であるためには、独自性を忘れてしまうべきなのだ。この2つのうちどちらがより重要で偉大か。それは自然であることだと、世代を超えて言い続けていきたいものである。[13]

「今は多くの人が、良くないコーディネーションと独自性（オリジナリティ）とを混同している」（パトリック・マクドナルド）。[14]アレクサンダー・テクニークは、他の

人と変わりのない（つまり普遍的でまったく独自性のない）心身を総体的にコーディネートし直して、あなたの真の独自性を引き出す手助けをする。より上手にコーディネートされた独自の存在は、フルトヴェングラーの言う「自然」そのものであり、それこそが独自性（オリジナリティ）の源泉なのである。

嗜好（しこう）、自由、選択 ──────

〈モンキー〉をする生徒を題材に考え始めて、演奏家の自己（セルフ）の使い方と、その人の持つ芸術的な哲学との関係へと話を進めてきた。話の発端は生徒の好き嫌いだった。その生徒はモンキーを嫌がったが、きっと彼は、それは嗜好（しこう）（好み）の問題ではないのだから、議論するような話ではないと言うにちがいない。

　しかし、コーネリアス・L. リードは、「"好き""嫌い"といった形で嗜好を表現することは、時に偏見につながる」と言っている(15)。もしそこに偏見があるならば、議論すべき問題だと思う。あなたの好き嫌いの中には、間違っているのに好きだったりすることもあるかもしれない。もっと大切なことは、そもそも好き嫌いを言う権利のないこともあるということである。

　私は、弦楽四重奏でチェロを担当している。ヴァイオリニストに対して、長い音を一弓で弾いてみたらと提案するとしよう。それなりの音楽的な理由があっての提案なのだが、ヴァイオリニストは（実は単に試してみるのが面倒くさいだけなのだが）「そういう弾き方は好きじゃないから、2つに分けた弓の動き（ボウ・ストローク）で弾きたい」と言う。私の意見に賛成かどうかはともかく、**ともかく試してみればいいのであって、好きか嫌いかで片づけてしまえる問題ではない。**

　踊ったこともないのにダンスは嫌いとか、食べたこともないのに牡蠣（かき）が嫌いと言う人もいる。初めから他人の意見を受けつけないヴァイオリニストもそうだが、まず、試して、味わって、こなせるようになったら、好き

か嫌いかがわかるし、そういう意見を言う権利もあるのはないだろうか？

これはつまり偏見というものであって、偏見をなくすためには、あらゆる技術的な困難を乗り越え、自由にならなければならない。考え得るすべての方法で演奏できるのなら別だが、そうではないのに、「これしかない」と１つの方法を選択してしまう権利はない。

リードは「健康で、調和のとれた反応が、表現の絶対的な自発性をもたらす。機能的に自由になると（アレクサンダーの言う自己の良い使い方ができると）、歌手は、**語らねばならないように**ではなく、自分自身が**語りたいように**、表現できるようになる」と述べている。(16)

機能的に自由になると、特に好きでもないことでも、必要な音楽的な解釈を選択して、自由に確信をもって演奏できる。ガラミアンは言う。「ある種のヴィブラート奏法から生まれる音色は、時と場所〔時代と文化〕によっては嗜好が合わないこともある。しかし、その音色を作り出すことができる能力は決して時代遅れになったりしない。それは、あなたのテクニックの全リストの中に、完璧に価値のあるものとして入れておくべきである」。(17)

機能的に自由でなければ、芸術的に自由であるとは言えない。真の音楽表現のためには、何はさておき、必要な処理能力を持っていなければならないのである。「機能的に自由である時だけ、感度、洞察力、感情と知性の深さ、そして音楽的な発見を 100％解放できる」とリードは言う。(18) つまり、好きだということではなく、自由であることを求めれば、本当の自発性があなたの中で生まれてくるのである。

音楽解釈とエンド・ゲイニング

「正しい／間違っている」の基準を、アレクサンダーは、相対的な基準と絶対的な基準に分けている。相対的基準とはその社会・文化の慣習によって決まるもので、絶対的基準は自己の使い方を左右するものである。ある

習慣や振る舞いかたは、ある人にとっては当然の正しいことで、ある人にとっては当然間違っている、ということもある。しかし自己（セルフ）の使い方は、どんな人にも共通して、明白に正しい（あるいは間違っている）ものであるべきだ。ただし、振る舞いかたと使い方は、相互に関係しあっている。だから、ある振る舞いかたには、その時により状況により、それ自体に必要な使い方というものがある。たとえそれが本来は間違った使い方であっても、しかたがない場合もあるのである。

ここまで考えてくると、当然ながら、次のような疑問がわいてくる。

アレクサンダー・テクニークの言う自己（セルフ）の理想的な使い方は、芸術においても理想と言えるものだろうか？　つまり、本質的に正しい使い方を探求すれば、本質的に正しく演奏し、歌い、指揮をする方法を探求していることにつながるのか？

このような演奏方法は、さまざまな嗜好（しこう）に対応できるのだろうか？

聴衆や批評家に好評であれば、それで芸術的な成功と言えるのだろうか？

芸術の世界での価値観は、エンド・ゲイニングの原則や、ミーンズ・ウェアバイの原則をもとにしたときに、何か変わるのだろうか？

ミーンズ・ウェアバイの原則にのっとった価値観をもつには、何が必要なのか？

本当に自由で、自然で、自発性があって、直感的で、自己認識のある音楽家ならば、実際にどのような音楽を奏でるのだろうか？

エンド・ゲイニングは私たちの行動には常に見られるものである。前章では、音楽上のテクニックと日々の練習とに、エンド・ゲイニングがどのような影響を及ぼしているかを説明した。音楽解釈も、同じように、エンド・ゲイニングに影響される。テクニックは、音楽家としての姿勢や生き方と切っても切れない関係にある。それならばどうしたらいいのだろう？「汗は、音楽家ではなく、聴衆のほうがかくべきである」とは、リヒャルト・シュトラウスの言葉だそうだ。音楽家は興奮を作りだすのであって、

自分が興奮すべきではないのである。音楽家のエンド・ゲイニングには２種類ある。１つは興奮してしまうこと、もう１つは、演奏する音楽とかけ離れた手段（ミーンズ）をとっているために〔むだな〕興奮を自分で作りだしてしまうこと。

　過剰な興奮に悩まされる音楽家に、「さめた頭脳と暖かい心で演奏しなさい」とアドヴァイスする人もいる。これは十分に賢いアドヴァイスではあるが、リードはもっとわかりやすい言いかたをしている。「機能的に自由になると、感覚が目覚めてくる。そういう状態になれば、それ以上、何かに意識的な感覚を向ける必要はなくなる。感覚はすでにそこにあるからだ（19）」。つまり、演奏する時に自己（セルフ）を上手く使うことができれば、あなたの音楽解釈はもうほとんど成立しているのである。「わかりきったことだが、音楽的な個性（パーソナリティ）を獲得できれば、すべての音は本当に自由で、美しく、表現豊かなものになる」（コーネリアス・L. リード（20））。

　演奏の際に「何かに意識的な感覚を向ける」ことは、すでにエンド・ゲイニングである。音楽そのものと自在なテクニックでもって、感覚は自然に目覚めてくるものである。ただし、無理に仕向けるのではなく、起こってきた感覚を持ち続けるためには、いくつかのガイドラインを守る必要がある。

　前章では、演奏のリズムのコントロールとフォワード・モーションについて説明した。この２つの要素は、テクニックを自由にして、音楽的な意味づけを豊かにさせるために欠かせない。あなたの音を美しくするには、あなた自身をできるかぎり上手く使うこと、そしてあなたの音をできるだけ解放すること。自由を探求すれば、おのずと美しさは手に入る。手っとり早く美しさを求めようとすると、自由もすでにある美しさも**両方とも**失う危険がある。

　音楽家と音楽そのものとの関係について考えてみよう。演奏中の音楽とかけ離れた手段（ミーンズ）をとることで興奮を作りだしてしまうのはエンド・ゲイニングだと前に述べたが、これは、音楽家の個性（パーソナリティ）が芸術作品を前にしてかすんでしまうか、逆に作品を圧倒してしまうかした時に起きる。

「あらゆる作品は、それ自身の〝距離感〟を持っている」とフルトヴェングラーは言う。「その距離感を慎重にはかって、それにそって行動することは、演奏家の義務である(21)」。距離感をわきまえることで、偉大な音楽家は、聴衆にその作品の構造を明かすことが許されるのである。ナディア・ブーランジェは、ある教訓的な逸話を語っている。

　ある日、［アルフレッド・］コルトーが私に打ち明けた。「君は前にとても感動的なことを僕に語ってくれたことがあるけれど、覚えているかい？　ちょうど20年前、僕がショパンの前奏曲を弾くのを聴いてくれた時のことだけど……」。「ええ、もちろん覚えていますよ」。私は彼をさえぎるように言った。そのコンサートのあと、私は彼を楽屋にたずねて言ったのだ。「あなたの演奏をどう解釈すべきかよく聞かれるけれど、なんと答えていいのか私はわからない。ただ、前奏曲があんなに美しい曲だとは知らなかったことは確かだわ」。彼は、前奏曲そのものに彼の全精力を傾けていた。決して彼自身にではなかった。だから私にはその作品のあらゆる輝きが聞こえてきたのだ。私は彼の演奏をどう解釈すべきかわからないと言ったが、彼のように自分を無として無欲な人の力こそ、非常に高い評価に値するのである(22)。

「〝私がそれをしている〟のではない」とブルース・リーは書き残している。「むしろ〝私を通してそれは起こっている〟あるいは〝それは私のために為されている〟という、内面での実現化なのである(23)」。演奏の際に、過度に思い入れたり、興奮したり、あからさまな感情表現をしたり、異様なテンポや強弱、アーティキュレーションで演奏してみたり、大げさなポルタメントやルバートをつけたり、全体の流れを考慮せずに細部にばかりこだわったりすること。それは演奏家の自己満足にはなるかもしれない。しかしまさにそういう時に、演奏家はもっと満足できるはずのものを永遠に失うのだ。ブーランジェは語る。

私はいつも、「解釈する」より「伝える」という言葉を好んで使っている。1つの作品に光をあてることを職業にしている者に必要な態度を表現するにはそのほうがふさわしいと思うからだ。解釈をする者が主役になってしまうと、ゲームは混乱する。解釈者は戦いに勝つかもしれないが、その勝負（作品）を失う。優れた解釈は必ず、作曲者を、解釈者を、そして私自身を、忘れさせる。私がすべてを忘れ去った時に、名曲だけが残るのである。[24]

舞台での振る舞い

　人間の動作やクセ、顔の表情などは、〝ボディ・ランゲージ〟と呼ばれる。ここではそのボディ・ランゲージを、演奏家の〝振る舞い〟（態度、演出。choreography）として考えてみたい。演奏家が舞台でどのように振る舞うかは、演奏の大切な要素である。演奏家の振る舞いには、自然発生的なものもあるし、高度に洗練されているものもある。意識的だったり無意識的なものもある。邪魔なこともあれば、役に立つこともある。

　必要な動きは健康的と言えるが、不必要な動きは、よくて無害、悪ければ有害と言えるだろう。たとえば、眉をひそめるクセはよく見られるが、これが演奏家のテクニックを邪魔することはまずないだろう。演奏家が自己（セルフ）を上手く使っている、つまり、脊椎がだらしなくなったり縮んだりせずに、頭 - 首 - 背中の調和がとれている状態ならば、頭を振ったりうなずいたりという動きが時に激しくなっても、テクニックの邪魔にはならないはずだ。その頭の動きが不必要なものだとしても、有害であるとは限らない。しかし、自己（セルフ）を間違って使っている演奏家は、頭を振ったりうなずいたりするだけで、頭を脊椎のほうへ〔うしろ側に〕沈めてしまい、こうなると全身に悪影響が及ぶ。この場合の頭の動きは、不要であり、同時に有害なのである。

　演奏家の振る舞いは、テクニックの欠けている部分を示す症状とも言え

る。「[歌う時の] 本質的な動きとは、すべて内面の動きであるべきで、外側の筋肉の緊張があってはいけない。外側の筋肉の動きは、何か障害が起こっていることの表れと言える。上手くいかないところをカバーしようとする動作は、ますます障害を深刻にする。それは肉体的なあがきを示しているとも言える」とリードは言う[26]〔傍点訳者〕。

　これは歌だけでなく他の音楽家にもあてはまる。ネイガウスは言う。「ヒステリックで窮屈な音楽表現しかできないピアニストは、その人自身が、必ずといっていいほどヒステリックで窮屈な人と言える。テクニックのメカニズムと、音楽の主要な要素（リズムや音色など）が、変質してしまっているのである[26]」。

　間違ったテクニックから生まれる振る舞いが、正当なものになるはずもない。その振る舞いがまた間違ったテクニック**になっていく**し、立て直そうとすればするほど、自己（セルフ）の使い方が良くなくなっていく。自己（セルフ）を間違って使っている音楽家は、たいてい、自分自身の良くない扱い方に気づかない。だから、自分の演奏スタイルも、意識的に選択したものではないので、語ることができないのである。

　面白いことに、よけいな動作であっても、技術的に必要なだけでなく、音楽解釈にも不可欠なもの、と感じている音楽家は多い。そのような振る舞いをしなければ、無感動で退屈な演奏になってしまうと思い込んでいるのである。ここでもまた、「テクニック」と「音楽家としての姿勢・生き方」と「自分自身をどのように使うかの感情的な認識」とは切り離せないことが明らかである。技術的な不足を克服していこうとするとき、内的なバランスをいくらか失うのは致し方ない。〝良くなる前には悪くなる〟のである。

　音楽史上屈指の芸術家たちの演奏は、すべてを超越し、エゴは完全になりをひそめ、ただ音楽を洞察する力だけで、聴衆を歓喜の高みへと導いていったものだ。ところが一方では（驚くべきことに）、音楽家として確固とした地位をすでに築いている人であっても、豊かな芸術性にゆだねるのではなく、名声を失う不安からか、あるいは聴衆を軽く見ているからか、し

かめっ面やうなり声などのよけいな動作をさかんに取り入れ、そんなもので
は変わりようもない音楽を演奏する人がいるのである。

　そのような態度は、演奏そのものを傷つけるまではいかなくても、芸術
的な威厳を傷つける。しかしそれでも聴衆には受けるのである。ふつう聴
衆は、偉大な音楽家が自分を無にして演奏する力を十分に理解できる。ア
ルトゥール・ルービンシュタイン、クラウディオ・アラウ、カルロス・ク
ライバーの栄光がその証拠である。しかしやはり、エンド・ゲイニングで
見せかけだけの演奏に、熱狂的に応えてしまうのもまた、聴衆なのであ
る。世間的な成功と芸術的な成功が一致する場合もあるが、ただ見せかけ
の演奏をのぞき見趣味で聴く聴衆から得る成功に過ぎないこともある。

　テクニックにも、音楽家としての生き方・姿勢にも、〝最低限の必要性〟
(Le stricte nécessaire) というモットーが必要である。たとえ聴衆が、大
げさな振る舞いを要求したとしても、あなたはこのモットーを守るべきで
ある。聴衆を満足させるためには、必要以上のことはせず、より良く、よ
り正しく、より自由であることを選択しよう。

　ピアニストのジョルジ・シャンドールは、次のように述べている。「本
能的にしろ意識的に洗練されたものにしろ、ゆっくりした柔軟な
付加動作はテクニックの面からは有効である(27)」。頭を激しく振り、背
中を丸めて弾くピアニストは、聴衆には受けるかもしれない。しかし実際
には、自分自身を傷つけているだけだ。頭 - 首 - 背中の関係に気をつけな
がら、股関節を使って、上体を前後左右に自在に動かして演奏できれば、
自己の使い方や音楽性を損なうこともなく、聴衆の見た目重視の理不尽な
要求も満足させることができるだろう。このように動ければ、不安や臆病
さからくる舞台でのぎこちない動き（シャンドールの言う「報われないマン
ネリ」）に、上手く立ち向かうことができるだろう。

　ボディ・ランゲージや嗜好、個性、音楽家としての生き方・姿勢は、
人によってさまざまだ。しかしこの章を締めくくるにあたっては、それを
人間の多面性として感謝しておきたいと思う。アルフレッド・コルトーの
演奏だけが、唯一のショパン解釈の道ではない。聴衆の趣味に合わせた音

楽解釈の代わりに、アレクサンダー・テクニークの目指す〈ノン・ドゥー
イング〉のアプローチに近づこうと言いたいだけだ。誰もがみな知ってい
る、芸術の豊かな可能性に感謝しよう。アレクサンダー・テクニークの実
践者として言うならば、この貴重な芸術において、可能性を見つけだし、
それを理解し、現実のものとする手段が、まさにここにあるということに
感謝したい。

第18章
規範と逸脱

〈規範〉と〈逸脱〉の定義

　アレクサンダー・テクニークのレッスンは、動き（ムーヴメント）、動作（ジェスチャー）、思考、方向性（ディレクション）の４つについて、あるべき理想を生徒が理解し、体験できる機会を与えるものである。この理想的なかたちを、自己（セルフ）の良い使い方の〈規範〉（norm　標準、常道）と呼ぶことにする。これは常に守るべき「絶対的な基準」であり（『ウェブスター　ニュー・カレッジ辞典』第９版）、理想的な自己（セルフ）の使い方である。それに対して〈逸脱〉（deviation）とは、規範から逸（そ）れてしまった、習慣的な、間違った使い方である。

　レッスン・ルームで、アレクサンダー・テクニークの教師の手を借りて理想的な〈規範〉を体験するのは、レッスン室の外で日々のストレスにさらされている時よりも容易なはずである。音楽家もまた、練習室では良い演奏の〈規範〉にとどまっていることができるのに、実際の演奏ではストレスのせいで規範から逸脱してしまう。もっと明確に〈規範〉をマスターできれば、たやすく逸（そ）れることはなくなるはずだ。

　〈規範〉と〈逸脱〉について考えるとき、アレクサンダー・テクニークの論理が見えてくる。テクニークは非常に合理的な問題解決法の１つなのである。アレクサンダーがこの問題解決法を思いついたのは、シェークスピア戯曲の朗読をする役者だった若い日の彼が持っていた悩み——舞台で声がかすれてしまうという悩みを解決しようとした時だった。声がかすれ

る原因を探っているうちに、彼は、朗読する時の話し方が通常の話し方と違うことに気がついた。その後、ふだんの話し方そのものも理想的な使い方とは違うと思うようになった。つまり、朗読の時の話し方に取り組む前に、自己（セルフ）の使い方に取り組む必要があることを理解し、そこから普遍的な原理にまで展開させたのである。

> 望ましい結果を得るには、その途上の行為が、生体のメカニズムを生かし、方向性（ディレクション）と実行力を伴って続けられていくことが必要だ……この途上の行為は、手段（ミーンズ）でもあり、同時に結果（エンド）でもあるのだが（ただし1つだけ孤立した結果（エンド）ではない）、〈一斉にそして順々に〉遂行されることによって、筋の通った行動になる。(1)

　1つの行動を完結させるためには、その行動の前に、その行動を構成する動きをすべて効果的に習得しなければならない。一斉にそして順々に進むどんな動作も〈規範〉から逸（そ）れないようにしなければ習得できない。〈規範〉と〈逸脱〉は人間の進歩の途上で普遍的に見られる原則なので、日常生活から音楽演奏に至るまで、自己（セルフ）の良い使い方を洗練し応用させていくことができる。日々の練習で、音、リズム、イントネーション、アーティキュレーション、そして正確さの〈規範〉を確立していこう。演奏の場では、その規範から絶対にはずれないようにしよう。

　良い使い方の規範と音楽演奏は密接に関係していて、使い方を改善することは、すなわち演奏を改善することである。たとえば〈ランジ〉は、フルートやヴァイオリンの奏者にとっては、演奏会では必ず守るべき体勢（つまり規範）である。〈椅子の背に両手を置く〉は、チェリストやピアニストが演奏の際にいつでも応用できる腕・手首・手・指の使い方の規範をマスターできる。首・唇・舌・あごの自由と調和した動き（の規範）をマスターするには〈囁く〝アー〞〉が有効である。歌手がその規範をマスターできれば、話す時も歌う時も、〈逸脱〉を抑制（インヒビション）できる。

　リズムやアーティキュレーションなど演奏上の重要な要素も、自己（セルフ）の使

い方と密接につながっている。自己の使い方の規範が、演奏の個々の要素
の規範となり、支え続けるのである。自己をより良く使うことは、より良
く歌い演奏することに他ならない。だから、まず最初に自己の使い方の応
用を考え、それから演奏上の諸要素と関連づけて、規範と逸脱を考えてい
こう。

規範を洗練し、逸脱を予防する

　フルート奏者を例にあげよう。その奏者は、自己の総体的なコーディネ
ーションという点では、ごく平均的な奏者である。演奏の時その奏者は、
胴体を右側へねじり、右肩を前へ、左肩をうしろへいからせて、首をねじ
って、頭を右下へ傾ける。背中は丸まっている。息をするたびに肩が上が
り、息を吹きだすたびに頭がうしろへ落ちる。息を吸うたびに耳ざわりな
雑音がする。アクセントを強調してつけようとすると、背中が縮まる。う
なずいたり、膝を曲げたり伸ばしたりして足で拍子をとったりする。
　これは、良い使い方からの規範から逸脱した誤用である。理想的な状
態なら、腕をあげても肩はいからないし、肩をねじったり縮めたりする必
要もない。息をしても耳ざわりな音は出ないはずだし、肩を上げたり頭を
うしろに落としたりしなくても息はできる。ではどうすれば誤用をせず
にすむのだろうか？

　（１）まず、フルートをどこかに片づけよう。腕を使う前に、頭 - 首 - 背
中、そして脚に〈方向づけ〉をしよう。そうすれば**腕を使わなくても良い
使い方の規範を洗練していくことができる。**
　（２）次に、両腕を前に上げよう。片腕ずつ順番に、そして両腕一緒に。
速度・高さ・角度・両腕のあいだの距離など、いろいろ変えて試してみよ
う。腕を内に向けたり外へ向けたり、手首を内・外へ曲げたり、手を握っ
たり開いたり……いろいろに組み合わせて試してみよう。これを、まず、

18
規範と逸脱

鏡の前でよく観察して行なう。

　次に、壁に向かって、両手・両腕を使う。両手を椅子の背に置いてみる。モンキーやランジの体勢で、それぞれの動作を試してみる。簡単な動作から始めて、徐々にいろいろな動作を加え、複雑で難しい動作へと変えてみよう。頭 - 首 - 背中、脚に１つずつ働きかけて、**フルートを持たない時の腕の使い方（の規範）**を習得し、そこからはずれないようにして、洗練した動きにしていこう。

　（３）では、そろそろフルートを持ってみよう。演奏しようとはしないで、フルートを口元まで運んでみよう（いろいろな速度・角度で試してみよう）。これまでに身につけてきた規範から逸脱しないように 抑 制 しながら、フルートを吹かずに、フルートを持つための規範を洗練させていこう。

　（４）ここで初めて、フルート演奏のための規範をマスターすることへと進む。まず単音を吹いてみる。それから音階、単純なパッセージ、ひとまとまりのフレーズを演奏してみる。それぞれの段階で、それぞれの規範を確立するようにする。

　どの段階でも、それまでに習得した規範からはずれないように。もし逸脱が起こったら、一段階前へ戻って、もう一度そこから進む。逸脱を許して次の段階に進んではいけない。

　基本から特殊なものへと進んでいくこの習得モデルは、〔フルートに限らず〕すべての音楽家に適用できる方法である。

　演奏上のすべての問題と解決方法を提示することは本書の目的ではないので、ここでは、典型的な 誤 用 だけをいくつか紹介しよう。これをヒントに、正しい規範を身につける方法を自分で模索してほしい。

　　・胴体を左から右へねじるチェリスト。両肩は上にあがり前へ出ている。左手のポジション移動のたびに脊椎が縮んでしまい、椅子の背のほうまで沈み込んだふうに座っている。腰より下が丸まってい

る。かかとが床から浮いている。両脚でチェロを挟み込んでいる。左手を見るために、あるいは頭で糸巻き（ペグ）を押さないように、頭をひねって傾けている。拍子をとるためにうなずく。

・ピアノを前に、沈み込んで座り、鍵盤を見るために頭を下げてしまうピアニスト。両肩は持ち上がり、頭が前・下へ突き出している。打鍵のたびに頭をうしろへ振る。両手が鍵盤の上を動くたびに、胴体がひねられている。

・両肩を上げて、息をするごとに雑音が聞こえる歌手。背中が曲がっていて、胴体全体が硬くなってしまっている。両腕・両手・両脚・両足すべてを固めてしまっている。身体を左右・前後に揺らして拍子をとっている。

　ここで、ヴィオラ奏者のウィリアム・プリムローズの写真（次頁の図22）を見てみよう。

　座っているとき、立っているとき、弓の先で演奏しているとき、楽器を支えるために左肩・左手を使うとき……この写真を見ると、プリムローズはいつでも決して良い使い方の規範から逸脱していないことが確認できる。こうした使い方をしている彼が一体どのような演奏をするか、きっと聴いてみたくなると思う。

建築ブロック方式 ……………………… **動きの基礎単位を積み重ねる**

　ネイガウスは、演奏の難しい箇所の克服法について次のように語っている。「たいていの困難は、仕事を分担させることで克服できるものだ。つまり、問題をシンプルにするのである。……複雑なこと、不慣れなこと、近づきにくいことなど、さまざまな難しさがあるが、考え方を少し変えるだけで、ずっと容易に、シンプルで、受け入れやすく、チャレンジしやすいものになる(2)」。

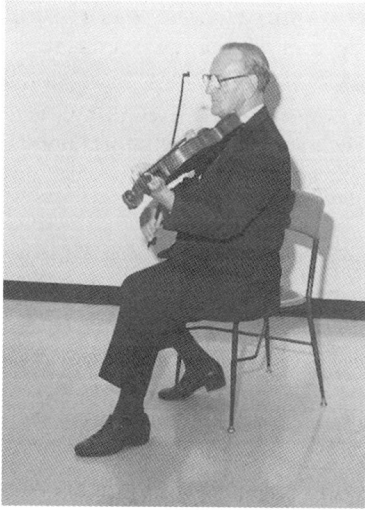

a

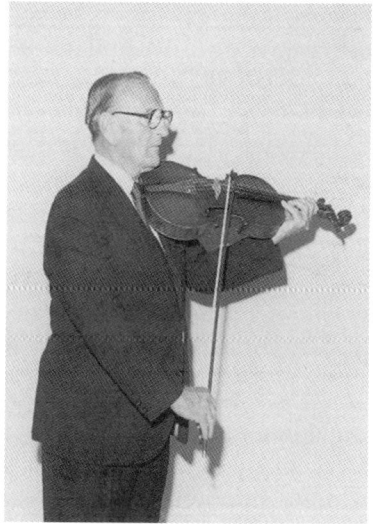

b

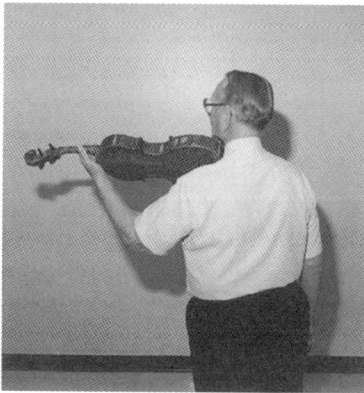

c

図22　ヴィオラを手にするウィリアム・プリムローズ

　ヴァイオリニストのカルロス・ラモス・メヒアは、スタッカートは、軽さ・短さ・早さ・弓の動き（ボウ・ストローク）などの基礎的な要素から成ると言って、生徒がそれを統合させるコーディネーション能力に問題があると指摘する。スタッカートをマスターするには、まず、基礎単位となる動きを1つ1つ克服しなければならないと彼は述べる。

　　ボウ・ストロークは、単純で自然な動きが組み合わさったものである。しかし実際のスタッカートは、自然とは言えないさまざまな動きで構成されているので、習得が難しいのはあたりまえだ。だから、細かな1つ1つの動きが、意志によって一貫した動きになるかどうか（複雑な動きが1つに統合されたアンサンブルにできるかどうか）にかかっている。そもそも、粒がそろわずレガートが不完全な状態、あるいは、弦の上の弓の動きが安定していない状態で、スタッカートのための特別な練習をしても意味はない。偉大な演奏家たちがスタッカートを克服できたのは、右腕の機能（メカニズム）を最大限に生かしたボウ・ストロークのすべてをマスターするしかないことを知っていたからである。(3)

　ネイガウスもこの観点から、ピアノ演奏の基礎単位（"建築ブロック"）をリストアップしている。それは、「単音、2〜5音の音のグループ、アルペッジョ、重音、和音、跳躍、ポリフォニー」である。
　音楽のフレーズ（パッセージ）は、いくつかの要素の組み合わせで成り立っている。先の習得モデルで考えてみると、技術的・音楽的にマスターするには……
（1）一番単純なブロックの自由さ・美しさの〈規範〉を身につける。
（2）その〈規範〉からはずれることなく、全体として調和のとれた状態になるように、1つ1つのブロックを積み重ねていく。
　日々の練習では、1つ1つのブロックをまず完全なものにして、次にそれらのブロックを複雑な組み合わせにしていく。その結果が実際の演奏として登場してくるのは、ずっと後のこととなる。

楽曲の練習と〈規範〉 ························

　音階やアルペッジョを練習することは、文章力を磨くために語彙を身につけることに似ている。音楽家にとって音階やアルペッジョの練習はあたりまえすぎるので、音楽的な内容のない指練習として、惰性の習慣のようになってしまっている。楽曲の勉強とはまったく別物の練習になってしまっているのである。

　第15章で私は、すべての練習に最高の音楽性を吹き込んでほしいと言った。第17章では、テクニックに見せかけの音楽性を上塗りしたりする必要はないとも言った。これを〈規範〉と〈逸脱〉の観点からもう一度考え直してみよう。譜例18-1を見てほしい。

譜例18-1 モーツァルト《魔笛》より 第1幕 タミーノのアリア〈なんと美しい絵姿〉

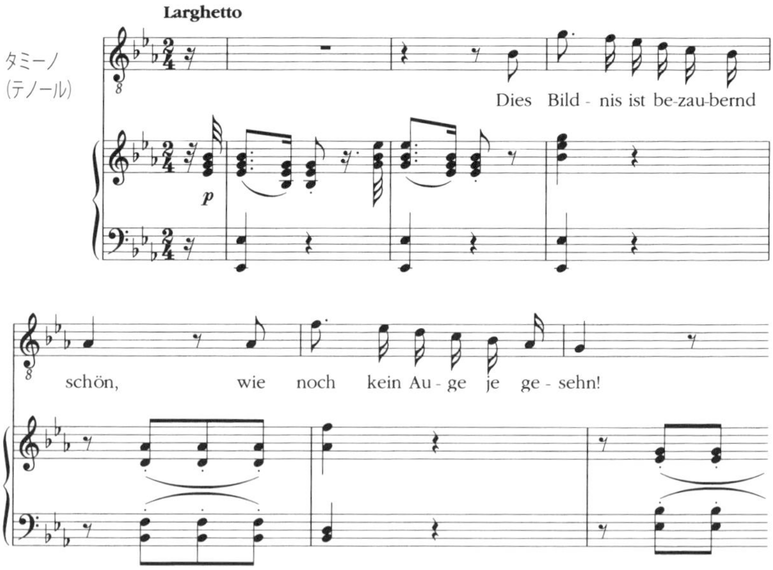

　1つの旋律が歌えるようになるとは、ピラミッドを建てるようなものだ。基礎の部分にはさまざまな音階（スケール）やアルペッジョが（断片的であっても）積み重なっていて、ピラミッドの頂点にあたるところが旋律そのものというわけだ。ピラミッドを建てるには、しっかりとした土台が必要である。音階（スケール）やアルペッジョが、苦労の跡も見えず輝かしく響くなら、アリアも歌曲もそのように響くであろう。

　（1）歌い始める時には、自己（セルフ）の使い方を考える時間をとるようにしよう。頭 - 首 - 背中への意識を高めよう。首と肩を自由にするために、脚と背中の支えに気をつけよう。呼吸を制限したり、強制したりしないこと。ためらいや野心を捨てて、誠実に音楽に向き合い、身勝手な解釈をしないよう心がけること。

　（2）単音を歌うことから始めよう。「ア a:」「エ e:」などの母音で歌うのが良いだろう。

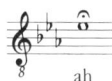

ah

　単音で歌う時に、（その前に身につけたはずの）良い使い方の規範が多少なりとも損なわれるようなら、最初のステップに戻って、上向きかつ外向きの方向性（ディレクション）を取り戻すようにしよう（これはすべての行動に伴い、かつ先導すべき方向性（ディレクション）である）。そうしていけば、最後にはすべての音高をすべての母音で楽に歌えるようになる。出しやすい母音から始めて、その美しさ・自由さの規範をマスターしてから残りの母音へと進めば、規範から逸脱するのを抑制（インヒビション）できるようにする。

（3）単音がきちんと自由に歌えるようになったらアルペッジョに進んでもよい。アルペッジョでも、すべての音が、単音で取り組んだ時のように自由に表現できなければならない。さまざまな母音で歌ってみよう。母音で始めることは、すべての母音の絶対的な規範を確立することにつながる。

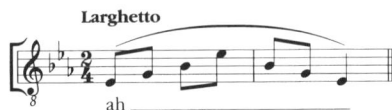

（4）音域を少し高いところまでのばして、もう一度アルペッジョを歌おう。音がはずれたり、輝きや安定感がなくなったり、ぐらついたり、首や肩が硬くなる、集中力がなくなるといった〈逸脱〉の症状が表れたら、1つか2つ前のステップに戻ろう。聞こえてくる音がすべて、予想通りなのか、心配になるようなものなのか、心の耳が良しと思えるまで、次に進むのは待とう。

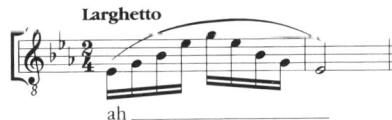

（5）新しい〈規範〉へ進もう。下降するスケールでは、「正しいスイッチを押す」とか「正しいレバーを引く」ような感覚ではなく、音楽を演奏しているという意識を常に忘れないように。そのためには、そばで誰かに聴いていてもらうのもよいかもしれない。

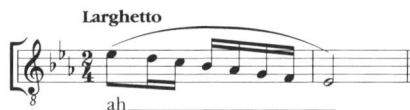

（6）そろそろ、いろいろな〈規範〉を組み合わせてみよう。自己の総体のための、単音のための、音階のための、アルペッジョのための規範を組み合わせる。音楽的にも技術的にもさほど大変でない旋律で練習してみる。ここでは、これまでにないくらい、エンド・ゲイニングと（規範からの）逸脱に気をつけるように。

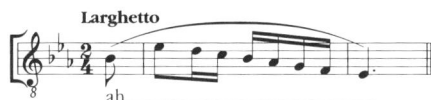

（7）歌いやすい母音で、音階をモーツァルトの旋律に近づけてみよう。

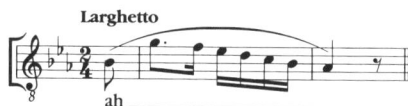

（8）ここで少し方向転換をし、単音のフェルマータで、母音を変えながら歌ってみる。まず、簡単な変化から始める。「ア a:」から「アウ au」へ、「ア a:」から「アイ ay」へ。変化が上手く流れるようになったら、モーツァルトのアリアを、歌詞の中の母音だけをつなげて歌ってみよう。

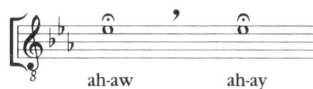

（9）モーツァルトの旋律を、すべて歌詞をつけて歌う前に、歌を妨げないよう、十分に明瞭な発音の規範を身につけよう。首・頭・唇・下・あごに〈方向づけ〉をして、〈囁く〝アー〟〉を何度か行なう。それから歌詞をリズムなしで朗読して、最後に、旋律通りのリズムをつけて読む。

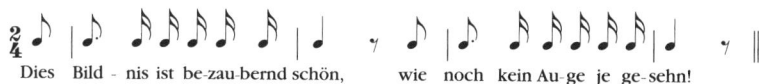

（10）ここまで来て、あなたはようやくピラミッドの頂上に到達した。モーツァルトのこのアリアを歌うのに必要な、技術的な内容も芸術的な意図もマスターし、歌う準備は万端ととのった。最初の試みで上手くいかない時は、今までマスターしてきた規範を振り返り、もう一度チャレンジしてみよう。一度、完璧に歌えたとしても、２度目も３度目も、歌う前には、いくつかのステップを振り返ってから、歌うようにしよう。

　このメソッドは機械的でばかばかしいように思えるかもしれない。前に戻って繰り返すなんて時間ももったいないし、つまらない無駄なプロセスではないか？　モーツァルトの作品に直接向き合って、ストレートな気持ちで歌ってはいけないのだろうか？

　私はこのメソッドを、テクニックだけでなく音楽解釈の進歩にも役立つものと考えている。こうした取り組み（プロシージャー）がきちんと実行されれば、テクニックと音楽解釈とが分かれてしまうようなことはないはずだ。１歩１歩ステップをたどる方法は、自然の法則にのっとっている。

　進歩が早いこと、できるかぎり早く目標に到達することが、大切なのではない。このメソッドでは１０段階以上のステップに取り組むことになるが、それは決して回り道ではない。フレーズがどんな要素から構成されているかを知らず、歌う時の自己（セルフ）の使い方にも意識のないまま、すべてのフレーズをただ繰り返して練習しているよりも、望むべき目標——熟練と自由——へは、結果的に近道を行くことになるのである。

　なぜなら、このメソッドでは、ある特定のフレーズをマスターするためにすべてのステップを制し、そのフレーズを上手く演奏できるようになったとき、それ以外の多くのフレーズに対しても適用できる〈規範〉を身につけていることになるからである。「ある練習で１つの原則を学ぶことのできた人は、すべての練習に応用できる原則を学んだことになる」とアレクサンダーは言った。(4)

　本当の芸術家、プロフェッショナルに徹した人でないと、このメソッドを退屈に感じるかもしれない。ブルース・リーは、「チャンピオンになる

ための条件は、どんな退屈な練習でさえも喜びに変えることができること」と書いている。(5)自己を上手く使えば使うほど、自分自身のコントロール能力の高さを喜びとして実感できるようになる。

　何よりも大切なのは、あなたがたどるすべてのステップで、自己の使い方への認識力を高められることである。そして使い方の規範と演奏の規範が重なり合い、自己への働きかけと、演奏への働きかけが一体となる。キーツの名言である「美は真理、真理は美」は、「美は自由、自由は美」と言い換えられると思う。自由に歌うためには、〈規範〉と〈逸脱〉という発想を忘れないようにしよう。そうすれば、モーツァルトはひとりでに、美しく輝いてくる。

作品の基本構造と装飾を見分ける

　音楽的なパッセージに隠されている音階やアルペッジョに限らず、〈規範〉と〈逸脱〉は他の要素にも言える。譜例 18-2 はチェロの作品だが、この８分音符と前打音を、明瞭に安定感をもって演奏するのは難しい。

18
規範と逸脱

譜例 18-2　ベートーヴェン《チェロ・ソナタ　イ短調》Op.69 より
スケルツォ（アレグロ・モルト）

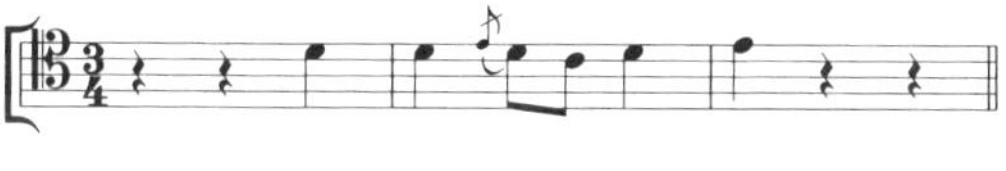

　まずパッセージのアウトラインを見つけだし、それからベートーヴェンが書いた通りの完成したパッセージになるまで、**順序よく**、１つずつ、細部や装飾を加えていく。

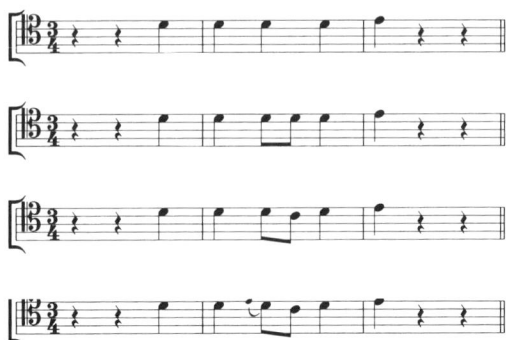

　よりシンプルな形のパッセージほど〔譜例の上のほうから順に〕時間をかけて、次に進む前にきちんとマスターできるようにしよう。リズムの正確さとフォワード・モーションを失わないように。単純なものからより複雑な形へと進みながら、それに合わせて自己（セルフ）の使い方にもより注意を払うようにして、どこにこのパッセージの難しさが隠れているのかを見つけだそう。このように練習を進めていけば、その困難は最小の時間で克服できるだろうし、この先待ち受けている困難も、以前よりはずっと容易に克服できるだろう。音楽はすべて、最も単純なところから始まる。このことを忘れないように。こうした取り組みは、マスターすべきすべての楽曲（レパートリー）に**必要なだけ**応用できる。

　ただしこの練習を本当に効果的にするためには〈規範〉を形ばかり身につけてもしかたがない。フランク・メリックは次のように述べている。

　　その曲の難しさをどのように克服するか、楽譜によっては、事前の練習や注意書きまで書き添えてあるものまである。しかしそういった練習は、その困難がテクニック上どういう特徴を持っているかを単に変形して示しただけで、作品の音楽的な意味を理解するにはほとんど役に立たない。音楽的な意味を理解するための配慮が始めにあったほうがずっとましだろう。[(6)]

あなたのすべての動作は、良い使い方、音楽的な欲求、正確なリズムとフォワード・モーションで満たされているべきである。各部分は全体と似たものでなければならない。そうでなければ、あなたは、真の〈規範〉と自由を極めていけないだろう。

強い・弱い、速い・ゆっくり ························ その他の〈規範〉

〈規範〉と〈逸脱〉の原則は、演奏のすべての要素にあてはまる──つまり音質、強弱、速度にも。〈規範〉とは「絶対的な基準」であるというウェブスターの定義を思いだそう。

さてここに、特別な音のモデルが1つある。それは他の音より好まれていて、優先して身につけるべきと信じられている──それは〝弱音〟(soft)である。「望ましい音量が自然にわかってくるまで、新しい曲は弱音で歌ったほうがいい。できるだけ弱音で、しかし響かせて、歌わなければならない[7]」。

これはよく言われるが、私は誤りだと思う。「基準となる音は本当は〝強音〟(loud)である」という意見の持ち主、コーネリアス・L. リードは言う。「確かに、弱音での正確な歌唱は、声の生みだす最高の芸術作品である。ただし、それを使いこなす技術は、技術開発の最終ステージまで教えることのできないものである。生徒の声の潜在能力を開発するには、〔小さく〕抑えるのではなく、〔大きく〕拡げていくことを優先すべきなのだ[8]」。

弱音で歌うことは、歌唱のテクニックをマスターするための正しい方法ではない。むしろ歌唱のテクニックがどの程度マスターできているかによって、弱音で歌うことができるかできないかが決まるのである。言い換えると、下手な弱音での歌唱は、下手な強音での歌唱よりもダメージが大きいのである。まずはじめは強音で歌うことが、自由な声を手に入れるための近道である。

第10章で、チェロやピアノを例に、筋肉の緊張がピアノ（p）の時よりずっと少ない状態でフォルテ（f）を出すことができると説明した。これは普遍的な原則である。

オーボエ演奏について、グーセンズ＆ロクスバラは次のように語っている。「演奏の初歩から一貫して、生徒は、十分に響かせた音で演奏することを奨励されるべきである。筋肉をコントロールする能力（アンブシュール〔唇の使い方〕と呼吸の支えのための）が向上すると、力強さが生まれ、響きのコントロールと響かせ方が巧みになる。……強く、確固とした音は、 強 弱 の両極の基礎となる」⁽⁹⁾。

同じことがフルート演奏にも言える。ナンシー・トフによると、フルート奏者マルセル・モイーズは次のように提案していたという。「弱音のパッセージでは、あごを少し締め、強音のパッセージでははっきりとゆるめる。同様に弱音のパッセージでは唇を少し締め、強音のパッセージでは緩める」⁽¹⁰⁾。この原則は、歌唱でも例外ではない。

規範と逸脱の原則は、動きと速度に関しても適用できる。以下の2つの音階を比較してみよう。

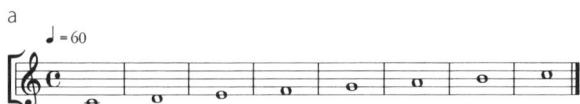

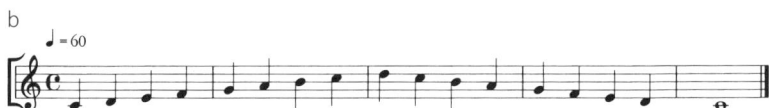

動きの勢いのあるほうが、動きの少ない静かなほうよりも、バランスがとりやすく、演奏しやすい。bよりもaの音階のほうが、自由に弾きにくい。特に初心者には、自転車を速く走らせるよりゆっくりこぐほうが難しいのと同様、難しい。ゆっくりとした速度の練習が効果的と多くの人が信じているが、そうとは限らない。日々の練習の規範は、**モデラートな、**

ほどほどの速さであるべきである。

　ここで改めて、第16章で紹介した〈交互〉の原則を思い出してほしい。知性的で自覚的な練習では、常に、はっきりと響く音、モデラートな速さ、そして流れるような動きを意識して、強い・弱い、速い・ゆっくり、大きい動作・小さい動作を、交互に演奏するように勧めた。「自信が自由の必須条件であるからには、人間は、それを懸命に努力して獲得するべきである(11)」。そして「演奏は、情熱を込めて、強く大きく、深く、そして正確であるべきである」とネイガウスは述べている(12)。

　日々の練習は、パッセージを単純化すること、〈規範〉を研究すること、そして〈逸脱〉を 抑 制 することである。しかし、逆の発想にもメリットがないわけではない。音楽的にも技術的にもわざと複雑にして難しくしたり、そのパッセージを演奏する自己の使い方に対して、より挑戦的な状況で働きかけるようにするなど。こういった方法は、たとえば、一輪車に乗りながら皿まわしができるようになったら、皿をまわすことと一輪車に乗ることを別々にこなすのは簡単になる、という発想と同じだ。

　弁証法の達人であったネイガウスの指摘は、規範を磨くというテーゼに対するアンチテーゼと言える。規範は、練習を完結させるものである。しかしその本領を発揮するためには、日々の練習の中では準主役を演じなければならない。そしていつでも、他の標準的な問題解決法に取って代わるべきものである。

　最後に付け加えると、〈規範〉の練習は、コンサートの直前の準備をより良いものにしたり、ステージでのあがり症を軽減したりといったことにも役立つ。言うまでもないことだが、コンサートの前夜に本番で演奏する曲を初めて見るのでは遅すぎるし、演奏直前に楽屋で死にものぐるいで練習しているなどということは、きちんと〝宿題〟をやっていなかったようなものである。準備がどのくらいできているかにかかわらず、演奏の直前、あるいはコンサート前の何日間かにやるべき最良のことは、難しいパッセージの練習ではなく、その難しいパッセージを構成する基礎的な動きの規範を練習することである。難しいパッセージを克服するには、それが

18
規範と逸脱

一番だ。〈規範〉に取り組むということは、その解決法を見いだすということである。楽屋にいる時も、休憩時間でさえも、規範を磨くのはいつでもできるし、健全なことでもある。

　あがり症については第23章で詳しく検討するが、ここでは、規範を学ぶことがあがり症の軽減につながり、〈規範〉を学ばないままでは、〈逸脱〉が助長されて、あがり症になるということだけを指摘するにとどめよう。

第 19 章
継続の中の切れ間

無音の間の中で〈上向き思考〉を持つ

　アレクサンダー・テクニークを学び始めたばかりの段階では、〈上向き思考〉をしながら演奏するのはとても難しいと感じるものである。「絶対に、上向きに考えながら演奏するぞ」と決心しても、弾き始めたとたんに、「音についても考え、同時に上向きにも考え続けるなんて、そんな余裕はない」と思えてしまう。

　そこには2つの異なる（しかし互いに密接に関係する）課題がある。

（1）脊椎にそって上向きに考えるとはどういうことか、その方法を学ぶこと。

（2）どんな状況でも常に上向きに考え続けることを学ぶこと。

〈上向き思考〉ができるようになったとしても、演奏しながら（歌いながら）上向きに考えられないのなら、なんの役にも立たない。アレクサンダー・テクニークがあなたに要求するチャレンジは、実際の動きと切り離さずに、動きの中で考えるという、より高度なものなのである。

　外国語を学ぶとき、フレーズ全体を正しく話すのは難しいということをまず痛感する。単語を少し並べただけですぐに迷子になるし、文法も間違える。発音もまだまだで、アクセントもわざとらしい。

　しかし、口を開く前に、頭の中でフレーズ全体を組み立てることができれば、そして言葉と言葉のあいだに十分に間を持たせて、何を言いたいのか、どのように言いたいのかを確認することができれば、きっともっと明瞭に正しく話せるだろう。

　構文、発音、意図、そして自己（セルフ）の使い方のすべてが、実際に声が続かなくても、そのフレーズを前へと推し進める力となる。たとえばマーティン・ルーサー・キング牧師は、演説の中で、次の言葉（文章）が出てくるまで間が空いた時でも、聴衆の注意をそらさせなかった。

　音楽も同じで、音符と音符、または旋律の小さなモチーフのあいだに、意図的に間を空けて演奏することができる。どのフレーズも、自己（セルフ）を上手く使い、正確なリズムで、フォワード・モーションをなくさずに、演奏していこう。音楽的な意図にそって、音を発しない間を盛り込むことができれば、あなたの演奏に対する聴衆の集中力も緊張感も失われない。

　間をとることを 抑 制（インヒビション）と 方向性（ディレクション）のために使えたら、あなたの〈上向き思考〉は必ず、常に、そして途切れることなく働くことになるだろう。つまり、休符のあいだ、音が動いているあいだ、音の響きが残っているあいだ、そして無音のあいだに、あなたは上向きに考えるようになるということである。これが〈継続の中の切れ間〉の目的——音楽的思考の連続性とフォワード・モーションを失わずに、フレーズとフレーズのあいだに無音の間をはさむことを練習する目的である。

音を出さずに次の動きに備える

　譜例 19-1 を見てみよう。スタッカートの弓の動き（ボウ・ストローク）（弓を弦の上で弾ませて速く短い音を弾く）は、均等かつ明瞭に演奏し、かつ左手と調子を合わせることが難しい。このパッセージでは音が変わるごとに弦も変わるので難しさが倍増している。弓が弦を移動するたびに右腕の高さも調整しなければならないので、均等なボウ・ストロークがそこなわれがちである。

譜例 **19-1**　アドリアン゠フランソワ・セルヴェ《チェロのためのカプリス》Op.11-2

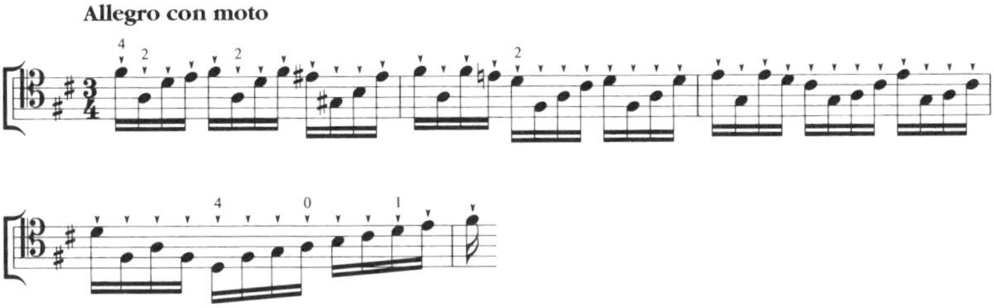

　各小節の最初の音符のあとに、１拍分の休みを書き込もう。そしてその間<ruby>間<rt>ま</rt></ruby>を、自己<ruby>自己<rt>セルフ</rt></ruby>の〈方向づけ〉と、移弦のための右腕の調整に充てよう。

譜例 **19-2**

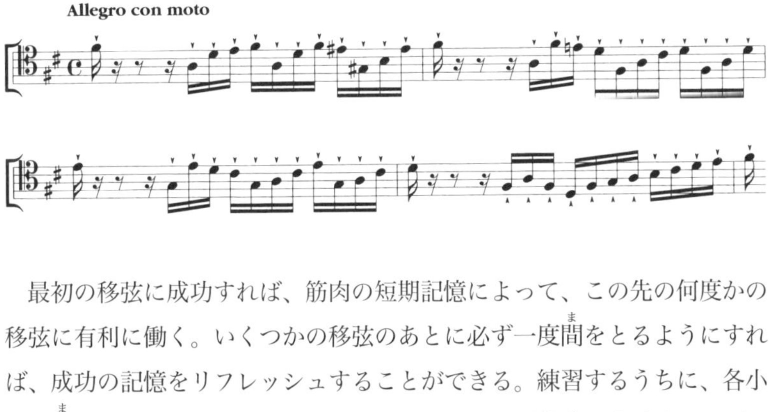

　最初の移弦に成功すれば、筋肉の短期記憶によって、この先の何度かの移弦に有利に働く。いくつかの移弦のあとに必ず一度間をとるようにすれば、成功の記憶をリフレッシュすることができる。練習するうちに、各小節で間を入れる必要などなくなるだろう。ひとたび移弦が上手くいけば、続く他の小節でも上手くできるようになるからだ。そうして数小節が成功すれば、最後には、曲全体を通してできるようになる。

　他の練習と同じくこの練習も、原則に従って演奏している時だけ効果が出る。最初は、小節ごとに間をとるのが面倒で、かえって演奏のじゃまになると感じるかもしれない。それは、この間<ruby>間<rt>ま</rt></ruby>をうまく使えていないからである。音を発しない間を効果的にするには、エンド・ゲイニングへの誘惑に打ち勝ち、抑制<ruby>抑　制<rt>インヒビション</rt></ruby>と方向性<ruby>方向性<rt>ディレクション</rt></ruby>のために間を活用しなければならない。

19
継続の中の切れ間

ある行動に備えて自分自身に〈方向づけ〉を与えるということと、実際
に行動することを自分に許可することとは、切り離して考えなければいけ
ない。つまり、移弦に備えるということは、肘を実際に動かしたり収縮さ
せたりせずに、移弦に備える指令を肘に出すことができるということであ
る。身体を動かしたいという衝動を抑えるのではなくて、時が来るまでは
動かそうと望まないという気持ちが大切なのである。落ち着き、知性、明
確な目的意識があれば、建設的に間を活用することができる。凍りついた
ように固まってしまってはいけない。動くための準備を整えて、自覚をも
って待機するのである。急がず、頭 - 首 - 背中を間違って使わず、息も止
めず、そわそわしない。衝動のままにうるさく吠え、尾っぽをやたらに振
りながら走るまわる子犬でいるか、何があろうと飼い主が望むあいだは命
令通りにびくとも動かない優秀な番犬になるか、考えてみよう。

　小節ごとに1、2拍の間を足すと、そのパッセージの拍子は変わる。し
かし、拍の感覚は常に保たなければいけない。良いリズムは、良い使い方
につながり、それをますます向上させる。リズミカルに演奏すればするほ
ど、演奏はますます自由になる。言葉では説明しにくい現象なのだが、良
いリズムはフォワード・モーションにつながるのである。**譜例 19-2** をも
う一度見てほしい。〔休符で区切った〕各部分の始めから最後の音へと向か
うフォワード・モーションを感じることによって、このパッセージは技術
的にしっかりと演奏ができるようになるし、音楽的にも魅力的になるはず
である。

　音を発しない間を使って、まず基本的な方向性を一新してから、第2、
第3の方向性を続けて考えよう。最初に、頭 - 首 - 背中に注意を向けて
から、腕・肩、そして手首・指へと進めていく。

　わずか1秒あるかないかの間で、これだけのことを考えるのは大変だ
と思うかもしれない。しかし、ほんの一瞬、エンド・ゲイニング的な考え
が頭の中をよぎっただけで、自己の総体が台なしになるのである。それを
思えば、たった一瞬の〈上向き思考〉であなたの総体がコーディネートさ
れないわけがない。すべてがそのような発想でなされていれば、最初の

〈方向づけ〉としては、抑制（インヒビション）だけで十分である。頭 - 首 - 背中に**何かをする必要はない**。ただ**何かをすることをやめる**だけでいいのである。そうしているうちに、あなたは、間をとる前・その最中・その後と、苦もなく自覚を持ちつづけることができるようになるだろう。間の中で、保留している行動に潜在している音楽的な流れを見いだし、感じ、味わえるようになる。

　器楽奏者には、〈継続の中での切れ間〉に関して、2つの選択肢がある。

（1）その部分の最後にとったポジションに留まる。
（2）次の部分のためのポジションに素早く移って、この新しいポジションで切れ間の最後まで留まる。

　より良い使い方と、自由自在なテクニックを獲得するためには、この2つの選択肢のどちらも快適に使いこなせなければいけないし、どちらの方法も簡単に交互に使えるようでなければならない。

音を出さない練習をする

　音を発しないということは、もう1つ活用法がある。あるフレーズ（その全体であれ部分であれ）にちょうどフィットするような長さの沈黙の時間をとって、実際に演奏する前に、そのフレーズを心の中で一度「通し」て考えてみるのである。次頁の**譜例 19-3** の旋律を使って考えてみよう。

　この旋律を歌う歌手は、数え切れないほどたくさんの要求（イントネーション、発音の明瞭さ、発声、リズムの安定感、ドラマ性、そして自己（セルフ）の総体的な使い方など）に応えなければならない。どれか1つでもコントロールを失えば、すぐに何らかの方法でそれを補おうとする行為が始まる。この「代償行為」はそれ自体が問題なので、いくら努力をしても効果は出ない。

譜例 19-3 モーツァルト《皇帝ティートの慈悲》第 2 幕第 1 場より
ティートのアリア〈皇帝であるがために〉

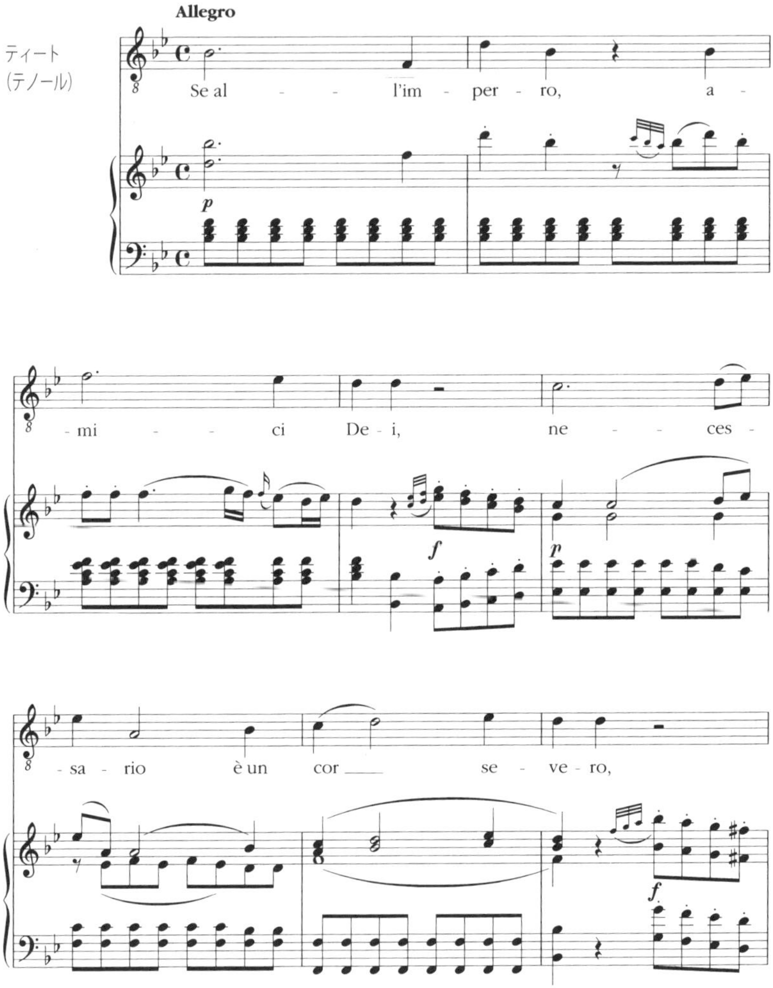

〈継続の中での切れ間〉は、こうした事態に対処する能力を養う。フレーズを短く分ければ、もっと扱いやすくなるだろう。どこで分けるかは、音楽的な観点から見ればすぐにわかる。音楽の中に、すでにいくつかの切れ間が含まれている場合もある。たとえば下の譜例のフレーズには切れ間がたくさんある。よく考えて、フレーズの切れ間をつくるようにしよう。

　音を発しない時間をどのくらいとるか、それを決めるには２つの方法がある。

（１）そのパッセージ（全体あるいは部分）と同じ長さの時間をとって、心の耳で一度それを通して考えてみる。

（２）音を出さない練習の回数を増やす。たとえば４拍分のフレーズなら、４拍の集まりを２回以上重ねた長さにする。つまり２回なら２回考えてから、一度実際に歌い、10回なら10回考えてから歌うのである。音を出さない練習は省略してしまって、実際に演奏したくなる衝動を抑えるのがいかに難しいか、わかるだろう。

〈継続の中での切れ間〉を活用した練習は２つある。①１拍かそれ以上の拍数の間をとって行なう練習か、②１回かそれ以上の回数で、音を出さない練習をする方法である。さまざまな長さの間を試したり、まったく間をとらなかったり、いろいろと試してみよう。拍子やテンポは変えても構わないが、拍動の感覚は常に一定させるように。

　作曲家は、アッチェレランド、リタルダンド、フェルマータなどで、テンポを変える指示をする。拍子やテンポを変える時は、どんな場合でも、

テクニックが不足しているからではなくて、音楽的な見地からの〔自分の意志による〕選択か、あるいは音楽の必然性によって変更するようにしよう。自分の選択が、決してテクニック不足からではないと確認するためにも、変更をする前に、(メトロノームのように)正確かつ完璧にそのパッセージを演奏できるかどうか、試してみるといいかもしれない。

第20章
変数と定数
——変化する要素と定まっている要素

音楽作品の〈変数〉とは

　もしすべての物事がいつも変化しているとしたら、そこは混沌^{カオス}である。

もし何もかもが変化しなかったら、そこには生命がない。音楽も同じである。グレゴリオ聖歌からイタリア・オペラまで、あるいはモーツァルトからブーレーズまで、すべての音楽作品では、変化する要素と不変の要素が相互に作用しあって成立している。ヨハン・セバスティアン・バッハの《平均律》第1巻のハ長調のプレリュードを見てみよう。

譜例 20-1　バッハ《平均律》第1巻　ハ長調のプレリュード BWV846

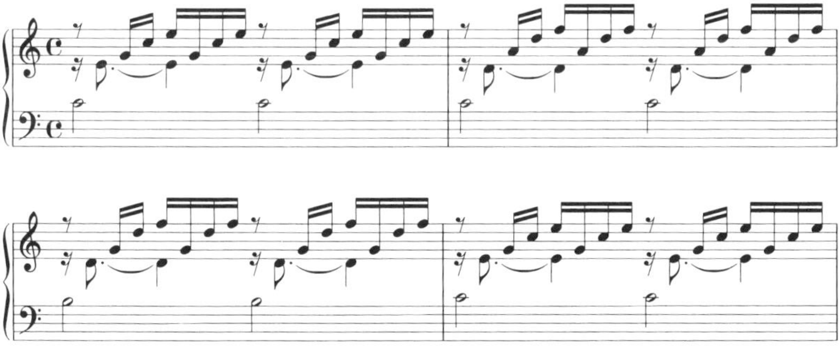

　この作品では、拍・拍子・リズムは一定している。アルペッジョの形も一定である（一定の音域を狭い音程で上昇していく）。アーティキュレーシ

ョンも一定である。全体を通してほとんど変化がなく、すべてのブロック
が同じパターンで構築されていく。ただし、次の小節と違う要素が１つ
だけある。それは和声の変化と、それに伴う音程の幅と指使いの変化であ
る。

　ここで、音楽作品を構成するそれぞれの建築ブロックを〈変数〉
(variable) と呼びたいと思う。たとえば、拍・拍子・リズム・輪郭線・ア
ーティキュレーション、和声はすべて〈変数〉すなわち変わることができ
る要素である。譜例 20-1 では、小節ごとに１つの変数（和声）だけが変
化している。他の変数（拍・拍子・リズム・輪郭線・アーティキュレーショ
ン）は、１つの小節内でも、小節を超えても、一貫して一定である。

　音楽作品の特徴というのは、まず、作曲家が**どのような変数を選択する
か**、そして**どの程度までその要素に変化を与えるか**によって決まる。バッ
ハの例では、変数の変化がとても簡潔であることと、その変化がゆったり
としていること、そのバランスの良さが聴き手を惹きつける。なめらか
で、静かで、シンプルな、心地よい流れが、私たちの心の琴線に触れてく
る。シャルル・グノーがどのようにしてこのプレリュードを祈りの音楽と
して（《アヴェ・マリア》）編曲していったか、手にとるようにわかる。

　意識的にしろ無意識にしろ、この世界（物質的な）は、変数（変化可能
な要素）と定数（変わらない要素）の混合体であると捉えたとき、私たちは
そこから非常に多くの情報をつかみ、分析することができる。バッハやモ
ーツァルトやベートーヴェンの音楽も、その本質を理解することができる
だろう。

変化のペースをゆるやかにする

　音楽演奏の技術的・音楽的なさまざまな問題を、アレクサンダー・テク
ニークを使って解決しようとするとき、〈変数〉と〈定数〉の概念はとて
も有効で、演奏のあらゆる面を正確に診断するための便利な道具となる。

あるパッセージ（または作品全体）の演奏を難しいと感じるのは、作曲家がたくさんの〈変数〉を変化させ、しかもその変化が複雑で、普通でないものだったり、変化が早すぎたりするからである。

そういう時には、変数と定数の概念を使って解決策を見つけだそう。変化が複雑で普通でない場合は、多くの変数を含むパッセージを簡略化するか、複雑な変化を抜きだして、1つずつマスターしていくとよい。つまり第18章で考察したように、〈規範〉を確立していくのである。変化が早すぎる場合は、**変化の割合や頻度をゆるやかにしてみるとよい**。これについては詳しく説明しよう。

あなたのレパートリーのあらゆるパッセージをきちんと演奏できるように、その曲が持っているどんな変数にも（そしてその変化の速さにも）楽々と向き合えるようになろう。変化があまりに遅いために演奏しづらい場合もあるが、たいていの演奏家は、早い変化を苦手と感じるものだ。

これまでの練習法では、こういう難しさを克服しようという時には、そのパッセージをゆっくりと練習しなさいと言われてきた。これは有効な方法ではあるけれども、いつもこれで解決できるとは限らない。速い音符の連続しているところをゆっくりと演奏するのは、素早く演奏する時とはまったく違うメカニズムを使うからだ。歩く時と走る時では脚の使い方が違う。歩くのとゆっくり走るのは同じことではない。

さらに、曲の性格を決めるのは、アーティキュレーションや強弱〔ダイナミクス〕ではなく、テンポとリズムである。速いパッセージをゆっくり演奏することは、必然的に、そのパッセージが要求しているテクニックだけでなく、音楽的な性格まで変えてしまうのである。音楽的にそのパッセージをマスターできないのに、テクニックだけはマスターできるということはありえない。

そこで、ゆっくり弾く練習ではなくて、別の練習法を試してみよう。作品の性格を決定している変数には手をつけず、テンポは変えないようにして、その変化の割合や頻度をゆるめてみよう。たとえばバッハのプレリュードならば、次頁の譜例20-2のように弾いてみよう。

20

変数と定数

譜例 20-2

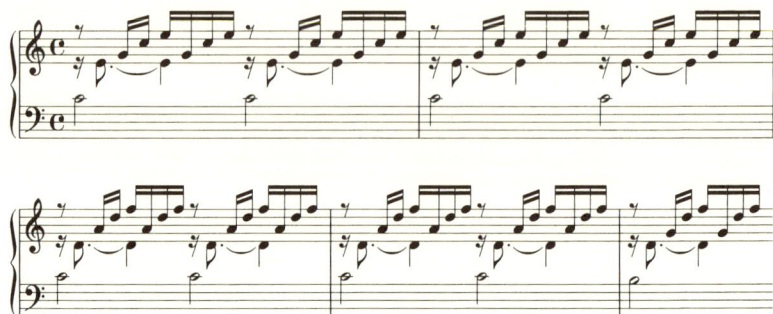

　オリジナルでは１小節ごとに変化が起こっているが、この譜例では、変化の頻度が半分、つまり２小節に１度、変化が起きるようにしている。

自動的な反応を崩す

　すでに第５章で、アレクサンダーが生徒の自動的な反応を崩すために、さまざまな取り組み（プロシージャー）を開発したことを述べた。彼は、話そうとするといつも〈上向き思考〉を忘れてしまうことに気づいたので、まず最初に上向きに考えて、それから次の３つの行動の中から自由に選んで１つ１つやってみるという解決策を考えだした。

（１）上向きに考えながら、何もしない。
（２）上向きに考えながら、話す以外のこと（手を上げる、など）をする。
（３）上向きに考えながら、話す。

　ほどなくアレクサンダーは、上向きに考えると頭が十分に明晰になることを発見し、上向きに考えながら難なく話せるようになった。
　演奏も同じで、あなたがしようとしていることを、（１）実行するか、

（2）実行に移す前にしばらく待つか、（3）違うことをするという選択をすることができる。次の音階を見てみよう。

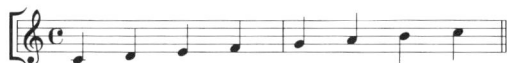

この音階のどの音でも、

・そこから先に進む

・どれか決まった音のところで止まる

・その音を繰り返す

・好きな音だけ弾く

というふうに選択ができる。

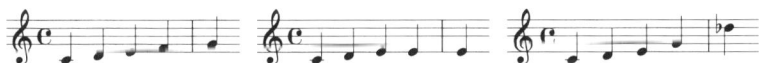

また、次のように、音階に自由に変化を加えて演奏することもできる。

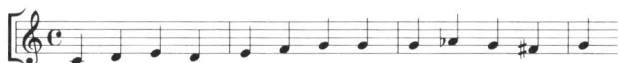

ピアノで1オクターヴの音階を弾くときは、最低1度は手のポジションを変えなければならない。4音に1度の割合で手のポジションを変えることもできるし、違う指使いもできる。次のようにすると、手のポジション変化の割合をゆるやかにすることができる。

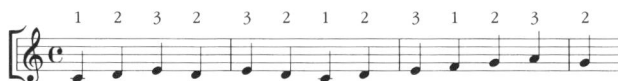

　ここでは4音ごとの変化ではなく、8音以上弾いてから手のポジションが変わるので、次のポジション変化に備える余裕ができる。早く（または何度も）手のポジションを変えなければと逸_{はや}る気持ちを 抑 制 （インヒビション）することができ、自分の動きの拍動とリズムに十分な注意を払いながら演奏できる。また、脊椎にそって上向きに考えながら、頭‐首‐背中を方向づけ、さらに腕・手・手首・指にも方向づけができる。

練習法の具体例

　ここで、もう1つの具体例を示そう。ヨゼフ・ハイドンの《チェロ協奏曲 ニ長調》（譜例20-3）から、オープニング・ソロのフレーズを見てみよう。チェリストにとってこの作品は、超絶技巧を要求される難曲である。リズム、音程、輪郭線、よく使われる音型、左手のポジション、弓の動きや配分（ボウ・ストローク）、アーティキュレーションなど、多くの変数があり、その変化のペースが早く、緊迫した状況を引き起こす。

譜例20-3　ハイドン《チェロ協奏曲第2番　ニ長調》Op.101　Hob. VII b-2

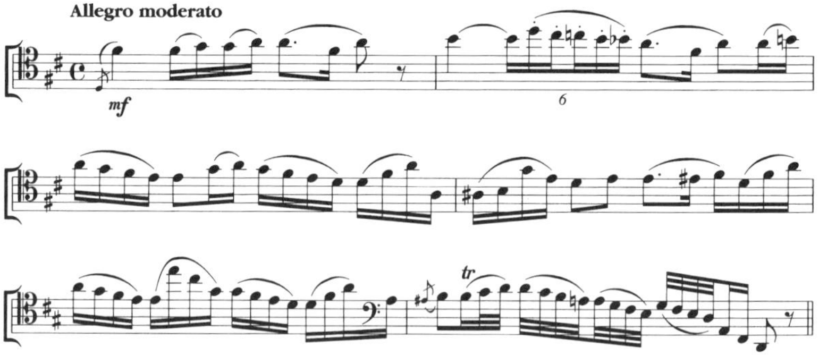

　この難題への解決策としては、伝統的に、パッセージをゆっくりと、注意深く、ていねいに練習することだった。しかし前に言ったように、そう

いう練習はパッセージの性格を変えてしまうし、何より技術面の解決にはならないのである。さらに、ゆっくりした演奏によって新たな難しさが生まれる可能性もある。

それではどうしたらいいだろうか。拍と音楽の性格を表す要素はそのまま変えないでおいて、すべての動作が、ハイドンの意図する音楽を実現するために働くように練習するのである。私なら、メトロノームを使って練習する方法をとる。速度は♩＝60 が適当だろう。

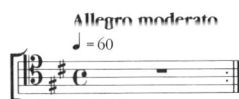

まずは、**ノン・ドゥーイング**（＝何もしない）という優れた原則にのっとって練習を始める。自分の考えを整理して、何よりもまず**脊椎にそって上向きに考える**。これは、頭 - 首 - 背中だけでなく、演奏の態度も方向づけるためである。目の前にあるいかなる困難にも目を奪われないように、 躊躇したり意気込んだり油断したりもしないように、自信をもって、次の動きに備えて待つ。

〈上向き思考〉を続けながら、自分の胴体とチェロとの位置関係を確認し、脚が自由な状態で硬くなっていないか、呼吸が不自然でないか（強いて意識的に息をしたり、息苦しい感じでないか）、落ち着いて、さわやかな視線で周囲の状況をとらえているかをチェックする。上向き思考（とそれに伴うすべての要素も忘れずに）を続けながら、最初のフレーズをどのように展開させるか検討する。音の響きは豊かで自由、明快かつなめらかなアーティキュレーションと、確実で魅力的なフォワード・モーションがあるように曲想を練る。

そしてその曲想を実現するために必要な腕・手・指の動きかたにも考えを進め、心の耳で美しいニ長調の響きを聴く。実際には音は鳴っていない静寂の中で、ハイドンの音楽の安定した拍を常に感じながら、ここまでのすべての行程を行なうように。

　上向き思考を失わないようにして、ハイドンの美しいメロディの音楽的な特徴と拍を感じながら、演奏動作の準備ができたら、まず、下の譜例のように、単音の繰り返しを弾いてみる。

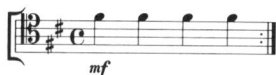

　変化のペースはかなりゆったりさせるが、フレーズの性格を表すテンポ、拍、アーティキュレーション、ボウ・ストロークなどの要素（変数）は動かさないようにする。単調な繰り返し音であっても、これがメロディ全体の核となっているので、聴き手もこれを聴いただけで音楽の楽しさを感じとるに違いない。ハイドンの魂とアレクサンダーの精神に支えられながら、美しくこの繰り返し音が弾けるようになったら、ここまでで磨きあげてきた効率のよい安定したボウ・ストロークを乱さない程度に、ささやかな装飾音符を加えてみる。

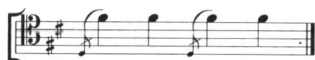

　この課題が達成できたら、次の段階に進もう。ハイドン風の簡潔な繰り返しを決して失わないようにして、再度、上向きかつ外向きの〈方向づけ〉をして先に進んでみる。

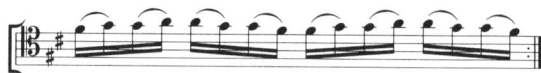

　リズム、アーティキュレーション、ボウ・ストローク、左手のポジションなど、いくつかの要素（変数）がここで変化する。しかし、ここまでの安定した音楽の流れが、その変化に影響されてはいけない。ポジションを変えるために左腕が無遠慮に動いたとしても、怖がらなくていい。変化のペースをゆったりさせているおかげで**心の余裕がある**からである。
　最初の音を何度も繰り返すことで、新しいアーティキュレーションとボ

ウ・ストロークを準備する十分な時間がとれる。その結果、不必要な雑音やアクセントがつくのを避けることができる。この新しい音型が、本当に気持ちよく演奏できる自信がつくまで、十分に繰り返して練習する。ハイドンのオリジナルの音型とここで創作した音型を、交互に演奏することも忘れないように。

ここで創作した音型はオリジナルの旋律には見られないが、その性格を損なうことなくハイドン的である。ただ単に音符を正しく演奏するよりも、自由でのびのびと演奏したいのなら、音楽上の性格に合った動作で演奏するべきだ。ごく自然な動作を身につけることができたら、正しく音符を弾くことなど簡単にできる。しかし、音楽の本質を無視した練習では、たとえ正しく音符が弾けたとしても、その音1つ1つにあとから音楽的な感性を注ぎ込むことはとても難しい。

このような音型練習は楽しいものだが、こればかりやっていても仕方がない。そろそろ次の練習段階へ進もう。

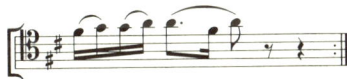

ここからは簡単に進むはずだ。上向き思考を再確認するために、1拍分の間を入れる。すると、次の課題はその先の旋律の最初の音であることが見えてくる。この音を、以前練習したボウ・ストロークとアーティキュレーションで弾いてみる。

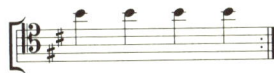

この練習はそれほど難しくはないので、上向き思考を続けながら繰り返し演奏して、いくらか難しい先の音型(下の譜例)のための動作を準備する。

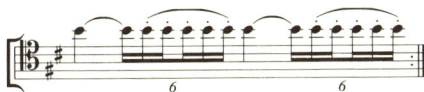

20

変数と定数

前の譜例では、1つの変数（＝6連符とそれに必要な右手のボウ・ストローク）を導入している。他の変数（＝下降する動きとそれに伴う左手の動き）を後回しにするためである。まず右手を上手く使えるようになってから、その右手の技術を左手に移行させるという、両側性転移を目指しているからだ（両側性転移については第10章182〜184頁を参照）。ボウ・ストロークが明快でよくコントロールされ、軽く活き活きとしてきたら、そして〈上向き思考〉がすべての動作に活力を与えていることがわかったら、次の（楽しい）音型に挑戦しよう。

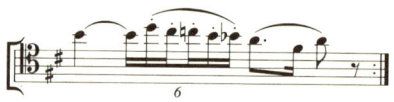

練習の進めかたの説明は、このくらいで十分だろう。残りのフレーズに対しても同じ原則（抑制〔インヒビション〕、方向性〔ディレクション〕、そして次の項目で説明する即興演奏の原則）を当てはめればよいからだ。

ハイドンのオリジナル（譜例20-3　324頁）と、私の練習法（下の譜例20-4）を比べてみてほしい。

譜例 20-4

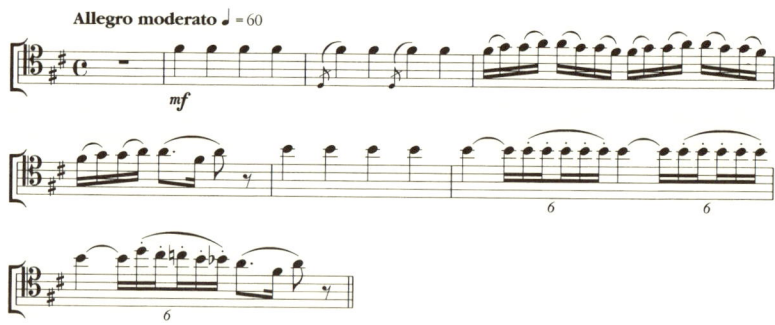

この練習法の一風変わったフレーズを、優雅に、よくコントロールされた状態で演奏できれば、ハイドンのオリジナルのフレーズをゆっくりとロ

ボットのようにひたすら繰り返して練習するよりも（世界中の生真面目な
チェリストがそのように練習しているわけだが）、もっとずっとハイドンらし
く、もっと的確に活き活きとした演奏になり、より良い効果があるはずな
のだ。それと同時に、〈上向き思考〉をしながら同時に演奏をすることを
学ぶ、素晴らしい機会ともなる。つまり、**行為の中での 抑 制** を学ぶチ
ャンスとなるのである（待ったり行動しないことによって 抑 制 を学ぶの
とは逆に）。さらに、音楽的な内容と技術とを分けずに、両方の困難を同時
に解決することができるので、即興演奏の世界への道にもつながってい
く。

即興演奏について

音楽史のうえで即興演奏は、すべての音楽家の日常の仕事に欠かせない
重要なものだった。音楽家とは、作曲家であり、同時に即興演奏家、そし
て既成の曲を適切に解釈して演奏できる専門家であることを意味してい
た。作曲・即興・演奏は分けて考えるものではなかったのだが、現在では
それぞれが分離して専門化されてしまっている。このことは間違いなく、
現代の音楽家たちに良くない影響を及ぼしている。

今日、いわゆるクラシックの標準的な音楽家に、4小節のメロディをも
とにモーツァルトの様式で即興演奏してほしいと頼んだとしたら、まず
「とんでもない！」と拒否するに違いない。彼らはその能力を身につけて
いないし、そうしようという気もない。まして即興演奏を**したい**などとは
決して思わないのである。

定義によると即興とは、これから何が表れるかわからないことを歌う
（弾く）ことである。つまり即興を怖がるのは、**未知のものを恐れる**こと
である。この恐怖は誰にでも見られるものだが、自己の総体を誤用して
いることの表れなのである。即興を学ぶということは、恐怖がなくなると
いうことであり、自己の誤用をやめるということなのである。

　今までも何度か言ってきたが、私たちが話す時はいつもすべて即興で行なっている。しかし自由というものがそうであるように、話す時にも、文法や語彙の制約を受けている。音楽の即興もまた、さまざまな要素（建築ブロック）や音楽独自の構成法の規則があって、その制約を受けている（ただし、これについては本書の範疇を超えているので詳しくは述べず、アレクサンダー・テクニークの視点に戻ることにしよう）。

　アレクサンダー・テクニークでは、楽譜に書かれた音符を正しく弾く（「正しい音符」を弾く）ことを最も重視する発想は、エンド・ゲイニングだと考える。「正しい音符」にこだわることは、もっと重要なはずの音楽の流れを妨げる危険があるからだ。さらに、音楽の流れと身体の動作は常に連携しているので、一方がなめらかに続いていればもう一方もなめらかに流れ、一方が乱れればもう一方も混乱してしまう。

　「正しい音符」のことはひとまずおいて、さまざまな〈変数〉の変化のペースに余裕を持たせて、即興してみよう。そして、音楽と動作の流れを洗練させていこう。そうすれば、楽譜の上でも、感性の上でも、正しい演奏をする自由を手に入れることができる。

第 21 章
トランポリン式の準備
──大きな速い動作を確実にする

自己の誤用と不安定なテクニックとの関係

　演奏で問題になる点のいくつかは、ジャンルを超えてすべての音楽家に共通している。たとえば、弦楽器、鍵盤楽器、トロンボーンなどの奏者は、腕を瞬時に、大きく早く正確に動かさなければならない。チェリストなら、オクターヴを超える跳躍をするために左手のポジションを移動させなければならない。ピアニストは鍵盤の端から端まで瞬時に手を移動させなければならない。そして、「トロンボーンで半音階を演奏することは、この楽器の技術上の困難をまとめて示すようなものである。スライド管をごく小さな幅で伸び縮みさせる技術が必要だし、同時に、効果的かつ正確に、長いスライドができなくてはならない」（デニス・ウィック[1]）。

　アレクサンダー・テクニークは、こういった問題に対して、正確な診断をくだすことができるし、信頼に足る対策を立てられる。それではこの問題を詳しく検討し、診断をくだしてみよう。

　スライドの動作が上手くいかないと、何が起きるのだろうか？　ウィックは次のように言う。「若い演奏家は、速いスピードでスライド管を操作するためには、果敢に、できるだけ素早く、スライドを動かすしかないと思っている。しかし、その荒っぽい動きのせいでアンブシュールが乱され、ひどい時には唇を打ってしまう」[2]。荒っぽい動きがアンブシュールに影響を及ぼすというのは、誤用による悪影響のほんの一例だ。速く活発

な腕の動きが頭 - 首 - 背中の関係を乱してしまうことは容易に想像がつく
だろう。頭は前後に激しく揺れ、首は萎縮してしまう。背中はうしろへ倒
れこむようになり、骨盤は前・下の方向に沈んでいく。こうして身体全体
のバランスが失われ、それを補うために、両脚を踏ん張り、腕も肩も硬く
萎縮させて、呼吸のメカニズムを乱してしまう。

　同じようなことが、左手を大胆に移動させるチェリストや、鍵盤の上で
手を激しく動かすピアニストにも起きる。たいていのチェリストは、脊椎
を縮めて、ポジション・チェンジのたびに頭を振ってしまう。手の移動が
大きく速いときや、アクセントがついている箇所では、誤用（ミスユース）がさらにひ
どくなって、そばで見ていてもはっきりとわかるほどだ。

　トロンボーン奏者のアンブシュールが無駄な腕の動きにじゃまをされて
いるとしたら、当然、音の響きも被害を受けているはずだ。左手の良くな
い動きのたびに脊椎を縮めてしまうチェリストが、弓をなめらかに動かす
のは難しいだろう。きっと音にむらができ、引っ掻いたような響きになる
にちがいない。

　自己（セルフ）の使い方を間違えていて、かつ、大胆に速く腕を動かすチェリスト
やピアニストは、必ず音をはずすと言ってもいいだろう。音をはずすこと
ぐらい、演奏家にとって嫌なことはない。このフラストレーションのため
に、イライラしたり、不愉快で腹立たしい気持ちが湧いてきて、さらに失
敗を重ねてしまう。筋肉はこういう失敗を記憶してしまうので（いわば
「失敗の筋肉メモリ」である）、演奏家はそこから容易には逃れられなくな
る。アレクサンダーは言う。

　　　なんでもいいから「トライ」してみるという姿勢は、その動きに対する
　　　根拠のない思いこみにもとづいた、古くさく間違った心理身体的（サイコ・フィジカル）な習
　　　慣を押しつけることになる。落胆、心配、恐怖、焦りといった感情も引
　　　き起こす。このような間違った体験と感情的な過敏反応は生徒の中で一
　　　体となって、増殖する細胞のようにどんどん勢力を増していく。(3)

　自己の誤用とはどんなものかが、アレクサンダーのこの言葉でよくわかることと思う。頭のてっぺんからつま先に至るまで、全身の使い方が、さまざまな形をとって表れるフラストレーションと密接に結びついて、演奏のあらゆる面に影響を及ぼすということである。

　アレクサンダーはまた意地の悪い指摘をしている。「間違いを繰り返し経験するということは、間違った原則にもとづいて練習に励んでいるのと同じことだ」(4)。音楽大学の廊下を歩いてみると、多くの学生が（そして教師も！）同じパッセージを繰り返し弾いては、同じところを間違っているのをよく耳にする。結局そういう練習は問題の解決にはならず、間違うように練習しているだけなのである。

　もしもそうして「失敗の筋肉メモリ」に捕まってしまったら、正しい音を弾きたいと思っても、誤用の引き金を引くことしかできなくなる。解決策ははっきりしている——同じ間違いを引き起こす動作をさっさと捨てて、正しい音を弾きたいと思うのもやめること。つまり、正しい音を弾きたいとこだわるから、間違った動作が起きるのである。アレクサンダーは生徒がすべきことについて、次のように述べている。

　　〔正しく弾くという〕結果だけを得ようと努力して（あるいは正しくあろうと努力して）学べることといえば、失敗へと続く最も確かな道でしかない。(5)

　　誤った〈方向づけ〉で自分自身を使っている生徒が、「意志の力」を持っているとしても、それは間違った方向へと向かう力にしかならない。どの程度の「意志」や「努力」であるかは問題ではなくて、その人のエネルギーがどういう方向に向けられているかが問題なのだ。方向づけられたエネルギーが、「意志」や「努力」に拍車をかけるのだ。(6)

　　矛盾のように思えるかもしれないが、成功への唯一のチャンスは、「正しくしようとする」のではなく、「ふだんの自分なら間違いだと思うことをやってみる」ことなのである。(7)

大きな動作・速い動作について、「失敗の筋肉メモリ」から脱するためには、次の３つの段階がある。
（１）動作の最終目的地を正確に記憶させる。
（２）正しい音を弾くという発想をやめる。
（３）動作の準備をする。

動作の最終目的地を記憶させる

　右腕を身体の横に下げてみよう。目を閉じて、右の人差し指で、素早く鼻先に触れる。多分あなたは、自分の鼻に触れることができないか、中心からそれてしまうだろう。鼻先に触れたとしても、自分自身ではあまりはっきりとした感覚はないのではないだろうか？

　次に、鼻を軽くたたいてみよう。リズミカルに何度か続けて。それから腕をいったん横に下げて、もう一度鼻先に触れてみよう。今度はもっと簡単にできたと思う。あなたの手が正確な目的地点への筋肉メモリを得られたから、到達できたのである。

　鍵盤の上でさまざまに手を移動させるピアニストは、この原則を使うと良いだろう。手が**どんな旅をするか**よりも、**旅の最終目的地**への感覚を練習したほうが、旅そのものも楽になるのである。ある動作の最後に単音か和音の連打を弾く時は、明快なリズムで勢いよく、できればフォルテ（*f*）で弾くようにする（そのほうがはっきりとしたメモリになるからだ）。自己（セルフ）の使い方には常に注意を怠らないこと。注意すべきことは──

　・頭は脊椎の一番上できちんとバランスをとっているか。
　・脊椎は張りすぎたりゆるみすぎたりしていないか。
　・肩は伸びのびと楽な状態であるか。
　・背中は広く、長くなっているか。
　・両脚は、その動作に十分に積極的に参加しているか。

こういう原則にもとづいて練習に取り組むなら、動作の筋肉メモリは、明確で、信頼できる、自由で、自信に満ちたものになる。

正しい音を弾かねばという発想をやめる

「正しい音を弾きたい」と願うことで、逆に誤用（ミスユース）の引き金を引いてしまい、習慣的に身についた間違った使い方で腕が動いてしまう——このやっかいな連鎖を断ち切るためには、「音を間違う」という恐怖をなくす必要がある。それには、自信と喜びをこめて、意識的に間違った音を弾くことである。

オクターヴ以上の跳躍が要求されるパッセージを練習するとしよう。9度でも13度でもいいが、跳躍をミスしてもおかまいなしで、そのパッセージで求められるリズム、強弱（ダイナミクス）、アーティキュレーションで弾いてみよう。自己（セルフ）を上手く使えていて、気持ちよく弾けるのなら、手は好きなように鍵盤の上を飛び跳ねればよい。音を間違えたらすぐに直さねばという努力は、なんの役にも立たない。チェリストのクリストファー・バンティングはこう書いている。間違いを正そうとするのは**「何かを正しくしておく技能（スキル）を獲得するためではなくて、正しくなるようにする技能を身につけるのが目的だ」**。[8]

「意識的に間違った音を弾く」という練習の目的は、正しい音を見つけることではなく、〔正しい音を弾こうとして〕習慣的に緊張させている腕の緊張をなくし、自由に腕を動かせるようになることである。「正しい音を弾く」のは忘れてしまおう！　そうすればあなたは自由になる。自由になれば、正しい音はおのずと見つかるのである。

腕が自由に動くということは、リラックスしているのではなくて、〈**対抗**〉**がある**ということである（対抗については89頁を参照）。対抗は2つの異なる現象として表れる。1つは腕と背中のあいだに起こる対抗であ

る。腕の動きが、頭 - 首 - 背中のコーディネーションをじゃましないために必要である。脊椎がゆるんでいると、速い激しい腕の動きをした時に、首が縮んで頭が沈みこんでしまう。

　手の動作は、準備の段階ですでに、ほんの少しの動き（状況に応じて、指や手あるいは腕の動き）を必要とする。この動きが、最終目的地ではない、逆の方向へと向かう対抗なのである。高いテーブルに飛び乗ろうとする猫を見ていると、ジャンプする前に低い体勢をとるのがわかる。これが逆の方向へ向かう対抗の動きで、普遍的に見られる現象である。チェリストは、糸巻きからコマに向かって（場所は低いほうへ、しかし音程は高いほうへ）左手を移動させる。その手の動きを準備するためには、意図する動きの反対の方向に腕を向けなければばならない。そうしてできた緊張を解くことで弾みがつき、手が惰性で動こうとするのを抑えることができる。

ジャンプの前のトランポリン ⋯⋯⋯⋯⋯⋯⋯⋯⋯⋯⋯⋯ 動作の準備をする

　演奏家は、大事な本番の前には多少なりとも気が動転したり躊躇したりするものだ。集中力をなくし、音楽の流れがたどたどしくなる。こういったことはすべてエンド・ゲイニングの表れである。高音を出したい（難所を突破したい）といった願望を抱くことそのものが、困難を克服するために必要な行程（ミーンズ・ウェアバイ）を軽んじている証拠なのである。

　ヴィクター・フックスによると「カルーソーは、かつてベルリンで行なわれたインタビューで、高音の前の音が最も大切だと語った」そうだ〔傍点訳者〕。跳躍をする前に準備をするように気を配ろう。その準備の先に、自然で合理的な跳躍が続くようにしよう。あるアスリートは、大きなジャンプの前には、トランポリンに乗って繰り返し跳ねるそうだ。目前に迫ったジャンプのことを考えているのではない。早く飛びたいと逸る気持ちを抑えることで、自分自身の準備を整えているのである。

　鍵盤で跳躍する時には、〈上向き思考〉が必要である。そのパッセージ

の拍に合わせて、跳躍に進む前に、単音もしくは和音を何度か繰り返して弾いてみよう。その準備を繰り返しているうちに、自信と、自己^{セルフ}の良い使い方と、リズムの流れができてきて、跳躍に臨むことができる。

　チェリストの場合、たとえば譜例21のような跳躍を弾く時には、跳躍のための条件が整うまで、低い音を繰り返すといい。わざと高い音をはずしてみたり、跳躍するのをしばらく引き延ばしてから正しい音に飛んだり（a）、引き延ばしたあげくに間違った音に飛んだりしてみる（b）のもいいだろう。こうした練習は、たとえ問題が解決しなかったとしても、けっこう楽しい練習になることは確かだ。

譜例 21

a

b

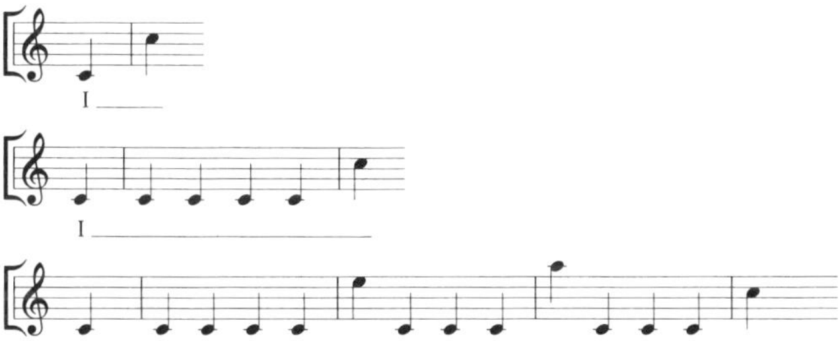

21

トランポリン式の準備

第22章
模倣について

模倣とは ……………………………………………………………………… 人間本来の能力

　人間は生まれつき、模倣（何かのまねをする）という優れた能力を持っている。この能力がなければ、人間は成長することも、学習することも、生き残ることすらもできなかっただろう。模倣は人間の活動のあらゆる場面に登場し、その中にはもちろん演奏も含まれる。模倣は必要なものだし必然的に行われるものなのだが、すべての模倣が望ましいものとは限らない。それでは「何を」「どのように」模倣すればよいのだろうか？
「どのように」は「何を」を直接的に条件づけ、「何を」は「どのように」を間接的に条件づける。このことを念頭において、まず、「何を」について検討してみよう。

　まず、何をお手本（モデル）とすればよいのだろうか。人間はみな不完全なものだから、どんなお手本でも、ある意味で不適切なものと言える。もしも今日の人間がそれほど不完全ではなくなっているならばいいのだが、今日のエンド・ゲイニングな社会を見ると、そうとも思えない。平均的な現代人は、その生まれと育ち方とで二重に制約されていて、1人の人間としても何かの専門家としても、自己（セルフ）のコーディネーションがまずく、不健康で、不幸な、不適切な状態にある。

　あなたがお手本としてまねをする対象は、たいてい、あらかじめ決められている。たとえば、親を選ぶことはできないし、学校では教師の指示に

従わなければならない。しかし、（誤った選択には危険が伴うとはいうものの）いくつかの選択肢は与えられている。

　私の同僚であったダニーは、ある有名なチェリストを崇拝していて、その演奏家（彼のアイドルだった）のコンサートに、鉛筆とスコアを持って足しげく通い、できるだけ多く指使いやボウイングを書き込もうと一生懸命だった。彼は、その演奏家の弾いた作品を、同じ速度、同じニュアンスで演奏した。（解釈をことさらにひけらかすような）チェロを構えた姿や扱い方までそっくりまねをしていたダニーは、息を荒げ、あごを突きだし、頭を振りまわすように動かす、その必死の形相までもコピーしていた。

　ダニーの振る舞いは少々行き過ぎだが、若い音楽学生として、決して特殊な例ではないと思う。彼のケースからは、模倣の危険性がいろいろと見えてくる。もう少し詳しく検討して、アレクサンダー・テクニークがどのようにその危険性を回避するのに役立つかを説明したい。

芸術と個性 ………………………………………………… 個性の模倣は意味がない

　最初に、ダニーがお手本として選択した対象について考えてみよう。熟練し成功も収めた音楽家が、そのままで良いお手本になるとは限らない。今日の多くの音楽家は、技術的・芸術的に熟練しているからというより、その個性によって成功していると言える。フルトヴェングラーはこう言っている。「芸術に対して何らかの判断をくだすとき、根拠となるものには２種類ある。芸術そのものと、演奏家の〝個性〟である。個性は、芸術とは実際にはまったく関係がないことがよくあるし、トリックの宝庫とも言えるのだ[1]」。

　このような音楽家は、聴衆に大きな喜びを与えるかもしれない。しかしそれに満足するのは、熟練の詐欺師にだまされるのと変わりない。その演奏をよくよく分析してみれば、リズム、テクニック、音づくり、アーティキュレーション、様式感など、いろいろな点でシビアな問題があることに

気づかされるだろう。そんな演奏でも詐欺師が成功してしまうのは、別の理由がある。そういった音楽家は大げさに感情をむきだしにしたパフォーマンスをする。要するに聴衆の目をくらましているだけなのだが、それを素知らぬ顔でやってのけるのである。

若い音楽家は往々にして、このようなお手本からインスピレーションを得ようとするものだが、それは重大な問題を見逃しているからだ。ダニーのアイドルの成功は、芸術性よりも個性の力によるものだった。他人の個性を模倣する音楽家が、自身の個性を伸ばしていくことなどあり得ない。ダニーは決して、彼のアイドル（特異な個性を売り物にしていた）のようにはなれないのである。

第16章で、ハイフェッツのようになりたいと願って練習しているヴァイオリニストを紹介したが、そこでもこの問題について考えた。ハイフェッツ自身は、知的に効率よく練習していた。「ハイフェッツのようになる」最良の方法は、それが彼への敬意の表明ともなるはずだが、ハイフェッツの練習における知性を拝借することである。そのような練習方法が、あなたの潜在能力を開花させることにつながるのである。

人それぞれの条件を考慮する ································ 権威に盲従しない

ダニーは、自分のアイドルのボウイングと指使いをコピーした。これは2つの点で思慮が足りない。

第1に、ボウイングや指使いをはじめ演奏のさまざまな要素は、演奏する人それぞれの内的な論理にもとづくものでなければならない。同時に、音楽の要求に応えるものでなければならない。楽器の物理的な特徴からも制約を受けるし、演奏家の身体のかたちや自己（セルフ）の使い方にも合ったものでなければならない。たとえば、手の大きさや指の開き具合は、どのように指を使うかに影響する。ダニーは、彼のアイドルが内的な論理にしたがって選択していることをまったく理解せずに、ただ模倣をしているだけ

だ。アイドルの選択は、アイドル自身には適切かもしれないが、ファンにとって適切なものかどうかはわからない。

　第2に、偉大な音楽家といえども絶対に正当だとは限らない。知的とは言えない選択をすることもあるし、バカげた選択をしつづけているけれども成功している音楽家も少なくない。著名な音楽家が校訂した楽譜には、ボウイングや指使い、ブレス、アーティキュレーション、ペダリングなどあらゆる種類の指示が書かれているが、これらがどれほど無思慮で、不適切なものかを発見するのは、面白いと同時にぞっとすることでもある。他人の間違いを模倣するのは、賢いとは言えない。特に、指使い、ボウイング、ブレスなどの基本を学んでいる途上なら、あなたはまだまだ、自分らしいミスをどんどん犯していいのである。

　もっと良くないのは、著名な音楽家の権威に、盲目的にすがってしまうことである。学生時代に、室内楽の教師に弦楽四重奏のテンポについて指導を受けたことがある。納得がいかなかったので詳しい説明を求めたところ、彼の答えは「ジュリアード弦楽四重奏団はこう演奏している」であった。確かにジュリアードは誰もが認める立派なカルテットだが、彼らがまったく間違いを犯さないわけではない。それに、彼らの演奏が正しかったとしても、それだけが唯一の正解ではない。もし私がジュリアード弦楽四重奏団とまったく同じテンポを選択したとしても、オウムの物まねのように演奏すべきではなく、そのテンポを選択する根拠となった芸術的な判断のほうを尊重し、参考にすべきなのである。

良いお手本とは ……………………………………………………… 模倣の難しさ

　ダニーは、アイドルのテクニックのうわべを少しコピーしただけでなく、作品の解釈にはまったく不必要な、さまざまなしぐさもまねしていた。アレクサンダーは、「芸術家は、至らなさにもかかわらず成功する。至らなさのおかげで成功するのではない」という名言を残している。誰か

の至らなさをコピーしているダニーは、より良いチェリストになれないだろうし、むしろ逆効果でしかない。

　プロポーション（釣合、均整）とバランスの感覚は、すべての人間に生まれつき備わっているはずの能力である。「過ぎたるは及ばざるがごとし」ということわざがあるが、上手にコーディネートされている人間は、行き過ぎや場違いな振る舞いはしない。逆に言うと、特異性を強調することは、簡単に人の目を引くし、穏やかで控えめな振る舞いよりは、ずっと容易に模倣できるのである。良いお手本とすべきは、その長所ゆえに目立ったりはしないものである。平均的な誤用_{ミスユース}をしている人（そして平均的に間違った感覚になっている人）は、このような良いお手本が目の前にいても、気がつかないし、その良さも理解できない。

　良いお手本であることがわかって、その長所をまねしようとする人が、よくぶつかる困難がある。感覚認識がずさんな人の場合、お手本を完全にコピーできていると勘違いしてしまうのである。しかし実際は、感覚認識がずさんなせいで、実質的には、お手本そのものを正当に評価して模倣しているのではなくて、自分が理解できる範囲だけをコピーしているに過ぎないのである。たとえばダンスやエクササイズの教室に10人の生徒がいるとすると、教師の動きを模倣する時には、10人が10通りのやり方で模倣していることだろう。そういう模倣は、役に立たないどころか有害なものなのである。

誤用_{ミスユース}があると模倣はできない

　さて、あなたが良いお手本を選ぶことができ、模倣すべきものを正当に評価できたとしよう。しかしここで、模倣の最大の困難が立ちはだかる。「現実的に、自分自身の今の在りようは、自分が目にしたものをそのまま模倣できる状態だろうか？　という疑問である。

　第5章で私は、ジョージ・バランシンとアーサー・ミッチェルの写真

を紹介した（85頁）。この写真を見ると、ミッチェルがバランシンを模倣しているのは確かで、バランシンとまったく同じ動きをしようとしている。ミッチェルは望みどおりに模倣できていると信じているに違いない。しかし2人のあいだには、はっきりとした違いがある。あなたはその違いを見つけられるだろうか？　ミッチェル自身が、踊りながらその違いに気づいているのか、あなたはわかるだろうか？　バランシンを模倣するためには、ミッチェルは、より良い自己（セルフ）の使い方をすべきなのだが、彼はそう簡単に変われるのだろうか？　バランシンは、ミッチェルを簡単に模倣できるのではないだろうか？

　もしかして、あなたはこの写真を見たあとに、ミッチェルのダンス・スタイルのほうが、バランシンよりも好きだと思うかもしれない。単なる趣味で「こちらのほうが好きだ」と決めるのではなくて、ほかに判断の基準はないものだろうか？

　模倣について、ここまでをまとめておこう。

（1）誰もが、生まれつきに模倣をする能力を持っている。この能力は、生存、学習、成長のために必要である。私たちは、模倣の能力を、意識的・無意識的に洗練させていく。

（2）誰を、なぜ、どのように模倣するのかによって、模倣の能力は、良いほうへも悪いほうへも生かされる。

（3）エンド・ゲイニングと誤用（ミスユース）が社会に蔓延しているために、良いお手本を見つけだすことが困難である。

（4）私たちは、良いお手本が目の前に表れても、気がつかなくなってしまっている。私たちは、たとえそれがまともでないとわかっていても、過激な特徴のあるものに目が奪われがちである。

（5）著名で成功を収めた人間が良いお手本であるとは限らない。名声は権威とは違うし、権威が必ずあてになるとは言えない。

（6）お手本が完璧であることはない。欠陥があっても、良いお手本になりえる。お手本の長所と短所を見きわめる力を養い、長所だけを模倣す

べきである。

（7）ずさんな感覚認識のせいで、良いお手本であっても、正確に模倣
できない傾向がある。

良い使い方の手本になるのは ··

ハスラー＆ロッド＝マーリングは言う。「偉大な歌手は、素人の下手な
発声をまねるのが上手い。発声器官を部分的に使わないようにしたり、身
体機能が健全に働くのをわざとじゃましたりして、まねをするのである」[(2)]。
偉大な歌手は、自己（セルフ）の使い方をコントロールできる。だから、他の歌手の
歌い方をまねしたり特徴を誇張してみせるなど、好きなように声をつくる
ことができるのである。下手な歌手が、上手い歌手を模倣できるだろう
か？　自己（セルフ）の使い方が、上手い歌手と同じくらい洗練されていなければ無
理である。

ようやく、模倣のポイントが見えてきたようだ。健全で、効果的な模倣
をするには、表面に表れたものではなくて、そのもととなっているものを
模倣しなければならない。コーディネーションの結果として目に見える形
になったものではなくて、コーディネーションのプロセスを模倣すればい
いのだ。自己（セルフ）の**機能**ではなく、自己（セルフ）の**使い方**を模倣するのである。

アレクサンダー的な観点からすると、本質ではまったく異なる人たちの
あいだに、驚くほどたくさんの共通点や類似点があることがわかる。ルー
ビンシュタイン（ピアノ）、ハイフェッツ（ヴァイオリン）、プリムローズ
（ヴィオラ）、フォイアマン（チェロ）は、独自の芸術性をそれぞれのユニ
ークな方法で表現している。ところが、彼らにはたくさんの共通点がある
――落ち着き、効率のよいテクニック、焦点の定まったエネルギーの動
き、楽器の扱いの熟練度、舞台に立った時に聴衆を惹きつける魅力など。
これらすべてがあいまって、芸術家としての姿勢と、それを具現化する手
段となっているのである。

演奏の際に、彼らは決して硬くなったり力を抜きすぎたりしない。頭-首-背中の関係が常に自然で、力強く安定しているので、思慮深く優雅に身体を動かすことができる。力強いしっかりとした背中から生みだされるエネルギーは、ゆるみも硬くなりもせず、動きに備えて構える腕と手首を通って、指先まで流れている。彼らは演奏に完全に没頭していながら、同時に、超然としたところがある。自分自身は興奮しすぎることは決してないのに、聴衆を熱狂させることができるのである。彼らは常に、若い音楽家の良いお手本であったし、これからもそうだろう。しかしそれは、彼らが目立って格好よかったからではなく、名声を得ていたからでもない。ただ、彼らが自分自身をとても上手く使う芸術家であったからである。

アレクサンダー・テクニークの実践者は、個人的な好き嫌いで誰かを模倣したりはしない。ハイフェッツをお手本にするからといって、彼の音楽解釈に合わせる必要もないし、彼の妻への振る舞いなどに関心を持つ必要もない。第17章で私は、「正しい／間違っている」を分ける基準を検討した。ハイフェッツの演奏スタイルは、彼の時代には正当だったが、現在ではどうだろうか？　しかし、ヴァイオリン演奏における彼の自己（セルフ）の使い方は、**永遠に**、本質的に正しいものであり続けるだろう。

前に指摘したように、他人の特異な個性をコピーしても、あなた自身が個性的になれるわけではない。しかし、矛盾と思うかもしれないが、お手本の**普遍的な**部分を模倣できれば、あなた自身の個性を引き出す足がかりになる。

ルービンシュタイン、ハイフェッツ、プリムローズ、フォイアマンには、共通点がたくさんあったが、まったく個性的な表現法を持っていた。同じ楽器の演奏家同士を比較しても同じことで、そこでもまた、普遍的な原則によって開花する才能の偉大さを知ることになるだろう。たとえば、ピアニストのヴラド・ペルルミュテール、ホルヘ・ボレ、ニキタ・マガロフ、シューラ・チェルカスキー、リリー・クラウスの演奏は、1人1人はっきりと違うが、皆、その使い方には共通点がある。その違いではなく、共通する使い方を模倣することで、あなたは自分の個性を保ち、洗練させ

ていくことができるだろう。

効果的で有益な模倣のしかた ·······················

　ここで、模倣についてのまとめをもう１つ。まず、アレクサンダー・テクニークによって、模倣がいかに効果的で有益なものになるのかを説明しよう。

　（１）アレクサンダー・テクニークによって、明快で、客観的で、一貫した、自己（セルフ）の使い方を身につけた人は、良いお手本とは何かを判別することができる。
　（２）良いお手本とは、自己（セルフ）を上手く使うことができている人のことである。そのお手本の機能ではなく、使い方を模倣しよう。
　（３）お手本を上手に模倣するためには、あなた自身とあなたの周りの世界をクリアに**見る**ことが必要だ。そして、**見ること**を**すること**に変換するためには、十分に自己（セルフ）を使いこなしていなければならない。

　ここまでの考察をまとめて、良いお手本を建設的なかたちで模倣する方法を考えてみよう。

　（１）自己（セルフ）の使い方の良い人の近くにいるようにしよう。使い方のまずい人の近くにいる時には、自分自身の〈上向き思考〉を失わないように気をつけよう。自分や他人の使い方に注意がいくようになると、私たちが日常的に模倣をしていること、そして、いかに簡単に、悪い使い方や強烈な個性のほうを模倣してしまうかがわかるようになる。子供と親のあいだの模倣は、そのわかりやすい例だ。あるとき私は、背の高い男性が低い扉を身をかがめて通りぬけるのを見た。そのあとに３歳くらいの子供が来て、父親のまねをして身をかがめながら扉を通りぬけていった。

（2）コンサートの映像を見るときは、いつも演奏家の使い方に注意して見るようにしよう。良い使い方をしている演奏家を探し、その演奏家のコンサートに出かけたり、ＤＶＤなどを積極的に集めるようにしよう。

（3）まずいお手本の中にも長所はある。その長所を見きわめる能力を身につけて、それを模倣するようにしよう。私の先生で、ソロを練習したことも演奏したこともなく、演奏フォームも時折くずれてしまう演奏家がいた。しかし彼がチェロに向き合う姿勢は、常に前向きでポジティヴだったので、私は彼をまねすることで多くを学んだ。私は、彼が音をはずしたり、引っかくように音をだす演奏ではなくて、彼の使い方を模倣したのである。

（4）たいていの人は常に誤用をしているものだ。だからアレクサンダー的な観点で他人を観察すると、いつでも誤用の例を見つけられるだろう。これは反面教師になりうる。意識的に良いお手本を選ぶこともできれば、必要なら、その反対の悪いお手本を参考にすることもできるのである。

　私の生徒で、ナタリーとオリバーという２人が一緒にレッスンを受けたことがある。あるときオリバーが先にレッスンを受けたのだが、彼はある取り組みに対して抵抗を示した。ナタリーもそれまでに自分のレッスンで同じような抵抗をしていたのだが、他人が同じように行動をするのを目のあたりにした彼女は、自分の今までの行動の本質を理解したようだった。良くないお手本を見て、そうすべきでないと思った彼女は、自分の順番が来た時には抵抗しなくなった。

（5）良い使い方の普遍的な面を模倣しようとするなら、自分の専門分野の人だけをお手本にする必要はない。チェリストはピアニストからもインスピレーションを得られるだろうし、ピアニストはダンサーから、ダンサーは陶芸家から、男性は女性から、大人は子供から、インスピレーションを得られるのである。私は、アート・ブレーキーがドラムを叩くようにチェロを弾きたいと思っている。キャリアがあっても使い方は悪いチェリストを見ているより、ブレーキーを見ているほうが、参考になるのであ

る。

（6）経験は少ないが使い方のよいお手本をまねするほうが、経験があっても使い方のまずいお手本をコピーするよりずっと役に立つ。私がアイススケートを始めたとき、4歳の幼児に注目した。この子はスケートを始めて間もなかったが、良い使い方の模範のような子どもだったのだ。もっと年長の少年たちもいて、自信ありげにすいすいと滑っていたが、彼らの身体はエンド・ゲイニングのせいで興奮し、力みすぎて萎縮していた。幼児は注意深くゆっくりとリンクを回っていたが、速いだけで乱暴な滑りをしている少年たちよりは、私にとって（誰にとってもだが）ずっと良い教師であった。

（7）ここまでは、あなたが誰かを模倣することを前提に書いてきたが、誰かがあなたを模倣する時にも同じことがあてはまる。周りの誰かが（あなた自身かもしれないが）、意識的であれ無意識にであれ、あなたをコピーすることも、間違いなく起こるのである。

　アレクサンダーの警告。「たとえうっかりとであっても、人間の生命を歪めるようなことは、ほかの何よりも大きな過ちである(3)」。

　私たちは皆、他人にとって良いお手本であるように努力すべきである。私たちは往々にして、他人に何か直接的な影響を与えようとしがちである。力ずくで何かをしたり、洗脳したり、脅したり、小言を言ったり、説きふせたり、弱いものいじめをしたり、命令したり……。

　あなた自身を変えることは、他人を変えるよりも、はるかに良いことである。そしておそらく、良い使い方の生きたお手本となることが、間接的に他人を助ける、最良の方法なのである。

第23章
あがり症

この章を始めるまえに、まず、アレクサンダーが語った、テクニークの本質に関わる言葉を思い出しておきたい。「あなたは、エクササイズを学ぶためとか、何かを正しく行なうためにここにいるのではありません。自分自身をいつも間違った方向へ向かわせる刺激を理解し、それにどのように対処するかを学ぶためにここにいるのです」[1]。

あがり症を自覚している人には、2段階に分けて改善に取り組むことをお勧めしたい。そうすれば、あがり症があっても演奏は上手くいくはずだ。

（1）あがり症の原因を突きとめ、抜本的な治療法を見つけだす。
（2）あなたを「間違った方向へ向かわせる刺激」は何か、とことん考えて、「どのようにそれに対処するかを学ぶ」。

アレクサンダー・テクニークによって、あがり症を克服する効果的な方法を学ぶ**と同時に**あがり症が起こってしまった時の対処法もマスターできる。

あがり症の原因

アレクサンダー・テクニークがあがり症をどうとらえているのかを詳しく説明する前に、あがり症の原因をいくつかあげておこう。

（1）テクニックと、音楽的な能力が不足している

　自分の今の能力（技術的にも音楽的にも）を超えるような課題に取り組んでいる時は、演奏家はあがりやすい。難しすぎる曲を選んでしまったか、十分な準備ができなかったか、いずれかである。これは**原因のはっきりした（正当な）**あがり症と言えるだろう。ふだんのように演奏できないかもしれない、という状況では、不安や恐れを感じるのはあたりまえである（そういう状況でも奇跡的に力不足を克服できることもある。しかし準備を十分にしていない時にそんな稀な例を夢見て演奏にのぞむのはバカげている）。

　あがり症を心配する前に、音楽家はまず、しっかりと十分な技術を磨いておく必要がある。技術に自信のある演奏家だけがステージに立てると言っているわけではない。どんな演奏家でも最初から経験があるはずもなく、「見習い期間」があるのは当然である。大曲を弾きこなすコンサート・アーティストでもシンプルな曲を弾く初心者でも、両方が「不十分かつ不適切な準備」をしてしまう可能性はあるということである。

（2）日常の生活態度に問題がある

　技術的にも音楽的にもしっかりと準備ができているのに、直接に演奏とは関係はないが、演奏会に必要なさまざまな準備を怠ったためにあがることもある。睡眠不足、食べ過ぎ、アルコールやコーヒーなどの飲み過ぎ、演奏会場への到着の遅れなどは、演奏の集中力をそいでしまう。ネイガウスは言う。

　　私は時折、演奏会のあとで考えることがある。なぜ今日のコンサートはいつもどおりにできたのだろうか、と。すぐにわかったのは、コンサートの質と、それに先立つ何日かの生活スタイルには密接な関係があるということだ。……コルトーはよく、「ツアー中のピアニストに最も大切なのは、安眠と、消化が良いことだ」と言っていたものだ。⁽²⁾

　演奏家がどのような日常生活を過ごすべきかは、良識が教えてくれるはずだ。それに従わないのは愚かだろう。アレクサンダー・テクニークにできることは、愚かさの埋め合わせをするくらいである。面白いことに、アレクサンダー・テクニークを長く実践していると、生活習慣が変わってくる。喫煙や、酒を飲んだり、食べ過ぎたりすることは、上向きで外に広がっていく方向性（ディレクション）を妨げる。アレクサンダー・テクニークによって生活習慣が変わると、あなたはきっと、**上を向いている**ほうが、**落ち込んでいる**（being-down）よりも好きになり、自分を甘やかしたいという願望が消えていくだろう。

（3）非日常的な状況

　徹底的に準備ができて、落ち着いて、栄養も睡眠も十分にとれている演奏家でも、状況によっては、それ自体があがり症の引き金になる場合もある。コンサートの開始時間が遅れる、舞台照明がリハーサルと違っている、すきま風を感じる、床がきしんで音を立てる、聴衆の咳ばらいなど。現実の状況はいつでも、理想とは違うものである。本当のプロフェッショナルは、どんな状況に遭遇しても気をとられないし、気になったとしても立派に演奏する。

　この姿勢はそのまま、その人の芸術に対する態度でもある。私が演奏する音楽は本当に偉大な芸術作品で、私はそこから果てしないインスピレーションを受けている。たとえピアノの下で猫がネズミを追いかけていても、その音楽を演奏しているかぎり、聴衆は魅了されるであろう。

　さて、こんな状況で起きるあがり症に対処するためには、あなたは、芸術に対するこのような態度を身につけて、意識的な自己管理を怠らず、普通でない状況で想定される刺激の数々を念頭において、日々の練習を重ねていかなければならない。これについてはすでに第14章で検討した。非日常的な刺激があることが問題なのではなく、それに対するあなたの反応が問題なのである。あなたのプライマリー・コントロールを妨害するような、さまざまな要素を 抑 制（インヒビション） できるようにしよう。そうすれば、予想外

23

あがり症

のものに対しても、不安を感じる必要がなくなる。

あがり症への対処① .... アレクサンダー流の間接的な対処法

　あがり症の原因としてここまでにあげたのは、技術的・音楽的な能力不足、演奏に臨むまでの常識の不足、コンサートのさまざまな状況で引き起こされるショッキングで憂鬱な（しかしどうでもいい）出来事である。このような原因で起こるあがり症なら、克服・軽減するのはそれほど難しくはない。しかし、準備も十分にできているベテランの演奏家が例外的に起こすあがり症もあって、それは大変興味深い例である。
　アレクサンダー・テクニークの著書に、あがり症の原因と治療についてはっきり書かれた箇所がある。

　　あがり症は「神経」に関わる問題とされている。……このような感情障害は、心理身体的<ruby>心理身体的<rt>サイコ・フィジカル</rt></ruby>なアンバランス、焦り、混乱によって引き起こされる。そして、非日常的な状況もまた、同様の心理身体的な問題を引き起こす。⁽³⁾

　アレクサンダーは、あがり症のせいで、大きな大会で結果を出せないプロのアスリートについても書いている。

　　このような選手の場合、〔自己の<rt>セルフ</rt>〕使い方のプライマリー・コントロールを邪魔しているのは何か、その正体を理解できれば、それまでに身につけてきた実力で乗り越えていけるはずだ。使い方の違いによって、〔あがり症によって表れるさまざまな〕障害が違ってくる。そして〔良くない使い方が〕繰り返されてしまうと、障害の状態はひどくなっていく。⁽⁴⁾

　私は、英国の偉大な中距離走者スティーヴ・クラムの長年のファンである。彼のベスト記録は1984年にそれまでの記録を破った時のものだが、その時の彼の自己（セルフ）の使い方はお手本と言えるものだった。彼の存在すべてが上向きかつ外向きに解放されていた。彼のエネルギーは凝縮されて、動きは経済的で、1歩1歩が力強かった。フォームがきれいな時は、使い方もよいのである。しかしフォームが崩れた時は、まだ改良の余地があるということだ。彼の、頭‐首‐背中の関係は、次第に目に見えて悪化していった。頭は前後左右に動き、結果的に、総体的なコーディネーションが崩れ、レースに勝てるだけの能力を発揮することができなかった。彼は、極度の緊張の中でのパフォーマンスと、自己（セルフ）の使い方とがどのように関係するかを如実に見せてくれたのである。

　あがり症の処方箋として、アレクサンダーは、あるレッスンを紹介している。

　　　教師は生徒に対し、性急に「結果（エンド）」を出すように仕向けてはいけない。いつの日か達成される結果（エンド）に向かうミーンズ・ウェアバイのほうを重んじ、その前提である、方向性（ディレクション）と、自分への指令を思い出すように、段階をおって学んでいくように仕向けなければならない。今日か明日か明後日かはわからないが、生徒はいつか必ず、いつでもどこでも、数値で示せるかのように精密に、繰り返して行動できるようになる。過度の興奮や恐怖といったコントロールのきかない感情や頑固な偏見は、それを妨げる要因となるが、対処するには、生徒はまだ未熟かもしれない。……勝負の瞬間に自分を見失わない能力というものには、それまでのすべてが凝縮していることははっきりしている。(5)

　あがり症とはつまり「不安によって起こる、心理身体的（サイコ・フィジカル）なアンバランス」であり、自己（セルフ）の誤用（ミスユース）を示すものである。誤用（ミスユース）によって**プライマリー・コントロールが妨げられている**ことが特徴なので、対処法としては、その原因となっている**エンド・ゲイニング**を抑制（インヒビション）し、達成すべき結果

ではなく、そこに至るプロセス（ミーンズ・ウェアバイ）を重んじ、方向性（ディレクション）を失わないようにすることである。

　アレクサンダー流の対処法がいかに堅実なものか、以下の３つで証明される。

　（１）アレクサンダーは、あがり症が「身体的」、「精神的」あるいは「社会的」な原因で起こるとは言わない。あくまでもその人の心身全体＝総体的な問題と捉えて、対処する。

　（２）アレクサンダーは、あがり症を、その人が抱える全般的な問題の一部（特殊な表れ）として捉える。自己（セルフ）の総体という**基礎**に働きかけることによって、（たくさんある欠陥の１つに過ぎない）あがり症を**間接的に**改善する。アレクサンダー・テクニークは、頑固で、心身全体に影響を及ぼし、長いあいだ重荷になっていた過去の産物すべてに、いっぺんに働きかけるのである。

　（３）アレクサンダーは、あがり症を解決する方法は、何かを**する**ことではなく、**しない**ことだと考えた。プライマリー・コントロールの誤用（ミスユース）を避けるためである。これはつまり、ダイレクトにあがり症と戦うわけではないということなので、最初は理解しにくい。しかし、緊張をコントロールしようとすればするほどますますあがってしまうということは、音楽家ならばたいていの人がわかっているはずだ。

　ここでまとめた対処法は、エンド・ゲイニング、誤用（ミスユース）、抑制（インヒビション）、方向性（ディレクション）という、アレクサンダー・テクニークの通常のワークの基本となっているものである。あなたの日々の練習で応用してみてほしい。そうすれば舞台であがることはなくなるだろう。アレクサンダーの言葉をもう一度。「今日か明日か明後日かはわからないが、いつか必ずできるようになる」。

　アレクサンダー流のワークの、究極の目的は、あがり症という概念を捨ててしまうことだ。アレクサンダーは俳優だったので、テクニークの教師になってから、生徒に芝居を公の場で演じさせることがあった。彼は語っている。テクニークの原則にのっとって芝居の準備を進めてきた生徒たち

には、あがり症などはもうどうでもよいことになっていて、あがるとはどういう状態なのかも忘れてしまったようだった、と。

感情と身体、お互いへの影響 ……………「心が身体に反映する」?

身体と心は分けられないというアレクサンダーの考え方を、ここでもう一度確認しておきたい。近代心理学の父と言われるウィリアム・ジェームズは次のように述べている。

> 一般的な考え方では、悲しみ・恐れ・怒り・愛といったものは、いわゆる感情と呼ばれ、メンタルな情動の興奮であり、それが身体的な兆候としても表れる、とされている。しかし私の理論はその反対で、**身体的な変化は、興奮を感知したことからダイレクトに引き起こされ、それと同時に起こる気分の変化がすなわち感情なのである。……身体の変化は、どんなものであれすべて、起こった瞬間に鋭く（またはぼんやりと）感知される。**身体的に感知されることこそ、さまざまな感情を特徴づけているのである。多くの人はそういったことに関心をもたないが、それを知ったら驚き、興味をもつことだろう。……強い感情を持ちたいと思って、あらゆる感覚と身体的な兆候を意識的に総動員したとしても、そこには何もない。感情からは「心の破片」の一片すら取り出せないのだ。そこにあるのは、知的な知覚という、冷たく中立的なものだけだ。(7)

ジェームズの考え方は、一般的な身体と心の捉え方とは反対だ。

私たちは、失敗することを心配したり不安に思ったりするが、心で心配していると思いこんでいる。この心の不安こそが、あがるということなのである。あがってしまうと、手足が震えたり、ふだんと違う呼吸になったり、消化が悪くなったりすると信じている。

しかし、心で知覚することが、身体の状態に先行し、その原因となって

23
あがり症

いるとすると、身体と心は分離していることになる。しかしジェームズは、身体の状態こそがすなわち感情であると主張している。面白いことに、現代の科学は、100年も前のジェームズのこの見解を裏づけつつある。最近の神経生物学の研究は、「感情と気分は、詩人や哲学者が言うように、人間の魂のつかの間の反映ではなく」、むしろ、「一般の世界に対する本能的な反応を脳が解釈したものである」としている。[8]

　ここで、「無意識」とは何か、アレクサンダーの考えを思い出してみよう。彼の捉え方は、「コントロールされるものとコントロールそれ自体を区別するものではない」というものであった。[9]　心は、身体をコントロールしない。身体は心をコントロールしない。「身体の状態」も「心の状態」もなく、ただ "自己の状態" があるだけである。あがり症は、自己の状態の1つに過ぎない。だから、あがり症に対処する時は、アレクサンダーとジェームズの基本的な考え方を肝に銘じておかなければいけないのである。

あがり症を利用して演奏を成功させる

「あがり症」がどんなものかは、演奏家ならだれでも共通の理解を持っていると思うかもしれない。しかしそれは少し違うようだ。

　マリア・カラスやパブロ・カザルスなど多くの偉大な芸術家たちも、皆、生涯を通してあがり症に苦しんだ。しかし彼らの演奏はスリリングで聴衆を熱狂させたし、少なくともそのうちの何回かは、彼ら自身にとっても素晴らしい体験だったに違いない。カラスと頻繁に共演していたティト・ゴッビは楽しそうに回顧している。

　　カラスは、他の音楽家がとても望めないような成功を収めていたのに、かわいそうなほど神経質だった。公演当日になると彼女は決まって「歌えない」と電話してきた。「まったく声が出ない」とか「第2幕の歌い

方をぜんぶ変えないと」といった調子である。受話器の向こうの彼女を慰め力づけるには、いつも30分はかかったものだ。「大丈夫、歌わなくてもいいよ。君が舞台に出ていくだけで十分なんだから。演技だけしてくれれば、そのぶん僕が歌うよ」。「わかった、好きなように変えていいからね。僕たちはお互いを十分に理解しあっているんだから、大丈夫だよ」。⁽¹⁰⁾

あがり症は刺激に対する反応の1つだから、すべての演奏家に普遍的に見られる現象と考えられる。しかし、反応は人それぞれである。カラスはあがることに対してとても素直な不快感を示したが、彼女はそれを転じて、演奏に効果的に生かし、成功させた。彼女はあがり症にもかかわらず、いや、あがり症であったがゆえに、優れた演奏ができたのである。ブルース・リーは言う。「経験を積んだアスリートは、〔あがり症を〕**内面の弱さ**ではなく**内面の余裕**と考える」。⁽¹¹⁾

ここに、あなたができる選択がある。カラスはあがり症を克服しようとしただろうか？──もしもそのことで冴えない演奏しかできなくなったとしても？

演奏について予想したことと現実の演奏が、ポジティヴに〔良い演奏として〕一致しているような、運の良い人もいるかもしれない。が、それはごくわずかな例外であって、たいていの（カラスやカザルスのような）演奏家は、予想はネガティヴだが、にもかかわらず現実はポジティヴになる。なかには、予想も現実も両方ネガティヴという人もいるだろうが。

ネガティヴな反応の表れかたは演奏家によってさまざまである。震えてしまう人、テンポが「走って」しまう人、眠くなる人もいる。

あがり症は、人それぞれで意味が違ってくるものなのだ。それ自体がその人の個性の表れなのである。だから人によっては、あがらないよりはあがったほうが良い演奏の原動力になるので、ポジティヴなものと思えるのである。

23
あがり症

あがり症への対処② ……………………… 短時間でできる直接的な対処法

　ここまで、あがり症のいろいろなタイプと原因、対処法について考えて
きた。アレクサンダー・テクニークがどのようにあがり症に対処するか
——時間をかけて間接的に自分に働きかけていく——を紹介した。次に、
ごく簡単だが、短時間で直接的にあがり症に対処する方法に触れておきた
い。短時間で直接的とは言っても、ミーンズ・ウェアバイの大切さは変わ
らない。4つの視点から考えてみよう。(1) 内面の準備、(2) あがって
いるところを想像する、(3) コンサート前の「儀式」の目的を理解し活
用する、(4) 本番前の楽屋でできること、である。

（1）内面の準備——イメージ想起法とアレクサンダー・テクニーク
　内面の準備というのは、心理身体的（サイコ・フィジカル）な練習で、想像やイメージ想起法（ヴィジュアライゼーション）
のことである。こうした練習によって、実際にはベテランの演奏者でなく
ても、自分は熟練の演奏者であると**信じて**演奏にのぞむことができる。第
5章で、イメージ想起法とアレクサンダー・テクニークの〈方向づけ〉
は、同じ意味ではないと説明したが、アレクサンダー自身も、イメージ想
起法には慎重な態度をとっていた。「〝視覚的に想像した〟イメージや、自
分で〝感じとった〟気分的なものに頼ってしまうのは、そもそもその人の
感覚認識があまり信頼できないものなのだから、危険なことだ。感覚認識
そのものを改善していかないかぎり、……イメージ想起法は効力を発揮で
きないのではないだろうか？[12]」
　心身の総体的なコーディネーションが上手くいっていない人がイメージ
想起法を使っても、コーディネーションはますますひどくなるだけかもし
れない。しかしコーディネーションが上手くいっている人ならば、イメー
ジ想起法を使っても悪い影響はないし、そこから得るものもあるだろう。
今日、多くのトップ・アスリートがイメージ想起法を活用して能力の向上

を図っている。想起法を行なう前（あるいはその最中）に、自己の総体に〈方向づけ〉をすれば、あなたの演奏はもっと改善されるだろう。

　ここでイメージ想起法を詳しく説明することはできないが、想起法とアレクサンダー・テクニークの組み合わせ例を示しておく。

　モンキー、ランジ、セミ・スパインといった体勢（身体の機能が生かせる体勢）をとろう。そして、自己の総体に、上向き・外向きの〈方向づけ〉をする。それからイメージの想起を始めるが、その最中も、心身の方向性は忘れないように。そうすると、自己の良い使い方と、素晴らしい演奏イメージとを、結びつけることができる。

　もう１つ、イメージ想起法をアレクサンダー・テクニークと組み合わせる方法がある。自分が演奏しているところを想像しよう。その演奏を見守る聴衆の中に、あなた自身もいる。そして、あなたの演奏を楽しんでいる。

（２）あがっているところを想像する

　昔から、あがり症から解放された自分を想像してみるという方法は広く行なわれてきた。しかし、別のアプローチもありそうだ。

　アレクサンダー流の〈機能的に優位な体勢〉をとるか、あるいは、部屋の中を行ったり来たり（座ったり立ったり）してもいいが、自分の好きなように動いてみよう。方向性を考え、そして「舞台であがっている自分」を想像する。この想像は簡単だろう。あなたはすぐに、いつもの症状（吐き気や震え）を感じるはずだ。想像をとめないで、上向き・外向きの方向性を改めて考える。脊椎の弾力性、力強い背中と両脚、柔らかなあごや舌、呼吸している胸郭の自然な広がりを考えよう。つまりこれは、あがる症状があっても〈上向き思考〉を保つという練習である。

　この練習を意識的にやってみよう。そのために、演奏の前に十分な準備の時間をとろう。しばらくのあいだ毎日やってみよう。この練習はけっこう辛いものなので、続けるには根気が必要だ。しかしやっただけの成果は必ずある。

23 あがり症

この練習を続けた時に、2つの対照的な結果が考えられる。①練習を続けるうちに、上向き・外向きの方向性（ディレクション）が、ゆっくりではあるが、次第にはっきりと力強く感じられるようになって、想像するあがり症の症状を乗り越えて、最終的には克服してしまう。②わざわざあがるのを想像するせいで、演奏会のその時まで、ずっと不安と心配を抱えたままになる。

アレクサンダーは、「何かを心配してしまうという習慣は、［その人が自分で］心配のタネ（刺激）を作りつづけているということだ」と書いている。そんなバカげた習慣を身につけるために、この練習を行なうわけではない。そんな習慣に取って代わるような、良い使い方をぜひ見つけ出してほしいものである。

（3）コンサート前の「儀式」の目的を理解し活用する

ピアニストのジョルジ・シャンドールは、「公の場で演奏するのがなぜ難しいか、その理由の1つは、コンサート空間があなたの練習室とまったく違う環境だからだ」と言っている。練習室は日常であり、コンサートのステージは非日常である。この日常 - 非日常の差は、非常に大きい。練習はいつでも好きなだけできるが、公の場で演奏する機会は、練習よりはるかに少ないはずだ。これが非日常ということである。たとえ演奏の機会がひんぱんにあるとしても、演奏が日常と同じとはとても言えない。年間100回以上のリサイタルをこなす音楽家でも、ステージでの仕事は、他とは比べられない経験だと言う。演奏が非日常なのは、精神が高揚するものだからだ。ひんぱんにコンサートをしていればあがらなくなりそうなものだが、そのたびに高揚するのだから、あがり症がなくなることはない。

自分自身を非日常的な状態におくことで、コンサートの高揚する雰囲気に対応することができるが、もう少し上手く対応したいなら、たとえば、コンサートの前の「儀式」を活用して、自分自身を緊張させないようにすることもできる。

演奏家は皆、コンサート前に自分を落ち着かせるために、その人なりの儀式のようなものを持っている。ブラウスにアイロンをかける、ステージ

用の靴を磨く、シャワーを浴びる、化粧をする、散歩をする、瞑想するなど。誰にでも合う儀式など提案してもかえって逆効果になりかねないが、ここでは多少のアドバイスをしておきたい。

まず第1に大切なことは、非常に有効な儀式（気持ちを集中させる）と、まったくの迷信と言える（あがり症をもっとひどくしかねない）儀式があるということだ。有効な儀式は、自己管理を身につけ、非日常的な状況にも対応できるような、内面の強さを保つのに役に立つ。一方、（水玉模様の下着を着ているから大丈夫といった）迷信は、ステージで向き合わねばならない責任やリスクから逃避しているだけで、抑制（インヒビション）にもならず方向性（ディレクション）もなく、ただの希望的観測にすぎない。

こういう迷信は逆の方向に働くこともある。もしも水玉模様の下着が洗濯中で着られなかったらどうなるのだろう？　儀式とは、ポジティヴに物事をこなせることが究極の目標なのであって、目に見える形が重要なのではない。

儀式について第2の大切なポイントは、心（マインド）だけでなく、心身の総体としての使い方に注意を向けた儀式であることである。

アレクサンダーは「心が乱れること」と「集中すること」の関係を論じているが、彼によると、心の乱れとは〔心だけの問題ではなく〕心理身体（サイコ・フィジカル）的なすべてを含んだ状態を指すのであって、俗に言う（＝現に皆が行なっている）"集中している状態"は、対処が必要だと言えるくらいに、望ましくないものなのである。第5章で、集中することと注意を向けることの違いを説明したが、そこで引用したブルース・リーの言葉をもう一度紹介しておきたい。「いわゆる『集中』は、1つのことに焦点を合わせて、他を排除する。しかし認識は包括的で、何ものも排除しない」、「集中しているとは、注意深いということではなくて、鋭い認識力を保ったまま物事に集中できる精神（マインド）のことを言う」。

多くの演奏家が、「集中する」ことによってあがり症と戦おうとして、いろいろな儀式を活用してきた。しかし儀式は、基本的には足し算のプロセスであるべきで、引き算ではないのである。気が散る材料を取り除く

（意識を向けないようにする）のではなくて、頭-首-背中に意識を向け、コンサートまでのすべての行為に使う自分の心身（総体）に対する意識を増すほうがずっと効果的である。

首のことなど考えていたら演奏がおろそかになるのではと心配かもしれないが、自己（セルフ）を上手く使えば、演奏も上手くいくはずである。これは何度も言ってきたことだから、そろそろ納得していただけるだろう。

コンサート前の儀式を活用するなら、それは演奏に集中するためではなくて、眠っていた感覚を目覚めさせ、自己（セルフ）の使い方への認識を高めて、演奏に少しでも良い状態で臨めるようにするためであると理解しておいたほうがいい。

（4）本番前の楽屋でできること

楽屋は「グリーン・ルーム」と呼ばれるが、それは、舞台に出る前の演奏家たちの顔が一様に青ざめていることに由来する。ここまでで私が紹介してきたのは長・中期的な対策だから、楽屋に入ってしまってからではとても間に合わない。しかしアレクサンダー・テクニークは、ステージに出る、まさにその瞬間まで（そしてもちろんその後も）、活用できるし、活用すべきである。

改めて考えておきたいのは、緊張とリラックスである。あがり症は極度の緊張が原因で、リラックスすれば解決できると多くの演奏家は信じている。しかしこれは、緊張の本質とは何か、演奏において緊張がどんな役割を果たすか、その両方で間違っている。第1章でも説明したが、緊張は、生命力を生みだし、保持し、高めていくものだ。適切な緊張は、ダイナミックで精力的なもので、人間が活き活きと動くためには欠かせない。必要なものであり、必然のもの、そして望むべきものなのである。

心身のコーディネーションが上手くいっている演奏家は、リラックスしているのではなく、コレクトしている。「コレクトとは、十分な努力によって、静けさと落ち着きを保持していること」（『ウェブスター　ニュー・カレッジ辞典』第9版）。「コレクト」にはもう1つ、「一緒に集まる」という

意味もある。つまり演奏家は、緊張を取り除くのではなくて、緊張を1つの方向へまとめて（〈方向づけ〉をして）活用する必要がある。その方向とは、芸術的な目的に向けて、的確に活用できる方向である。

　あまりに落ち着いた静かな状態では、緊張を活用できないかもしれない。ネイガウスは、19世紀の偉大なピアニスト、アントン・ルビンシテインのある逸話を語っている。「彼はとても神経質で、本番前に拳で楽屋の鏡を叩き割ったこともあった（それで落ち着きを取り戻したようだが）[17]」。鏡を割るのはいささか危険すぎるが、コンサート前の神経過敏な時によく使われる深呼吸のエクササイズ（リラックスするための）よりも、本質的には、芸術的な緊張にかなう行動だと思う。私は深呼吸のエクササイズはお勧めしない。本番前には、リラックスするよりも、演奏に必要な適度な緊張へと、自分を活性化させるように方向づけるほうがよい。深呼吸ではなく、活き活きと元気よく〈モンキー〉や〈ランジ〉や〈囁く〝アー〟〉をすることを勧めたい。

〈囁く〝アー〟〉は、誤解されがちだが、呼吸のエクササイズではない。自己（セルフ）の心身のコーディネーションをととのえるのが目的なので、呼吸にももちろん影響を与えるが、あくまで間接的な影響である。本番前の楽屋で、〈囁く〝アー〟〉を効果的に行ないたいならば、呼吸をコントロールしようとか、呼吸によって感情をコントロールしようといった考えは捨てないといけない。もっと直接的な働きかけをしたいなら、プライマリー・コントロール（頭 - 首 - 背中のコーディネーション）に働きかけるしかない。楽屋であなたが何か**する**ことができることは、ほかにはもう残っていない。あるとすれば、何も**しない**ことだけだ。ほかのいろいろな問題と同じく、あがり症に対しても、これが最良の対処法なのである。

自信をつけるには

　世の中には、性格や能力に大きな欠陥があるのにもかかわらず、自信に

満ちた人がいる。なんの根拠もない妄想に近い自信でも、それで上手く生きていける人もいるが、たいていは自滅してしまう。そういうたぐいの自信だったら、ないほうがいい。

　逆に、自信をどうしても持てないために能力を発揮できない人もいる。「謙虚すぎることは、半分しか誇りにできない」とはユダヤ人の格言である。成功した演奏家（もっと広い意味で言えば、演奏でも成功した立派な人間）は、ポジティヴ思考がいきすぎて自分を過信してしまうこともないし、謙遜が度を超して、意味もなく慎み深くするようなこともない。「虚栄心と自信は、双子のように似たものに見えるが、本当は、これほど異質なものはない。自信は、偉大な業績には必然的に伴うものだが、虚栄心は重荷にしかならない」とフルトヴェングラーは書いている。⁽¹⁸⁾

　毎日の練習と日常の暮らしとは、常に一体となって、自己（セルフ）の使い方を改善していくものだし、自信はその結果として身についていくものだ。フルトヴェングラーは「健全な人間には、ある種のふてぶてしさが必要だ。自然はそのように人間を創っているのだから」とも書いている。⁽¹⁹⁾ あなた自身を上手く使おう。そして良い使い方を喜んで続けるようにしよう。そうすれば、良い使い方と健全なプライドの両方があいまって、あなたの演奏はより良いものになっていくはずだ。

薬（βブロッカー）の服用について

　β（ベータ）ブロッカー（交感神経β受容体遮断薬）は比較的新しい薬である。もともとは高血圧の治療などに使われる薬だが、演奏家やアスリートのあがり症を抑えたりパフォーマンスの能力を高めるために使われるようになった（この薬の使用を禁じているスポーツもある）。

　多くの演奏家が、βブロッカーはあがり症を直すのに効果的だと評価している。トランキライザーと違って、βブロッカーは、興奮を抑えすぎて平凡な演奏にしてしまうようなことはなく、適度の興奮が保持できるとさ

れている。βブロッカーは、これまでにたくさんの演奏家を救ってきたと言ってもいいかもしれない。さて、果たしてこのβブロッカーの成功は、アレクサンダー・テクニークと矛盾するものだろうか？

　私たちが知っておくべきことは、βブロッカーは、強い薬にありがちな、重い副作用があるかもしれないということだ。「無気力、気道の締めつけ、喘息の悪化、脚の冠動脈攣 縮（歩行の際にひどく痛む）、（まれだが）この薬がまさに防ぐべき狭心症を悪化させる冠動脈攣縮、性欲減退など[20]」。はっきり言えることは、βブロッカーを長期にわたって服用すると、新たな問題が起こるかもしれないということである。

　しかし前に述べたように、演奏家としての自信を身につけるには、演奏の回数をこなせばよいというものではない。5回続けて失敗したら、6回目も同じだと覚悟しなければならない。希望的な観測は裏切られ、失敗はますますひどくなる。この悪循環は、なかなか止められるものではない。

　βブロッカーを服用する目的は（決して服用を勧めるわけではないのだが）、あえて言えば、2つある。アレクサンダー・テクニークを十分に体得する前の段階で、ひどいあがり症に対処したいとき、そして、失敗の悪循環を断ち切りたい時である。薬ではなく別の対処法を見つけるにこしたことはないのだが、もしβブロッカーを使うと決めたのなら、それを最大限に生かそう。そして、薬の助けを借りていても、自己の使い方に意識を向けるのを忘れないようにしよう。そうすれば、良い使い方と成功体験が結びつき、ついには〔薬の助けを借りなくても〕良い使い方によって成功できるようになる。しかし、βブロッカーだけにたよって良い使い方を怠ってしまうと、演奏家としての人生だけでなく、健康まで失ってしまうことだってある。

　演奏家に対して安易に薬の服用を勧める医師は考えなしである。しかしもっと考えなしなのは、能力も思いやりもある医師のアドバイスを無視して、薬を使う人間だ。βブロッカーは強力かつ（潜在的に）有害な薬であることを忘れてはいけない。絶対に間違った使い方をしないように。薬に関して付け加えると、たとえばホメオパシー（同種療法）のような、代替

23
あがり症

医療も試してみる価値があるかもしれない。

あがり症について、ネイガウスの解釈 ································

　アレクサンダーはあがり症について、エンド・ゲイニングをしない演奏家ならば、あがり症は問題にもならず、逆に、どうしたらそんな状態になってしまうのか理解できないものだ、と考えていた。読者の多くは、あがり症の経験がなく理解できないなどと言う人を、うらやましく思うに違いない。アレクサンダーのそのような考えは、（私が大切にしている）演奏の本質からあがり症を捉えたものと思う。しかし反対の意見もある。たとえばネイガウスは、確信をもってこう言いきっている。

　　［アントン・］ルビンシテインの神経過敏な振る舞いは、いったい何が原因なのかを考えてみると、1つには、公の場での演奏がその場その時の状況に左右されやすいこと、そして、並のバランスのとれた（あがりすぎたり大きな失敗を経験したことのない）演奏家よりも、インスピレーションの豊かな、高い芸術性を備えた演奏家のほうが、その場その時の状況に反応しやすいことがあると思う。しかしもっと大きな理由は、「聴衆の前に立つ」ことによる極度の精神的（スピリチュアル）な緊張だろう。聴衆はある期待をもってコンサートにやってくる。演奏を聴くことによって、毎日の平凡な暮らしでは出会えないような、とてつもなく大切で意味深い思想や感性に触れることができるという期待である。そのような人々とコミュニケーションしなければいけないという意識が、極度の緊張を引き起こす。しかし、芸術家でなくても、たとえば今日も同じ時間に同じ駅から仕事場に向かい、やるべき仕事をこなしている人（芸術とは無縁の人生を送っている人）であっても、このようなタイプの繊細な感性は、あれば良いし、また必要な感覚でもあるだろう。[21]

　ネイガウスは偉大な教師であり、深い知恵をもった人だった。その彼の考えに逆らうのは難しい。アレクサンダーとネイガウスは、あがり症に対して反対の考え方をしている〔アレクサンダーは、良い使い方をしていればあがり症は問題にならないはずと言い、ネイガウスは、あがり症になるだけの神経の繊細さこそ必要だと言う〕。ネイガウスは、ひどいあがり症のせいで、コンサート・ピアニストとしての生命は短かった。彼がアレクサンダー・テクニークを知っていたとしたら、果たして彼の演奏家人生は、もう少し違うものになっていただろうか?

終 章

〈意識的な 心〉

アレクサンダーはその生涯を通して、あらゆる分野（科学、教育、政治、芸術）に旺盛な探求心を持ち続けた。彼の生徒には、ジョージ・バーナード・ショー、オルダス・ハクスリー、ジョン・デューイ、生物学者のジョージ・コグヒルとチャールズ・シェリントンなど多くの著名人が名を連ねる。

アレクサンダー・テクニークは、人間が古来からなしとげてきた、知的かつ実践的な発展のメイン・ストリームに属するものだが、**既存のさまざまな叡智とは一線を画す**ものだと思う。私はアレクサンダーを、偉大なる合理主義者だと思っている。彼は断言している。「病気やさまざまな不調を本当に克服したいなら、明快で論理的な意識と洞察力が必要だ。意識が眠ってしまっている状態や、忘我の状態、あるいは何かに盲従していたり感覚がマヒした状態では、決して克服などできない。〈意識的な 心〉、すなわち、明快で論理的かつ思慮深い意識と、素晴らしい潜在能力である洞察力を、人間は本質的に持っているのである(1)」。

アレクサンダーの次の発言も忘れてはならない。「感覚は、それが正しく働いている時には、心よりもたくさん活用される(2)」。不合理を許して正当化してしまうような本末転倒の知性と、本当の理性とを混同してはいけない。信頼できない感覚だけでなく、マインドのないマインドも拒絶

しよう。

　アレクサンダー・テクニークをニューエイジ運動の1つと解釈する人もいるが、この運動は（私の個人的な意見だが）合理性とは反対の方向へ向かうものだと思う。こういう解釈は、いろいろな意味で良くない——アレクサンダーの偉業を矮小化し、彼の見出した原則を薄っぺらなものに歪め、テクニークが社会に与えるインパクトも弱めてしまう。

　神秘性に惹かれがちな生徒だと、教師がいくら説明しても、このテクニークがいわゆる形而上学的なものと信じたがる。しかし神秘性はもちろんアレクサンダーの意図することではなかった。彼は言う。「昔も今も、人間が最初にすべきことは、この地球上で人間が行なっている活動の源である、潜在的な力を理解し、発展させることだ[(3)]」。

人間本来の力を回復させる

　アレクサンダー・テクニークを学ぶとき、あなたは、自分の心身の総体的な使い方を、まったく違う方法で発展させることになる。違うとは、コーディネーションの悪い大人（これが今やごくあたりまえのことなのである）の使い方とは違うという意味である。第17章で私は、「普通」で「自然」であるとはどういうことかを検証した。あなたは最初、アレクサンダー的な使い方は不自然だと感じるかもしれない。しかし不自然ではなく、非習慣的と言うべきで、実際はそのほうが自然なのである。**再教育とは、何かをあとから付け加えることではなく、本来のものを回復させることだ**とアレクサンダーは記している[(4)]。彼は、別の機会には次のように言った。「研究が進めばいずれ解明されるだろうが、私たちがテクニークで行なっていることは、その1つ1つが、まさに自然界で行なわれていることと同じなのだ。違いがあるとすれば、私たちがそれを意識的に学んでいることである[(5)]」〔傍点訳者〕。

　ハスラー＆ロッド＝マーリングは、「発声器官にあとから付け加えなけ

ればいけないものなどはない。歌唱に必要なすべてが、すでにそこに存在している」、さらに「発声器官の能力をいかんなく発揮させたいなら、発声器官そのものを正しく機能させればいいだけだ」と述べている[6]。これは演奏の時だけでなくすべてに言えることだ。「すでに知識のある者にしか教えることはできない」と言ったのはプラトンだったと思う。アレクサンダー・テクニークは、すでにずっとあなたのものだったものを、もう一度、あなたに与えてくれる。しかしそこで再発見していく本当の自分は、今日のあなたとはまったく違うものになるだろう。

自分の責任であることを認める

　私は序章で、さまざまな問題の原因と考えられるものをあげた。いろいろなストレス、人為的なさまざまなこと、文明の発達、**他人**の目を意識することなど。アレクサンダーは、私たちが常に心がけるべきことをあげている。「現実をきちんと直視すれば、今日この地球に生きる誠実な人間なら誰でも認めるだろう——すべてこの瞬間に起こっていることは、多かれ少なかれ、私たちの責任であるということを」[7]。

　パトリック・マクドナルドは、誤用の原因をあげながら同じようなことを指摘している。「生徒は、自分の今の混乱状態は、彼個人の責任だということを悟らなければならない。もっと大切なのは、その状態から抜けだすのも、彼個人の責任だということを悟ることだ」[8]。

　マクドナルドの言葉は先見の明を感じさせる。あなた自身の選択・決定・反応と、その結果に対して、自分個人の責任を認めること。これは自己肯定から脱するということだ。弱く依存的な自身の責任感覚を鍛え、変化させて、あなたが自分自身の生活をコントロールできるようにすることである。それは決して簡単に達成できることではない——特に、アレクサンダーはノン・ドゥーイング（特別な何かをしない）の方法を勧めるのだから。しかしあなたは、責任を引き受ける以外にない。もしそれができる

ようになれば、あなたはもう、他人に自分の生活をコントロールされたいとは思わないだろう。

〈自制〉と自由

アレクサンダーの考え方では、問題の原因と結果そして対処法は、次のように対応している。

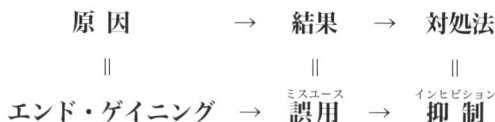

原　因	→	結果	→	対処法
‖		‖		‖
エンド・ゲイニング	→	誤用（ミスユース）	→	抑　制（インヒビション）

　これがアレクサンダー・テクニークの基本である。アレクサンダーは言う。「結局、刺激に対する特定の反応を 抑 制（インヒビション） することから、すべてが始まる。多くの人は、このテクニークを理解できないだろう。"正しく椅子に座る（椅子から立つ）方法" としか見えないかもしれない。しかしテクニークはそのようなものではない。このテクニークは、生徒が自分の意志で、何かをする（しない）ことを決めることを学ぶものなのである[(9)]」。
　第4章で、 抑 制（インヒビション） は自己否定の1つの形だと説明した。あなたは、あなた自身＝あなたの習慣的な反応を、否定する。あなたは、沈み込む（pull-down）ことには同意せず、上向きに考える（think up）という選択をする。
　責任と自制（self-restraint）などと言われると、自由と自己表現を探求し格闘してきた私たち音楽家には、逆行することに思えるかもしれない。しかし、個人であれ集団であれ、現代人が抱えている問題はすべて、欲望をすぐにでも満足させたいということに（きわめて不自然なことなのだが）固執してきた結果である。
　私たちは、自由とは何か、もう一度考え直してみる必要がある。欲望を

性急に満足させることは、考えなしの習慣的な振る舞いである。いつでもどんな状態でも、自分自身の選択によって、あなた自身を 抑 制（インヒビション） することができるまで、あなたは自分を自由な人間だとみなすことはできない。つまり（アレクサンダー・テクニークで教える）自制とは、自由の前段階として、本当の自分を取り戻すものであり、実はとても楽しいことなのだ。

自制ができた時には、性急な満足では決して得られない、深い充足感を得ることができる。「私たちの内面から、コントロールのきかないものがすべてなくなってしまえば、自制の努力などいらなくなるのに！」とフルトヴェングラー は言った。[10]

本当のコントロールとは

自由とコントロールとは切り離せない。第2章では、アレクサンダーの言うコントロールについて説明した。身体的な機能を直接コントロールできるかどうか、アレクサンダーはこんなふうに述べている。「そんなことが可能なら、そして私が明日にでも皆にそんな力を授けられるとしたら、私はそれによって、その人の死刑執行を告げるようなものだ。そのことはしっかりと自覚しておかなければならない」[11]。

コントロールと聞くと、私たちは、電気製品のスイッチの「入／切」のようなものをイメージする。しかしアレクサンダーは言う。「コントロールとは、その時のプロセスの中で起こっているもので、すでにあるものにさらに追加していくものではない」[12]。彼のコントロールについての考え方は、「コントロールされるものとコントロールそれ自体を区別するものではない」というものだった。[13]

テクニークに真剣に取り組んでいるうちに、あなたは確かなコントロール能力を身につけることができるだろう。しかしそれは、あなたがコントロールについての既成概念を捨てられた時に初めて可能となる。アレクサンダー流のコントロールとは、あなたが何かをする時ではなくて、するの

をやめた時にはっきりと姿を現す。それを経験して初めて、あなたはコントロールというものを理解できるだろう。

アレクサンダー・テクニークの限界

　私はこの終章で、アレクサンダー・テクニークの基本的な骨組みを、振り返って考えてみた。使い方は機能に影響し、エンド・ゲイニングは、自己の誤用^{（セルフ）（ミスユース）}の原因となる。エンド・ゲイニングへの欲望は、プライマリー・コントロールを損なう。それを抑制^{（インヒビション）}することが、（身体的・精神的・技術的、あるいは音楽的な）問題を解決する鍵となるのである。

　このテクニークの骨組みはとてもしっかりしているが、それでも限界はある。アレクサンダー・テクニークの教師がたまたま未熟だったためにレッスンから十分な成果を得られないといった問題ではない。ある理論を客観的に評価するためには、理想的な条件のもとで、その原則と実践がどのように適用されるのかを徹底して考察しなければならない。

　しかし理想的な条件であっても、テクニークには決して達成できないこともある。「あなた自身をコーディネートできても、自然の摂理そのものを変えることはできない」とアレクサンダーは言った。序章で私はこのテクニークのことを、「心理療法、理学療法、外科的な処置、服薬、人間工学、あるいは関係者の誰かをクビにするといった、個別の対処法よりもはるかに効率よく、はるかに多くの問題を解決できる」と説明したが、アレクサンダー・テクニークとこれらのアプローチとの違いをはっきりさせたかったからである。しかし、あなた自身の使い方がいかに重要でも、服薬や外科的処置、人間関係**でしか**問題を上手く解決できないこともある。本書ではこういったことについて詳しくは説明できないが。

　アレクサンダー・テクニークは、あなた自身がベストの状態でいるために手助けをするだけである。しかし、あなたがベストの状態であっても、世界的指揮者になれるとは限らない。アレクサンダー・テクニークに真剣

に取り組むことは、きっとあなたの潜在能力を引き出し、洗練させる助けになるだろう。そしてそれ以上のことはできない。しかしあなた（とあなたの家族、教師）が、あなたの習慣的な誤用（ミスユース）に光をあてることは、あなたの才能を常に評価することにつながる。ずさんな感覚認識と習慣の束縛から解放されるまで待たなくても、あなたの実力は見えてくるはずである。

理論と実践

　アレクサンダーは、哲学や思想を教える学校を作ろうとは思わなかった。彼の望みは、実生活で起こる問題を解決する具体的な方法を発見することだった。彼は、「〔このテクニークを〕教えるにあたって、すべてを、理論から具体的なプロセスへと転換する必要に迫られている」と語った[15]。アレクサンダーの実践の能力は、原則の幅広さと深さを反映して、感動的なほどに優れた能力となっている。原則と切り離してこの「テクニーク」を実践することは不可能だ。アレクサンダーは次のように述べている。

　　エンド・ゲイニングにもとづくそれまでの無計画な振る舞いをやめ、〔テクニークの〕原則にのっとった新しい生活を始めるのは、決して簡単なことではない。新しい生活への変化は、ゆっくりとしたプロセスをたどるだろう。しかし**私たちは、1日1日を、しっかりと、改善に向けて歩まなければならない。日々のすべての行動にテクニークの原則を応用できるかどうかにかかっている**[16]。

　多くの読者にとっては、アレクサンダー・テクニークに独特な用語を理解するためにはまだまだ多くの時間が必要だろう。アレクサンダーや私を含むさまざまな人の意見、これまであなたが信じてきたことを否定するような、アレクサンダー・テクニーク独自の方法なども、すぐには理解できないと思う。しかし、私が本書で説明したような、おおまかな骨組みだけ

で（しかも言葉による説明だけで）このテクニックがどんなものかを判断しないでいただきたい。**あなた自身が試してみて、マスターしないかぎり、このテクニックを本当に理解したことにはならない。**もしあなたがアレクサンダー・テクニックを好ましく思い、有効なものと確信できるなら、まず試し、マスターすることである。本書に書かれた理論だけではなくて、真剣かつ実践的な学びの結果に基づいて判断してほしい。

長い道のり

　かつてある賢者は言った——「何かを試してみるということをしない人生は、生きる価値がない」。アレクサンダー・テクニックは試してみる価値のあるものだし、効率的で、心身を包括的にとらえた、自然にのっとった方法である。そのうえ、実践していて楽しいものでもある。このテクニックを学ばないと、自分の潜在能力は発見できないし、健康かつ幸せでいることはできない、ということはない。しかし、健康かつ幸せであり、潜在能力を発見するためには、自己発見と変革の旅を経験しなければならないことは確かだ。もしこの旅が、あなたが今日いるところから、前に・上へと進ませるものならば、きっと必然的に、アレクサンダー・テクニックのいくつかの特徴と出会うことになるだろう。

　アレクサンダーは、その長い生涯の終わりに、自分自身に働きかけることをやめていたらどうなっていただろう、と、みずからに問うた。彼の答えは、「私にはそんな勇気はなかった」であった。アレクサンダー・テクニックは簡単にマスターできると言う人もいるのだが、そういう人たちはこのテクニックの力をみくびっていると思う。確かに、初心者が短期間のレッスンで驚くべき効果を体験することもある。しかし、身についてしまった習慣の力、それに付随するずさんな感覚認識の根深さは、決して甘くみてはいけない。

　音楽家は、こういった旅の道のりが長く険しいことを知っている。フェ

ルッチョ・ブゾーニは、近代の最初の偉大なピアニストと言われるが、ピアノの練習について面白いことを言っている。「〔ピアノの練習とは、〕頭が次々に生えてきては、すぐにそのほとんどが切り取られてしまう動物のようだ[17]」と。モーリス・ラヴェルは、代表作である弦楽四重奏曲を書いたあとも、パリ音楽院のガブリエル・フォーレの作曲クラスで学び続けた。ロッテ・レーマンは、その輝かしい歌手生活が終わるころになっても、毎日45分間、音階（スケール）をゆっくりと完璧に歌えるよう練習していた。作曲と音楽分析の優れた教師、ナディア・ブーランジェは、高齢になっても、鍵盤上で単純な和音の練習を続けていた。

　こうした優れた芸術家、たぐいまれな才能に恵まれた人たちも、みずからの技能（スキル）の基礎を、真剣に、生涯にわたって勉強しつづけたのである。私たちのように、基本的なコーディネーションも整っていないような、平均的な能力の音楽家が、少しばかりのレッスンで何を得られるというのだろう？　私は、何も得られないとは思わない。自己（セルフ）をよくコーディネートさせて、学び、変化し、成長すること。**既知から未知へと向かうこと**。これ以上の価値のある目標はないし、面白い冒険はない。そしてまた、これ以上に厳しい道のりは人生にはないのだが……。

　最後に、アレクサンダーの金言を1つ。「頭（ブレイン）を使えば、一生ものの癖などあっという間に捨てられる[18]」。

　まったくその通りだ。私たちは一生かけて、頭をどう使うかを学んでいくのだろう。

終

付　録

付録A

アレクサンダー・テクニークは
治療法か教育か？

　第7章で、アレクサンダー・テクニークは、療法ではなく教育である^{セラピー}と述べた。

　しかし音楽家は往々にして、さまざまなケガや故障を負って、医師の診断を受けたあとに、テクニークを求めてやってくる（腱鞘炎、滑液嚢炎、前湾症、脊柱側弯症、テニス肘、ＲＳＩ（反復運動過多損傷）、手根管症候群、椎間板ヘルニア、ヘルニア、腰痛、座骨神経痛、骨粗鬆症、関節炎、リューマチなど）。そこで、ここでは医学とアレクサンダー・テクニークについて、説明を加えておきたい。

　このテクニークを求める人は、いわゆる「心の問題」も含めて、さまざまな問題を抱えてやってくる。ノーマン・カズンズが言うように、病気は常に身体と心の両方が関係している（『死の淵からの生還』より）。たいていの人は、不快感だけでなく実際に痛みがあり、何回かのレッスンのあとに、腱鞘炎であることがわかったりする。今日の英国では、医療保険制度のもとで運営されているクリニック（複数）でこのアレクサンダー・レッスンを受けられる場合もあるし、適用できる民間の保険もある。長年このテクニークをサポートしている医師や科学者もいて、たとえばニコラス・ティンバーゲンはノーベル医学生理学賞受賞の講演で、テクニークの療法的な価値に触れていた。やはりこのテクニークは、療法の一種なのだろうか？

　これは単なる分類にとどまらず、目的や方法論に関わる問題だ。療法は、教育とは違う目的と方法論を持つものだし、教師 - 生徒の関係は、療法士 - クライアントの関係とは違う。アレクサンダー教師がそれをよく

わきまえて、教師の立場を守りつづけられたら、このテクニークはたくさんの人々に役立つものになるだろう。優れたアレクサンダー教師は、決して病気を治そうとしたりはしない。特定の問題を直接解決しようという願望はもたないはずなのだ。間接的な取り組みを通して、特定の病気に注目するのではなく、心身の総体的なコーディネーションや自己（セルフ）の使い方に光をあてていくのである。

　背中の痛みが（自己（セルフ）の誤用（ミスユース）などではなく）ガンのような疾病が原因で起こることもある。その場合は医学こそが最良の治療法を提供するだろう。だからといってテクニークの価値が下がるわけではない。自己（セルフ）の使い方が病気を引き起こす主要因になることもあるし、二次的・間接的に影響していることもある。医学的な問題が起こった当初は「自己（セルフ）の使い方」はなんの役にも立たないかもしれないが、病気の治療に取り組むという段階では重要な役割を果たすだろう。優れた医者ならそれはよく理解できるはずだ——ただし、「自己（セルフ）の使い方」とは言わずに、「態度」や「性格」、「意志」といった言葉を使うだろうが。現代の医学は、テクニークの効用をようやく「発見」しつつあるのである。

　上に引用したカズンズの『死の淵からの生還』は、パズルのようで難解な書物だが、生命そのものの持つ力を再生させるための、エキサイティングで本質的な名著である。あたりまえのことだが、病気（生命）に対する態度が変われば、療法への対応も変わってくる！　自分自身がどのような態度〔自己（セルフ）の使い方〕をしているかに気づき、それが不適切だと気づいたら、どう変えていくかが大切である。

「再生と復活の力こそが人間が人間たりうる本質である」とカズンズは言う。「しかし、この力は、何かに邪魔をされたり未開発であったりすることもある[2]」。アレクサンダー・テクニークは邪魔するものを取り除き、この力を効果的に開発していく。「健康的に生きるということは、日々受けている刺激に対して、生命体として最良の反応を保ち続けることだ。その反応は、自己（セルフ）の使い方と機能のしかたにはっきりと表れる」（F. M. アレクサンダー[3]）。

　ダイエット、喫煙、飲酒、エクササイズ、対人関係、しつけ……その他、古きよき時代から受けついだものすべてが、健康か病気かを左右する。しかし、自己（セルフ）の使い方は、あなたがしていることすべてにいつも表れている。エクササイズをするにしても、あなたが自分自身を上手く使っている時にのみ、効果が出るのだ。

　使い方の変化が、自然に、そして間接的に、食事や飲酒の習慣を変えることもある。使い方への気づきは、ライフスタイルを変えていくための、意識的かつ直接的な努力となりうるのである。良い使い方は、その変化をスムーズに、かつ確実なものにする。アレクサンダーの言う「唯一の個性的な」あなた自身の使い方が、他者に対するあなたの反応を決定し、あなたに対する他者の反応のしかたも決めるのである。すべての面で自分自身を良く使いこなすことによって、あなたは本当の健康を手に入れるだろう。

　病気とその治療が始まってからの自己（セルフ）の使い方を記したが、良い使い方をしていれば病気を防ぐことも可能なはずで、それが理想である。病気をいかに予防するかは、医療者もさまざまな知識を提供しているが、アレクサンダー・テクニークはこの知識をさらに広げ、実践へと導くものである。

　そろそろまとめに入ろう。このテクニークは、療法的な効果のある教育である。「教育とは、広い意味で、人間の反応をいかにコントロールするかをテーマにしている」（F. M. アレクサンダー[(4)]）。教育の究極の目的は、あなたの反応（＝あなたの健康）はあなた自身が責任を負うべきものであると教えることである。そして、あなたが責任を負うべき方向性を間違えないように導くことである。

付録B

よくある質問

Q　アレクサンダー・テクニークの教師はどうしたら見つかりますか？

　アレクサンダー・テクニーク指導者協会（STAT）は 1958 年にロンドンで設立された。この協会は専門の訓練を受けた教師たちの世界規模の集まりで、あなたの希望に合う教師を紹介することができる。国によっては STAT 公認の指導者団体があり、STAT ではその連絡先を把握している。ここでは STAT およびアメリカの協会を紹介しよう。なお、STAT の公認（下部組織）ではない教師や指導者養成コースも存在する。

STAT（The Society of Teachers of the Alexander Technique）
www.stat.org.uk
1st Floor, Linton House 39-51, Highgate Road London NW5 1RS, United Kingdom
Phone: 0845 230 7828　Fax: 020 7482 5435

AmSTAT（American Society for the Alexander Technique）
www.alexandertech.org/
P.O. Box 60008, Florence, MA 01062, U.S.A
Phone: 800 473 0620　または 413 584 2359　Fax: 413 584 3097
Email: info@amsat.ws

B

Q　教師の良し悪しはどのように判断するのですか？

　どの分野もそうだが、アレクサンダー・テクニークの世界にもさまざま
な能力の人々がいる。米国医学会の会員がすべて優秀な医師であるとは限
らないのと同じである。正直なところ、アレクサンダー教師を適切に評価
するのはとても難しい。経験や年齢だけで洞察力や指導能力が決まるわけ
ではないし、愛想の良さが仕事への自信からくるものとも限らない。立派
な教育者が気むずかしいのはよくあることだ。

　パトリック・マクドナルドは、良い教師の条件とは、「すべきこととす
べきでないことが明確であること。そして、すべきことをどのようにすべ
きか、教師がいない時にもそれをどのように続ければよいかを説明できる
能力」であると言っている（未発表の草稿より）。さらに、「教師は、生徒
が何をしているのか（生徒自身が何をどのようにしようとしているか）を把
握できなければならない。また、生徒の自己評価と、教師から見た評価に
はへだたりがあることも心得ておくべきだ」とも述べ、アイリーン・タス
カー（F. M. アレクサンダーの最初のアシスタントの１人）の言葉を引用して
いる。「良い教師かどうかを見分ける基準は、生徒の思考を変えられるか
どうかである[1]」。

　こうなると、教師の良し悪しを見きわめるには、それ相応のアレクサン
ダー・テクニークの経験が必要ということになる。知り合いに推薦しても
らうのもよいだろうが、それもないとなると、自分自身の常識、洞察力、
直感にたよるしかない――ただし〈ずさんな感覚認識〉のせいで判断を誤
るかもしれないことをお忘れなく。必要に応じて音楽の先生を変えていく
ように、アレクサンダー教師も変えることができるし、また、変えるべき
時もあることを覚えておこう。

Q　近くに教師がいない時はどうすればいいですか？

　気のおけない友人たちとグループを作り、アレクサンダー教師を招い

て、講義やレッスン、ワークショップなどを開催してみてはどうだろう。STAT や AmSTAT のように、ニュースレターを発行している団体も多いので、出張レッスンに来てほしいと広告を出すこともできるはずだ。

Q　教師の招聘が上手くいかない場合は？

アレクサンダー教師の招聘が難しい場合もある。アレクサンダー・テクニークは、あなたを上向き・前向きの生き方に導く優れた方法だが、唯一絶対の方法というわけではない。教師が見つからないのなら、F. M. アレクサンダーのように調和のとれた人生観を指導できる人を探せばよい。

たとえば私には、アレクサンダーのレッスン経験はまったくないが、テクニークの原理にのっとった指導のできる教師（合気道と声楽）がいる。テクニークは普遍的な原理を基礎としているので、必然的に、さまざまな活動や知識の体系とも、基礎を共有している。

ここでアレクサンダーの原埋をもう一度繰り返すことはしないが、まず一般的なものから特殊なものの順に取り組んでみよう。正しいことをしようとはしないで、間違ったことをすることをやめよう。リラクゼーションは求めず、必要な（適切な）緊張を求めよう。結果を見てもそこに至る手段がどのようなものだったかはすぐにはわからないが、手段を見れば、ただちに、どんな結果を目指しているかは明らかである。つまり、正しい手段を選択しつづけるのが肝心だということを忘れないように。

Q　レッスンの回数はどのくらい必要ですか？

アレクサンダー・テクニークの基礎を学ぶには 25 回のレッスンが必要とも言われる。ただし個人的には、生徒にとって「正しく」「必要」かつ「十分」なレッスンを、回数で示せるとは思えない。まだ 1 年足らずしかレッスンを続けていない初心者の生徒に、「あなたはもうアレクサンダーの良さをわかっているようだね」と言ったこともある。いいかげんに聞こ

えるかもしれないが、これが正直な現実なのである。F. M. アレクサンダーの言葉。「どんなことにも、王道というものはない」。

　30秒あれば、1本指で楽しく弾くことはできる。しかしコンサート・ピアニストになるにはもう少し時間がかかる。アレクサンダー・テクニークも同じことである。あなたの人生にこのテクニークをどのくらい取り入れていくか、決まりがあるわけではない。あなた自身の必要性、願い、健康状態、頭の柔らかさ、そして、自分の愚かさを笑い飛ばせる度量などによっても、必要なレッスン回数は変わってくるだろう。

　Q　テクニークが害になることはないのですか？

　医師でも機械工でも株式仲買人でもアレクサンダー教師でも、程度の良くない者の手にかかれば困ったことになる。これはテクニークが有害というのとは違う次元の問題だ。実際、テクニークそのものが有害だった例はないはずである。

　こういう質問の真意は「テクニークに伴うリスクはないのか？」ということかもしれない。テクニークを学ぶ過程での難しさとその克服法は本文で説明してあるので、ここではテクニークの別の面について考えたいと思う。

　あなたはこれまでずっと、気づかないまま自己を誤用してきた。だが突然、そしてとてもリアルに、これまでの行動がすべて間違いで、それを修正することすらできないとわかったら、きっと嫌な気分になるだろう。自己を認識する前に、自意識を克服することが必要なのである。それができないと、自意識の奴隷になってしまい、本来の自分を失ってしまったことを後悔するようになる。

　アレクサンダー・テクニークを学ぶことは、「既知」から「未知」へ、既知の誤りから未知の正しさへと歩みだすことである。そのための道は誰にでも開かれているが、道のりによっては大きな犠牲を払うことにもなる。正しいことをすることと、幸福であることとの、せめぎあいである。

ここであなたが選択しなくてはならないのは、今日の相対的な幸福、将来のもっと素晴らしい幸福、あるいは時とともに起こりうる不幸の中からどれを選ぶかということである。

　私自身は、ほかの何かのためにアレクサンダーを捨てるなどということは決してしないだろう。私の教師としての信念は、１人でも多くの人に、無知であることが幸せで賢いことだと思いこんでいるような現代の生き方を捨て去ってほしい、ということなのである。

Q　テクニークが必要ない人もいるのでは？

　このテクニークが適用されない状況はありえないと思う。自然に、まったく健康に、しっかりと幸福に生きている人は、テクニークによってますます健康になるだろう。病気はかかりはじめで治し、人生の地平線をますます広げ、他の人々を助け、良い時間を過ごすことができるだろう。

　しかし、そんな人はめったにいない。問題なのは、間違った使い方をしているにもかかわらず、とりあえず健康で順調な生活をしているので、さしあたってテクニークの必要性を感じていない音楽家である。例をあげよう。

（１）今は問題がなくても、誤用〔ミスユース〕によっていずれは困難が生じる音楽家。

（２）今後も問題がない音楽家。しかし「常識的な健康」と「理想的な健康」は違う。本当の自由と健康は、中庸の健康で満足している人にはきっと想像できないものだろう。

（３）健康だが、お金をかけている音楽家。たとえば薬を常用しているなど。今日ではフランス人が最も健康だと言われたりするが、平均すると年間で１人あたり38通もの処方箋を医師からもらっている。世界一の薬品消費国なのである。ここに矛盾を感じないわけにはいかない。

（４）以上の例のいずれかに加えて、演奏も上手く、プロフェッショナルとして成功している音楽家。彼らが今後も上手く弾いていられるとは限らないし、成功し続ける保証もない。

（5）今は十分すぎるほどの演奏をしているが、演奏もキャリアもいつかピークを過ぎる可能性がある音楽家。デビュー当時は輝かしいキャリアが約束されているようでも、徐々に「その人ならではのタッチ」を失ってしまう多くの優秀な音楽家がいる。才能と意志の力だけではだめなのである。若いころの奇跡の泉は枯れてしまうものである。

（6）演奏は上手いが、教えることが下手な音楽家。著名な教育者であっても実はそのような音楽家は多い。

こういった例のすべてでアレクサンダー・テクニークは強力な味方である。長期間にわたって健康を維持し、常に改善していくこと。そして演奏家をより良い教師にする、などなど。

Q　本書に同意しないアレクサンダー教師もいますが、それはなぜですか？

私の尊敬する教師、パトリック・マクドナルドは自著に『私の理解によるアレクサンダー・テクニーク』(The Alexander Technique as I See it)というタイトルをつけた。書物というのはいつでも、私の見解を述べている。いくら良いことであっても、この世界に満場一致などありえない。

付録C

創始者 F. M. アレクサンダーについて

　親しい人々のあいだでは F. M. と呼ばれたフレデリック・マサイアス・アレクサンダー（Frederick Matthias Alexander）は、1869年、タスマニアの北西海岸にあるウィンヤードに生まれた。幼少期を祖父の別荘で過ごし、生涯愛好することになる乗馬をここで身につけた。

　20歳のとき、俳優（朗読のスペシャリスト）を志してメルボルンに移る。キャリアのスタートは、オーストラリアとタスマニアの各地をめぐる公演旅行を行なうほど順調だったのだが、やがて、舞台に立つと声がかすれてしまうという症状に悩まされるようになった。医師も、声の専門家も、助けにはならなかった。手術を勧められたものの、効果をあまり期待できない（かえって悪くなるかもしれない）という現実に直面した彼は、自分自身で不調の原因を突きとめる決心をした。これが、アレクサンダーの名前を冠するテクニークが生まれるきっかけとなったのである。彼の著書『自己の使い方』（*The Use of Self*）の第1章にはこの探究のプロセスが詳しく描かれていて、テクニークの実践者にはとても役に立つ内容である。

　オーストラリア、ニュージーランドの各地を旅したのち、アレクサンダーはシドニーに居を構え、ここで彼の教育活動が開花した。1900年から（イギリスに移る）1904年までは、シドニー演劇オペラ学校の校長を務めるまでになっている。

　一説によると、アレクサンダーがロンドンに移住する資金は、競馬で儲けた金だった（しかも最後の五ポンドをはたいて大儲けをした）という。競馬には尋常ならざる情熱を注いでいたのである。

　第1次世界大戦の数年前まで、アレクサンダーは英国で、多くの俳優

たちを指導した。教師として偉大な成功をおさめ、生徒の中にはバーナード・ショー、オルダス・ハクスリー、スタフォード・クリップス（1940年代の英国の財務大臣）などの著名人も名を連ねている。

　最初の著書『人類の最も重要な財産』（*Man's Supreme Inheritance*）は1910年に出版された。1914〜24年には英米間を行き来しながら『意識的なコントロール』（*Conscious Control*）と『個々人の建設的な意識コントロール』（*Constructive Conscious Control of the Individual*）の2つの著書を出版する。のちにこの2冊は1冊に（後者のタイトルで）まとめられた。この時期にアレクサンダーは、彼の指導に大きな影響を受けた米国の哲学者ジョン・デューイと交友を結ぶ。

　大戦の勃発とともに米国に移り住んだアレクサンダーは、1930年から1940年にかけて、教師養成コースを開講する。1932年には3冊目の著書『自己の使い方』が、1941年には4冊目の（そして最後の）著書『生きることの普遍的な定数』（*The Universal Constant in Living*）が出版された。1943年に英国に戻ったアレクサンダーは、1945年から教師の養成を再開する。

　1948年、南アフリカ政府の公的文書の中で、彼の仕事への批判が行なわれたことを受け、彼は政府に対し名誉毀損の訴えを起こした。結果的に彼の主張は認められ、損害賠償を受けとることになったものの、長く続いた裁判は彼を苦しめた。

　彼は1955年に86歳で亡くなったが、その数日前まで、まったく衰えを見せずにテクニークの指導を続けた。

　彼の4冊の著書は、英国や米国を中心に途切れなく刊行され続けている。決して簡単に理解できる内容とは言えないが、テクニークを本気で実践したいと思う人は、真剣にこれらの著書と向き合うべきである。深い洞察力と、テクニークを理解するのに適したさまざまなエピソードに満ちているからだ。これらの著書を読み、資格を持つ教師のレッスンを受けることが、テクニーク実践の両輪となるだろう。

　F. M. アレクサンダーは20世紀を代表する偉大なる思想家の1人と言

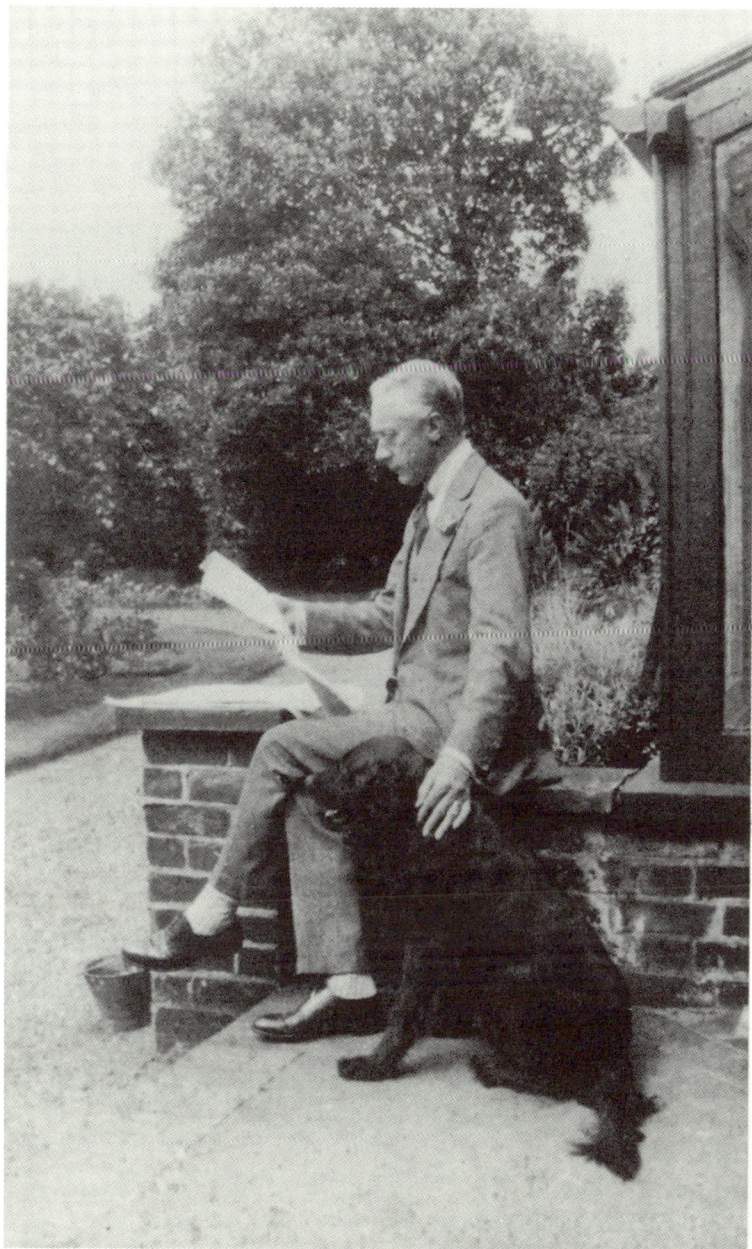

フレデリック・マサイアス・アレクサンダー　1869–1955

える。彼の「発見」は、今後、多くの人々の手で、よりいっそう発展して
いくだろう。しかしもちろん彼は決して完全無欠の人間ではなく、無分別
なところもあった。弟子の１人だったウィルフレッド・バーロウによる
と、「経済的なことや社会的な責務の面で、複雑な渦にみずから巻き込ま
れていく傾向があった」という。彼をよく知る教師たち、ルーリー・ウェ
ストフェルド、ウォルター・キャリントン、フランク・ピアス・ジョーン
ズなども、偉大な教育家でこのテクニークのスポークマンであった F.
M. の欠点を指摘している。

　そのような特異なキャラクターではあったが、彼の発見は、人間に普遍
的な重要性を持っている。社会はまだアレクサンダーに正当な評価を与え
ていない。私たちは、エンド・ゲイニングな考え方とずさんな感覚認識に
毒されているので、自分たちが抱えている問題を否定し、彼の提案する解
決策を無視してしまうのである。

　私は、この偉大な人物に最大の敬意を払っている。本書の読者もまた、
アレクサンダーの考え方の素晴らしさを体験し、その恩恵に浴する機会を
得られるように、心から願っている。

補遺D

私のパンテオン
——尊敬する音楽家たち

　本書で私は、フルトヴェングラー、ネイガウス、ブーランジェなど多く
の音楽家の考え方を紹介した。ブゾーニのように自伝を引用した場合もあ
るし、ルービンシュタイン、カザルス、ストコフスキーの演奏中の写真を
紹介したり、プリムローズやルービンシュタイン、ブゾーニの録音や映像
も紹介した。しかし、読者がこうした音楽家を知らなければ、テクニーク
についての私の説明を理解するのは難しいだろう。

　そこで、彼らの人生や歴史的なバックグラウンドについて、少しだけ解
説を加えておきたい。全員を紹介するのは難しいので、とりあえず7名
に限定する。完全とは言えない短い解説のほうが、逆に読者の好奇心をそ
そり、さらなる研究へと向かわせるのでは、と期待している。

　ナディア・ブーランジェ（1887年パリ生〜1979年パリ没）は、ピアニ
ストであり作曲家、指揮者、教育者である。クラウディオ・モンテヴェル
ディ研究の第一人者でもあり、1937年には自身の声楽アンサンブルによ
りマドリガル集を録音している。ロイヤル・フィルハーモニー協会演奏会
で指揮をした最初の女性でもあった（1938年）。ブーランジェは特に作曲
と音楽理論の教師として知られていて、弟子にはアーロン・コープラン
ド、ウォルター・ピストン、エリオット・カーター、レノックス・バーク
リーなど多くの優れた器楽奏者、声楽家、作曲家、指揮者がいた。ブーラ
ンジェはピアノと指揮の録音も残している。1948年録音のガブリエル・
フォーレの《レクイエム》、モンテヴェルディの《マドリガル選集》を聴
いてみてほしい（EMIよりリリースされている）。弟子のディヌ・リパッ
ティと録音したブラームスのワルツ集も素晴らしい（リパッティもぜひ知

D

っておくべきピアニストだ)。このCD(EMI)にはリパッティの演奏によるショパン、リスト、ラヴェル、エネスコの作品も含まれている。

フェルッチョ・ブゾーニ(1866年イタリア、エンポリ生〜1924年ベルリン没)は、超絶技巧^{ヴィルトゥオジテ}と音楽的なひらめきの絶妙なバランスを保った、近代的なピアニストの嚆矢^{こうし}であった。ブーランジェによると彼の演奏は、「完璧なアーティキュレーション、見事なまでに安定したテクニック、信じがたいほど素晴らしいリズム感……まるでその場で作曲をしていくような、独特の演奏だった[1]」。誰もがまねしたくなるような理想的な演奏と言えよう。ブゾーニは著名な教育者でもあったし、その幻想的な作品が今日になってようやく評価されつつある、多作な作曲家でもあった。第10章では、彼の演奏の録音も紹介している。

パブロ・カザルス(1876年カタロニアのヴェンドレル生、1973年プエルト・リコのリオ・ピエドゥラス没)はピアニスト、作曲家、指揮者としても活躍したが、音楽史上最も偉大な貢献はチェリストとしてのものだった。彼はチェロの演奏テクニックに革命をもたらし、バッハの無伴奏チェロ組曲の再評価を促した。多くの優秀なチェリストを育て、ソロ・協奏曲・室内楽の奏者として、指揮者として、作曲家としても、多くの録音を残している。彼のチェロの扱い方は目がくぎづけになるほど魅力的だ(マスタークラスの映像が残っている)。

ヴィルヘルム・フルトヴェングラー(1886年ベルリン生、1954年バーデンバーデン近郊にて没)は世界中の著名なオーケストラを指揮したが、最も長く密接な関係だったのは、1922年から没するまで振ったベルリン・フィルである。1927〜30年、1947〜54年にはウィーン・フィルの指揮者でもあった。彼は第2次大戦中もドイツにとどまったので、晩年になって戦争中の政治的な活動(ナチス・ドイツへの協力)が問題とされた。1946年に無罪とされたものの、その後もアメリカでの活動は許されなかった。

フルトヴェングラーとアルトゥーロ・トスカニーニ(1867年パルマ生、1957年ニューヨーク没)を比較する人は多い。フルトヴェングラーの録音

と著書はさらに詳しい調査が行なわれるべきだろう。ドキュメンタリー映像『指揮の芸術──過去の偉大な指揮者たち』(*The Art of Conducting: Great Conductors of the Past* テルデック／BMG) では彼の芸術の片鱗がうかがえる。

ゲンリヒ・ネイガウス (1888年ウクライナ、エリザヴェートグラート生、1964年モスクワ没) は優れたピアニストだが、ブーランジェ同様、まずは偉大な教師として知られている。彼の生徒には、西側で知られているピアニストだけでも、スヴャトスラフ・リヒテル、エミール・ギレリス、ラドゥ・ルプーがいる。ネイガウスのCDには、モーツァルト、ドビュッシー、プロコフィエフを弾いたものがある (メロディア)。

アルトゥール・ルービンシュタイン (1887年ポーランド、ウージ生〜1982ジュネーヴ没) の演奏は、他の誰よりも、アレクサンダー・テクニークの基本原則とそれにもとづく芸術表現をはっきりと示している。

神童ルービンシュタインは、ブラームスのヴァイオリン協奏曲を初演したことで知られるヨーゼフ・コアレムの指導を受け、ソロ、アンサンブルのすべてで輝かしいキャリアを残した。彼の伝記には私たち凡人には想像できないようなエピソードがたくさん記され、多くの録音・映像も残されている。第10章で紹介したリサイタルのほかにも、デッカ／ポリグラムから発売されているグリーグ、ショパン、サン゠サーンスの協奏曲の映像をじっくりご覧になることをお勧めする。

レオポルド・ストコフスキー (1882年ロンドン生〜1977年英国ハンツのネザー・ウォロップ没) は、1912年から38年にかけてフィラデルフィア・シンフォニーの指揮者を務め、このオーケストラの基礎を築きあげた。指揮者がオーケストラから自分独自の音を引きだすのは当然だが、ストコフスキーの音は誰よりも個性的だった。スコア通りに演奏しているのに、どうしたらあれだけユニークな音を引きだせるのか、評論家たちの議論の的になったほどだ。

ストコフスキーは近代音楽の演奏にかけては第一人者であり、レコード技術の熱心な研究家、卓越したショーマンだった。彼がウォルト・ディズ

ニーの《ファンタジア》を指揮したとき、評論家は酷評したものだ（彼ら
こそわかっていないと思うのだが）。ストコフスキーも『指揮の芸術』のド
キュメンタリーに登場している。私は彼ほど効率よく、優雅にかつ知的に
指揮をする人を見たことがない。オーケストラの音と、推進力に富んだリ
ズムが、その証拠だ。

　これまで紹介した音楽家の多くが80～90歳代で亡くなっていること
にお気づきだろうか？　このこと自体が、アレクサンダー・テクニークの
効果を如実に示している（アレクサンダー自身は86歳で亡くなっている）。
もし彼らが健康な使い方と態度を兼ねそなえていたなら、長く生産的な人
生を送ったのも当然である。

　私が過去の人にばかり憧れていると思われるかもしれないが、それは違
う。議論を進めるためには、少し距離感がある人々のほうが適切だと考え
ただけだ。私は過去の偉人だけでなくて、2～3歳の幼児こそ良い使い方
の模範と考えているのである。

　私が推薦する録音は、もしかしたらあなたの好みには合わないかもしれ
ない。しかし好き嫌いとは別の次元で、芸術的な表現とその味わいについ
て意味のある議論をしたかったら、適切な情報が必要だ。だからこの付録
は、あなたをなんとか説得しようというのではなくて、情報を伝えるのが
目的である（本文では至るところで読者を説得しようとしてきたが）。

注

F. M. アレクサンダー自身の著作とその略記

AL　*Articles and Lectures*, with a foreword by Walter H. M. Carrington and notes by Jean M. O. Fischer（London: Mouritz, 1995）

CC　*Constructive Conscious Control of the Individual*, 1923 facsimile of the 1st edn.（Downing, Calif.: Centerline Press, 1985）

MSI　*Man's Supreme Inheritance*, 1910（London: Chatterson Ltd., 1946）

RB　*The Resurrection of the Body: The Essential Writings of F. Matthias Alexander*, selected and with an introduction by Edward Maisel（New York: Dell Publishing Company, 1974）

UCL　*The Universal Constant in Living*, 1941, facsimile of the 1st edn.（Long Beach, Calif.: Centerline Press, 1986）

US　*The Use of the Self*, 1932（Kent: Integral Press, 1955）

序 章

（1）Norman Cousins, *Anatomy of an Illness as Perceived by the Patient: Reflections on Healing and Regeneration*（New York: Bantam Books, 1981）, 65.

（2）David Dalton, *Playing the Viola: Conversations with William Primrose*（Oxford: Oxford University Press, 1988）, 7.

（3）Heinrich Neuhaus, *The Art of Piano Playing*, trans. K. A. Leibovitch（London: Barrie and Jenkins, 1973）, 72.

（4）Ibid. 109–11（太字は筆者）.

（5）William Shakespeare, *All's Well that Ends Well*, 11. ii.

（6）*MSI* 91.

（7）Richard Williams, 'Age of the Rocket Man', *Independent on Sunday Review*（20 June 1993）, 11.

第 1 章

（1）Wilhelm Furtwängler, *Notebooks 1924–1954*, trans. Shaun Whiteside, ed. and with an Introduction by Michael Tanner（London: Quartet Books, 1989）, 73.

（2）Oliver Sacks, *The Man who Mistook his Wife for a Hat and Other Clinical*

Tales (New York: Harper Perennial, 1990), 93.

(3) Charles Sherrington, *The Integrative Action of the Nervous System*, 2nd edn. (New Haven: Yale University Press, 1961), p. xvi.

(4) Ibid. 14.

(5) *MSI* 23.

(6) *US* 2.

(7) *RB* 2.

(8) Michael Brady. In Steve Conner, 'The Brain Machines', *Independent on Sunday Review* (7 Nov. 1993), 76.

(9) Heinrich Neuhaus, *The Art of Piano Playing*, 87.

(10) George Coghill, 'Appreciation', in Alexander, *UCL*, p. xxi.

(11) *RB* 4.

(12) Heinrich Neuhaus, *The Art of Piano Playing*, 101.

(13) Ibid. 105.

(14) Giovanni B. Lamperti *Vocal Wisdom: Maxims Transcribed and Edited by William Earl Brown* (New York: Taplinger Publishing Co. Inc., 1931), 29.

(15) Ibid. 63.

(16) Patrick Macdonald, *The Alexander Technique as I See it* (Brighton: Rahula Books, 1989), 30.

(17) Cornelius L. Reid, *The Free Voice: A Guide to Natural Singing* (New York: Joseph Patelson Music House, 1972), 12.

(18) F. Husler & Y. Rodd-Marling, *Singing: The Physical Nature of the Vocal Organ. A Guide to the Unlocking of the Singing Voice* (London: Faber and Faber Ltd., 1965), 72.

(19) Mary Wanless, *Ride with your Mind: A Right Brain Approach to Riding* (London: The Kingswood Press, 1991), p. xvi.

(20) *UCL* 106.

(21) Frank Pierce Jones, *Body Awareness in Action: A Study of the Alexander Technique*, with an Introduction by J. McVicker Hunt (New York: Schocken Books, 1976), 195.

(22) *UCL*, p. xl.

(23) Ibid. 10.

(24) By Peter Wingate, with Richard Wingate, *The Penguin Medical Encyclopedia,* 3rd edn. (London: Penguin Books, 1988), 96.

第２章

(1) George Coghill, 'Appreciation', p. xxviii.

(2) Margaret E. Hogg, *A Biology of Man*, vol. ii: *Man the Animal* (London:

Heinemann Educational Books, 1966), 41.

(3) Ibid. 50.

(4) Ibid. 54.

(5) *USE* 28.

(6) Ibid. 27.

(7) *UCL* 185.

(8) *RB* 3.

(9) *CCC* 10 n.

(10) Cornelius L. Reid, *Essays on the Nature of Singing* (Huntsville, Tex.: Recital Publications, 1992), 59.

(11) Gerhard Mantel, *Cello Technique: Principles and Forms of Movement*, trans. Barbara Haimberger Thiem (Bloomington, Ind.: Indiana University Press, 1975), 3.

(12) Frank Merrick, *Practising the Piano* (London: Rockliff, 1958), 1.

(13) *MSI* 120.

第3章

(1) *RB* 10.

(2) Ibid. 6.

(3) *CCC* 146.

(4) Cornelius L. Reid, *The Free Voice*, 86.

(5) Oliver Sacks, *The Man who Mistook*, 49.

(6) Ibid. 74.

(7) Ibid. 72.

(8) Ibid.

(9) George Coghill, 'Appreciation', p. xxiii.

(10) Lutwig Wittgenstein. サックスによる引用 , *The Man who Mistook*, 73.

(11) *UCL* 110.

第4章

(1) *UCL* 7.

(2) 前掲書の中の引用 . 110.

(3) F. Husler & Y. Rodd-Marling, *Singing*, 5.

(4) F. M. アレクサンダーによる引用 , *UCL* 110.

(5) Carlos Ramos Mejia, *La dinamica del violinista* (Buenos Aires: Ricordi Americana, 1947), 36.

(6) Patrick Macdonald, *The Alexander Technique*, 25.

(7) Ibid. 36.
(8) Ibid. 27.
(9) *RB* 3.
(10) *MSI* 21.

第5章

(1) Patrick Macdonald, *The Alexander Technique*, 78
(2) *US* 39.
(3) Ibid. 13.
(4) Gerhard Mantel, *Cello Technique*, 3.
(5) Tobias Matthay, *An Epitome of the Laws of Pianoforte Technique, being a Summary Abstracted from 'The Visible and Invisible', a Digest of the Author's Technical Writings* (London: Humphrey Milford, 1931; repr. London: Oxford University Press, 1972), p. viii.
(6) Patrick Macdonald, *The Alexander Technique*, 5.
(7) Ibid. 65.
(8) Giovanni B. Lamperti, *Vocal Wisdom*, 29.
(9) Ibid. 63.
(10) *CCC* 157.
(11) *MSI* 122.
(12) Patrick Macdonald, *The Alexander Technique*, 14.
(13) *RB* 8.
(14) Ibid. 9.
(15) Patrick Macdonald, *The Alexander Technique*, 2.
(16) Bruce Lee, *The Tao of Jeet Kune Do* (Burbank, Calif.: Ohara Publications, Inc., 1975), 21.
(17) Ibid. 203.
(18) Helena Matheopoulos, *Maestro: Encounters with Conductors of Today* (London: Hutchinson, 1982), 446.
(19) Review of Jonathan Drake, *Body Know-how*, Drake, *Alexander Journal*, 12 (autumn 1992), 48.

第6章

(1) *CCC* 209.
(2) Patrick Macdonald, *The Alexander Technique*, 1.
(3) *UCL* 105.
(4) *US* 37–8.

(5) *CCC* 215（太字は筆者）.

(6) *RB* 9.

(7) Bruce Lee, *The Tao*, 8.

(8) Ibid. 12.

(9) Tito Gobbi, *My Life*, with Ida Cook (London: Macdonald and Jane's, 1979), 72.

(10) Hiroide Ogawa, *Enlightenment through the Art of Basketball*, trans. H. Taniguchi, James N. Delavaye, and Otis McCrail, with images by Peter Nuttall (Cambridge and New York: The Oleander Press, 1979), pages not numbered.

(11) F. Husler & Y. Rodd-Marling, *Singing*, 107.

(12) Cornelius L. Reid, *The Free Voice*, 97.

(13) Bruce Lee, *The Tao*, 12.

第7章

(1) Walter Carrington, *On the Alexander Technique, in Discussion with Séan Carey* (London: Sheildrake Press, 1986), 52.

(2) F. M. アレクサンダーによる引用, *UCL* 110.

(3) *RB* 4.

(4) Ibid. 9.

(5) Patrick Macdonald, *The Alexander Technique*, 13.

(6) Ibid. 34.

(7) Cornelius L. Reid, *The Free Voice*, 129.

(8) *CCC* 149.

第8章

(1) Vernon E. Krahl, 'Anatomy of the Mammalian lung', in Wallace O. Fenn and Hermann Rahn, eds., *Handbook of Physiology: A Critical, Comprehensive Presentation of Physiological Knowledge and Concepts*, iii: *Respiration* (Washington, DC: American Physiological Society, 1964), 213.

(2) Emilio Agostini, 'Action of the Respiratory Muscles', ibid. 381.

(3) Jere Mead and Emilio Agostini, 'Dynamics of Breathing', ibid. 421.

(4) Cornelius L. Reid, *A Dictionary of Vocal Terminology: An Analysis* (New York: Joseph Patelson Music House, 1983), 88.

(5) *RB* 11.

(6) *MSI* 33.

(7) F. Husler & Y. Rodd-Marling, *Singing*, 47.

(8) Wingate and Wingate, 406.

(9) Cornelius L. Reid, *A Dictionary of Vocal Terminology*, 42.

(10) Ibid.

(11) *CCC* 200（太字は筆者）.

(12) Cornelius L. Reid, *A Dictionary of Vocal Terminology*, 42.

(13) F. Husler & Y. Rodd-Marling, *Singing*, 42.

(14) Giovanni B. Lamperti, *Vocal Wisdom*, 134.

(15) Cornelius L. Reid, *A Dictionary of Vocal Terminology*, 42.

(16) Michael McCallion, *The Voice Book* (London: Faber and Faber, 1989), 39.

(17) Ibid. 37.

(18) Richard Miller, *English, French, German, and Italian Techniques of Singing: A Study in National Tonal Preferences and how they Relate to Functional Efficiency* (Metuchen, NJ: The Scarecrow Press, 1977), 40.

(19) Cornelius L. Reid, *Essays on the Nature of Singing*, 190.

(20) *CCC* 193.

(21) *MSI* 188.

(22) Cornelius L. Reid, *Essays on the Nature of Singing*, 168.

(23) *MSI* 202.

(24) Ibid. 195.

(25) Ibid. 139.

(26) Ibid. 195.

(27) *CCC* 201.

(28) Leonardo da Vinci, *Notebooks*, quoted in John F. Perkins, Jr., 'Historical Development of Respiratory Physiology,' in Fenn and Rahn, *Handbook of Physiology*, iii. 7.

(29) Francisco Sylvius de la Boë, *Opera medica* (Geneva: de Tournes, 1681); quoted ibid. 17.

(30) *MSI* 198.

(31) F. Husler & Y. Rodd-Marling, *Singing*, 36.

(32) R. A. Cluff, 'Chronic Hyperventilation and its Treatment by Physiotherapy: Discussion Paper', *Journal of the Royal Society of Medicine*, 77 (Oct. 1984), 855, 856.

(33) L. C. Lum, 'Hyperventilation and Anxiety State', *Journal of the Royal Society of Medicine*, 74 (Jan. 1981), 2.

(34) Patrick Macdonald, *The Alexander Technique*, 6.

(35) F. M. Alexander, *"Deep Breathing" and Physical Culture Exercises*, in *AL* 76.

(36) Cornelius. L. Reid, *Essays on the Nature of Singing*, 176.

(37) *RB* 6.

(38) Delbert A. Dale, *Trumpet Technique* (Oxford: Oxford University Press, 1965), 33.

(39) *RB* 12.

第9章

(1) *RB* 6.

(2) David Dalton, *Playing the Viola*, 174.

(3) Richard S. Rockstro, *A Treatise on the Flute*, 2nd edn. (London: Musica Rara, 1928; repr. 1967), 420.

(4) Frank P. Jones, *Body Awareness in Action*, 195.

(5) Patrick Macdonald, *The Alexander Technique*, 33.

(6) ロックストローによる引用 , *A Treatise on the Flute*, 427.

(7) Nancy Toff, *The Flute Book* (London: David & Charles, 1985), 81.

(8) Patrick Macdonald, *The Alexander Technique*, 36.

第10章

(1) Ivan Galamian, *Principles of Violin Playing and Teaching*, 2nd edn. (Englewood Cliffs, NJ: Prentice-Hall, 1985), 5.

(2) *RB* 11.

(3) Patrick Macdonald, *The Alexander Technique*, 81.

(4) *RB* 9.

(5) William Pleeth, *Cello* (Yehudi Menuhin Music Guides; London and Sydney: Macdonald & Co., 1982), 161.

(6) L. Goossens & E. Roxburgh, *Oboe* (Yehudi Menuhin Music Guides; London and Sydney: Macdonald & Co., 1977), 59.

(7) *Artur Rubinstein: The Last Recital for Israel* (RCA, DVD 1992). Works by Beethoven, Schumann, Debussy, Chopin, and Mendelssohn, recorded 15 Jan. 1975 at Ambassador College, Pasadena, Calif.; distributed by BMG.

(8) 著者との個人的な対話における発言.

(9) *MSI* 111.

(10) Gerhard Mantel, *Cello Technique*, 144.

(11) Janos Starker, 'An Organized Method of String Playing', in Murray Grodner, ed., *Concepts in String Playing: Reflections by Artist-Teachers at the Indiana School of Music* (Bloomington, Ind., and London: Indiana University Press, 1979), 138–9.

(12) H. H. Stuckenschmidt, *Ferruccio Busoni: Chronicle of a European*, trans. Sandra Morris (London: Calder & Boyars, 1970), 79.

(13) *Works by Bach, Bach-Busoni, Beethoven-Busoni, Chopin, and Liszt,* recorded 1919; Pearl GEMM CD9347.

(14) *Men's Health* (July-Aug. 1995), 15.

(15) Joseph Horowitz, *Conversations with Arrau* (New York: Knopf, 1982), 105.

(16) Frank P. Jones, *Body Awareness in Action,* 65. *Webster's Ninth New Collegiate Dictionary* defines 'ischemia' as 'localized tissue anaemia due to obstruction of arterial blood'.

(17) Heinrich Neuhaus, *The Art of Piano Playing,* 72.

(18) *RB* 12.

第11章

(1) George Trevelyan, 'Training with F. M.', *Alexander Journal,* 12 (autumn 1992), 28.

(2) L. Goossens & E. Roxburgh, *Oboe,* 76.

(3) Denis Wick, *Trombone Technique,* rev. edn. (London: Oxford University Press, 1973), 20.

(4) Nancy Toff, *The Flute Book,* 93.

(5) Bud Winter, *Running with Style* (Mt. View, Callf.: World Publications, 1975), 36.

第12章

(1) Frank P. Jones, *Body Awareness in Action,* 68.

第14章

(1) F. Husler & Y. Rodd-Marling, *Singing,* 125.

(2) Viktor Fuchs, *The Art of Singing and Voice Technique: A Handbook for Voice Teachers, for Professional and Amateur Singers* (London: Calder & Boyars, 1973), 22.

(3) *UCL* 105.

(4) *RB* 9.

(5) Horowitz, *Conversations with Arrau,* 109.

第15章

(1) Charles Sherrington, *The Integrative Action,* p. xvi.

(2) H. H. Stuckenschmidt, *Ferruccio Busoni*, 79.

(3) Ivan Galamian, *Principles*, 5.

(4) Ibid. 2.

(5) Wilhelm Furtwängler, *Notebooks 1924–1954*, 9.

(6) Heinrich Neuhaus, *The Art of Piano Playing*, 79.

(7) Patrick Macdonald, *The Alexander Technique*, 23.

(8) Heinrich Neuhaus, *The Art of Piano Playing*, 2.

(9) Ibid. 82.

(10) Wilhelm Furtwängler, *Notebooks 1924–1954*, 30.

(11) F. Husler & Y. Rodd-Marling, *Singing*, 112.

(12) Helena Matheopoulos, *Maestro*, 470.

(13) Heinrich Neuhaus, *The Art of Piano Playing*, 33.

(14) Joan Chissell, *Schumann*, 3rd rev. edn. (London: J. M. Dent and Sons Ltd., 1977), 23.

(15) Ibid.

(16) Heinrich Neuhaus, *The Art of Piano Playing*, 12.

(17) Ibid. 1.

第16章

(1) Bruce Lee, *The Tao*, 20.

(2) *UCL* 216.

(3) Cornelius L. Reid, *The Free Voice*, 135.

(4) *UCL* 193.

(5) *RB* 11.

(6) *MSI* 44.

(7) *UCL* 55.

(8) *RB* 8.

(9) Patrick Macdonald, *The Alexander Technique*, 1.

(10) ネイガウスによる引用 , *The Art of Piano Playing*, 33. 訳注：新約聖書「ヨハネによる福音書」の冒頭「初めに言（ことば）があった」のもじり。

(11) Ibid. 32.

(12) F. Husler & Y. Rodd-Marling, *Singing*, 107.

(13) Ibid. 13.

(14) *US* 34.

(15) Patrick Macdonald, *The Alexander Technique*, 1.

(16) André Benoist, *The Accompanist ... and Friends: An Autobiography of André Benoist* (Neptune City, NJ: Paganiniana Publications, 1978), 284.

(17) Hirohide Ogawa, *Enlightenment*, ページ番号なし。

(18) *RB* 5.

(19) Wilhelm Furtwängler, *Notebooks 1924–1954*, 32–3.

(20) *MSI* 136.

(21) Harold Schonberg, *The Great Pianists* (London: Victor Gollancz, 1974), 280.

(22) Ibid. 283.

(23) Herbert R. Axelrod, ed., *Heifetz* (Neptune City, NJ: Paganiniana Publications, 1976), 123–6.

(24) William Pleeth, *Cello*, 10.

(25) *UCL* 66.

(26) Bruce Lee, *The Tao*, 29.

(27) *CCC* 191.

(28) Ibid.

(29) *MSI* 143.

(30) Carlos Ramos Mejia, *La dinamica del violinista*, 56.

(31) *CCC* 278.

(32) Ibid. 274.

(33) *UCL* 114.

第17章

(1) *UCL* 121.

(2) Giovanni B. Lamperti, *Vocal Wisdom*, 139.

(3) *US* 74.

(4) Bud Winter, *Running with Style*, 4.

(5) *US* 56.

(6) Wilhelm Furtwängler, *Notebooks 1924–1954*, 139.

(7) *MSI* p. xxi.

(8) Trans. in Nancy Wilson Ross, ed., *The World of Zen* (New York: Vintage Paperbacks, 1960), 299.

(9) Horowitz, *Conversations with Arrau*, 49.

(10) *MSI* 136.

(11) 2nd edn., rev. Ernest Gowers (Oxford: Clarendon Press, 1965, repr. 1968), 295.

(12) Wilhelm Furtwängler, *Notebooks 1924–1954*, 146.

(13) Ibid. 127.

(14) Patrick Macdonald, *The Alexander Technique*, 12.

(15) Cornelius L. Reid, *The Free Voice*, 86.

(16) Ibid. 18.

(17) Ivan Galamian, *Principles*, 4.

(18) Cornelius L. Reid, *The Free Voice*, 18.

(19) Ibid. 109.

(20) Ibid. 86.

(21) Wilhelm Furtwängler, *Notebooks 1924–1954*, 139.

(22) Bruno Monsaingeon, *Mademoiselle: Conversations with Nadia Boulanger*, trans. Robyn Marsack (Manchester: Carcanet Press, 1985), 95.

(23) Bruce Lee, *The Tao*, 7.

(24) Bruno Monsaingeon, *Mademoiselle*, 95.

(25) Cornelius L. Reid, *The Free Voice*, 149.

(26) Heinrich Neuhaus, *The Art of Piano Playing*, 73.

(27) Gyorgy Sandor, *On Piano Playing: Motion, Sound and Expression* (New York: Schirmer Books, 1981), 229.

第18章

(1) *US* 38.

(2) Heinrich Neuhaus, *The Art of Piano Playing*, 125.

(3) Carlos Ramos Mejia, *La dinamica del violinista*, 96.

(4) *UCL* 216.

(5) Bruce Lee, *The Tao*, 44.

(6) Frank Merrick, *Practising the Piano* (London: Rockliff, 1958), 55.

(7) Julie Lyonn Lieberman, *You are your Instrument* (New York: Huiski Music, 1991), 34.

(8) Cornelius L. Reid, *A Dictionary of Vocal Terminology*, 56.

(9) L. Goossens & E. Roxburgh, *Oboe*, 85.

(10) Nancy Toff, *The Flute Book*, 93.

(11) Heinrich Neuhaus, *The Art of Piano Playing*, 88.

(12) Ibid. 91.

第21章

(1) Denis Wick, *Trombone Technique*, 46.

(2) Ibid. 42.

(3) *CCC* 209.

(4) *US* 34.

(5) *UCL* 105.

(6) *US* 37–8.

(7) *CCC* 209.

(8) Christopher Bunting, *Essay on the Craft of Cello-Playing*, vol. ii: *The Left Hand* (Cambridge: Cambridge University Press, 1982), 6.

(9) Viktor Fuchs, *The Art of Singing*, 83.

第22章

(1) Heinrich Neuhaus, *Notebooks 1924–1954*, 121.

(2) F. Husler & Y. Rodd-Marling, *Singing*, 4.

(3) *MSI* 90.

第23章

(1) *RB* 9.

(2) Heinrich Neuhaus, *The Art of Piano Playing*, 208.

(3) *CCC* 212.

(4) *UCL* 211.

(5) *CCC* 210.

(6) *MSI* 83.

(7) William James, *Textbook of Psychology*. シェリントンによる引用, *The Integrative Action*, 259.

(8) Sandra Blakelee, 'The Physical Roots of Emotion', *International Herald Tribune* (8 Dec. 1994), 8.

(9) *MSI* 23.

(10) Tito Gobbi, *My Life*, 100.

(11) Bruce Lee, *The Tao*, 69.

(12) *UCL* 184.

(13) *CCC* 222.

(14) Gyorgy Sandor, *On Piano Playing*, 220.

(15) Bruce Lee, *The Tao*, 21.

(16) Ibid. 203.

(17) Heinrich Neuhaus, *The Art of Piano Playing*, 211.

(18) Wilhelm Furtwängler, *Notebooks 1924–1954*, 136.

(19) Ibid. 131.

(20) Wingate and Wingate, *The Penguin Medical Encyclopedia*, 64.

(21) Heinrich Neuhaus, *The Art of Piano Playing*, 211.

終 章

(1) *MSI* 142.

(2) *RB* 12.

(3) *CCC*, 序文より, ページ番号なし.

(4) *UCL* 190.

(5) *RB* 7.

(6) F. Husler & Y. Rodd-Marling, *Singing*, 3.

(7) 前掲書の中の引用, ibid. 237.

(8) Patrick Macdonald, *The Alexander Technique*, 17.

(9) *RB* 9.

(10) Wilhelm Furtwängler, *Notebooks 1924–1954*, 186.

(11) *MSI* 174.

(12) *RB* 3.

(13) *MSI* 23.

(14) *RB* 3.

(15) Ibid. 7.

(16) Ibid. 8 (太字は筆者).

(17) H. H. Stuckenschmidt, *Ferruccio Busoni*, 86.

(18) *RB* 6.

付録 A

(1) Norman Cousins, *Anatomy of an Illness as Perceived by the Patient*, 56.

(2) Ibid. 145.

(3) *UCL* 84.

(4) Ibid. 36.

付録 B

(1) Patrick Macdonald, 'Six Essentials for a Teacher of the F. Matthias Alexander Technique' (10 July 1970).

付録 C

(1) Wilfred Barlow, *The Alexander Principle*, 2nd edn. (London: Victor Gollancz, 1990), 237.

付録 D

(1) Bruno Monsaingeon, *Mademoiselle*, 99.

参考文献

F. M. アレクサンダーの著作は 401 頁を参照。

Axelrod, Herbert R., ed., *Heifetz* (Neptune City, NJ: Paganiniana Publications, 1976).

Barlow, Wilfred, *The Alexander Principle*, 2nd edn. (London: Victor Gollancz, 1973 ／ 1990). (邦訳　ウィルフレッド・バーロウ『アレクサンダー・テクニーク　姿勢が変わる・からだが変わる・生き方が変わる』伊東博訳、誠信書房、1989 年)

Benoist, André, *The Accompanist ... and Friends: An Autobiography of André Benoist* (Nepture City, NJ: Paganiniana Publications, 1978).

Blakelee, Sandra, 'The Physical Roots of Emotion', *International Herald Tribune* (8 Dec. 1994), 8.

Brockbank, Nicholas, review of Jonathan Drake, *Body Know-how, Alexander Journal*, 12 (autumn 1992), 48–9.

Bunting, Christopher, *Essay on the Craft of Cello-Playing*, vol. ii: *The Left Hand* (Cambridge: Cambridge University Press, 1982).

Carrington, Walter, *On the Alexander Technique, in Discussion with Séan Carey* (London: Sheildrake Press, 1986).

Chissell, Joan, *Schumann*, 3rd rev. edn. (London: J. M. Dent and Sons Ltd., 1977). (邦訳　ジョアン・チセル『シューマン　ピアノ曲』BBC・ミュージック・ガイド・シリーズ 12、千蔵八郎訳、東芝 EMI 音楽出版、1982 年)

Cluff, R. A., 'Chronic Hyperventilation and its Treatment by Physiotherapy: Discussion Paper', *Journal of the Royal Society of Medicine*, 77 (Oct. 1984), 855–61.

Coghill, George, 'Appreciation', in Alexander, *UCL*, pp. xxi–xxviii.

Conner, Steve, 'The Brain Machines', *Independent on Sunday Review* (7 Nov. 1993), 76.

Cousins, Norman, *Anatomy of an Illness as Perceived by the Patient: Reflections on Healing and Regeneration* (New York, Bantam Books, 1981). (邦訳　ノーマン・カズンズ『死の淵からの生還　現代医療の見失っているもの』松田銑訳、講談社、1981 年)

Dale, Delbert A., *Trumpet Technique* (Oxford: Oxford University Press, 1965).

Dalton, David, *Playing the Viola: Conversations with William Primrose* (Oxford: Oxford University Press, 1988).

Fenn, Wallace O., and Rahn, Hermann, eds., *Handbook of Physiology: A*

Critical, Comprehensive Presentation of Physiological Knowledge and Concepts, Section 3: Respiration (Washington, DC: American Physiological Society, 1964).

Fowler, H. W., *Modern English Usage*, 2nd edn., rev. Ernest Gowers (Oxford: Clarendon Press, 1965, repr. 1968).

Fuchs, Viktor, *The Art of Singing and Voice Technique: A Handbook for Voice Teachers, for Professional and Amateur Singers* (London: Calder & Boyars, 1973). (邦訳　ヴィクター・フックス『歌唱の技法　すぐれた歌唱法への道』伊藤武雄訳、音楽之友社、1966 年)

Furtwängler, Wilhelm, *Notebooks 1924–1954*, trans. Shaun Whiteside, ed. and with an Introduction by Michael Tanner (London: Quartet Books, 1989). (邦訳　ヴィルヘルム・フルトヴェングラー『フルトヴェングラーの手記』芦津丈夫、石井不二雄訳、白水社、2005 年)

Galamian, Ivan, *Principles of Violin Playing and Teaching*, 2nd edn. (Englewood Cliffs, NJ: Prentice-Hall, 1985). (邦訳　イヴァン・ガラミアン『ヴァイオリン奏法と指導の原理』アカンサス弦楽研究会訳、音楽之友社、1965 年)

Gobbi, Tito, with Ida Cook, *My Life* (London: Macdonald and Jane's, 1979).

Goossens, Leon, and Roxburgh, Edwin, *Oboe* (Yehudi Menuhin Music Guides; London and Sydney: Macdonald & Co., 1977).

Hogg, Margaret E., *A Biology of Man*, vol. ii: *Man the Animal* (London: Heinemann Educational Books, 1966).

Horowitz, Joseph, *Conversations with Arrau* (New York: Knopf, 1982). (邦訳　ジョーゼフ・ホロヴィッツ『アラウとの対話』野水瑞穂訳、みすず書房、2003 年)

Husler, Frederick, and Rodd-Marling, Yvonne, *Singing: The Physical Nature of the Vocal Organ. A Guide to the Unlocking of the Singing Voice* (London: Faber and Faber Ltd., 1965).

Jones, Frank Pierce, *Body Awareness in Action: A Study of the Alexander Technique*, with an Introduction by J. McVicker Hunt (New York: Schocken Books, 1976).

Kleist, Heinrich von, 'The Marioniette Theatre', in Nancy Wilson Ross, ed., *The World of Zen* (New York: Vintage Paperbacks, 1960), 293–9.

Lamperti, Giovanni Battista, *Vocal Wisdom: Maxims Transcribed and Edited by William Earl Brown* (New York: Taplinger Publishing Co. Inc., 1931).

Lee, Bruce, *The Tao of Jeet Kune Do* (Burbank, Calif.: Ohara Publications, Inc., 1975). (邦訳　ブルース・リー『裁拳道への道』奥田祐士訳、キネマ旬報社、1997 年)

Lieberman, Julie Lyonn, *You are your Instrument* (New York: Huiski Music, 1991).

Lum, L. C., 'Hyperventilation and Anxiety State', *Journal of the Royal Society of*

Medicine, 74 (Jan. 1981), 1–4.

McCallion, Michael, *The Voice Book* (London: Faber and Faber, 1989).

Macdonald, Patrick, 'Six Essentials for a Teacher of the F. Matthias Alexander Technique' (unpublished paper, 10 July 1970).

—— *The Alexander Technique as I See it* (Brighton: Rahula Books, 1989).

Mantel, Gerhard, *Cello Technique: Principles and Forms of Movement*, trans. Barbara Haimberger Thiem (Bloomington, Ind.: Indiana University Press, 1975).

Matheopoulos, Helena, *Maestro: Encounters with Conductors of Today* (London: Hutchinson, 1982). (邦訳　ヘレナ・マテオプーロス『叢書　20世紀の芸術の文学　マエストロ　第1〜3巻』石原俊訳、アルファベータ、2004／2006／2007年)

Matthay, Tobias, *An Epitome of the Laws of Pianoforte Technique, being a Summary Abstracted from 'The Visible and Invisible', a Digest of the Author's Technical Writings* (London: Humphrey Milford, 1931; repr. London: Oxford University Press, 1972).

Mejia, Carlos M. Ramos, *La dinamica del violinista* (Buenos Aires: Ricordi Americana, 1947).

Merrick, Frank, *Practising the Piano* (London: Rockliff, 1958).

Miller, Richard, *English, French, German, and Italian Techniques of Singing: A Study in National Tonal Preferences and how they Relate to Functional Efficiency* (Methuen, NJ: The Scarecrow Press, 1977).

Monsaingeon, Bruno, *Mademoiselle: Conversations with Nadia Boulanger*, trans. Robyn Marsack (Manchester: Carcanet Press, 1985). (邦訳　ブルノー・モンサンジャン『ナディア・ブーランジェとの対話』佐藤祐子訳、音楽之友社、1992年)

Neuhaus, Heinrich, *The Art of Piano Playing*, trans. K. A. Leibovitch (London: Barrie and Jenkins, 1973). (邦訳　ゲンリッヒ・ネイガウス『ピアノ演奏芸術』森松皓子訳、音楽之友社、2003年)

Ogawa, Hiroide, *Enlightenment through the Art of Basketball*, trans. H. Taniguchi, James N. Delavaye, and Otis McCrail, with images by Peter Nuttall (Cambridge and New York: The Oleander Press, 1979).

Pleeth, William, *Cello* (Yehudi Menuhin Music Guides; London and Sydney: Macdonald & Co., 1982).

Reid, Cornelius L., *The Free Voice: A Guide to Natural Singing* (New York: Joseph Patelson Music House, 1972). (邦訳　コーネリウス・L. リード『ベル・カント唱法　その原理と実践』渡部東吾訳、音楽之友社、1986年)

—— *A Dictionary of Vocal Terminology: An Analysis* (New York: Joseph Patelson Music House, 1983). (邦訳　コーネリウス・L. リード『声楽用語辞典　コーネリウス・リードによる解剖と分析』移川澄也訳・監修、川村大介翻訳協力、キックオフ、2005年)

—— *Essays on the Nature of Singing* (Huntsville, Tex.: Recital Publications, 1992).

Rockstro, Richard Shepherd, *A Treatise on the Flute*, 2nd edn. (London: Musica Rara, 1928; repr. 1967).

Sacks, Oliver, *The Man who Mistook his Wife for a Hat and Other Clinical Tales* (New York: Harper Perennial, 1990). (邦訳　オリバー・サックス『妻を帽子とまちがえた男』高見幸郎、金沢泰子訳、晶文社、1992 年)

Sandor, Gyorgy, *On Piano Playing: Motion, Sound and Expression* (New York: Schirmer Books, 1981).

Schonberg, Harold C., *The Great Pianists* (London: Victor Gollancz, 1974).

Sherrington, Charles, *The Integrative Action of the Nervous System*, 2nd edn. (New Haven: Yale University Press, 1961).

Starker, Janos, 'An Organized Method of String Playing'. In Murray Grodner, ed., *Concepts in String Playing: Reflections by Artist-Teachers at the Indiana School of Music* (Bloomington, Ind., and London: Indiana University Press, 1979), 133–55.

Stuckenschmidt, H. H., *Ferruccio Busoni: Chronicle of a European*, trans. Sandra Morris (London: Calder & Boyars, 1970).

Toff, Nancy, *The Flute Book* (London: David & Charles, 1985). (邦訳　ナンシー・トフ『フルートはいま　現代フルートのあゆみ』みつとみとしろう訳、音楽之友社、1985 年)

Trevelyan, George, 'Training with F. M.', *Alexander Journal*, 12 (autumn 1992), 13–28.

Wanless, Mary, *Ride with your Mind: A Right Brain Approach to Riding* (London: The Kingswood Press, 1991).

Wick, Denis, *Trombone Technique*, rev. edn. (London: Oxford University Press, 1973). (邦訳　デニス・ウィック『トロンボーンのテクニック』西岡信雄訳、音楽之友社、1972 年)

Williams, Richard, 'Age of the Rocket Man', *Independent on Sunday Review* (20 June 93), 10–11.

Wingate, Peter, with Wingate, Richard, *The Penguin Medical Encyclopedia*, 3rd edn. (London: Penguin Books, 1988).

Winter, Bud, *Running with Style* (Mt. View, Calif.: World Publications, 1975).

監訳者あとがき

　本 書 は、Pedro de Alcantara. *Indirect Procedures: A Musician's Guide to the Alexander Technique.* Oxford University Press, 1997. の全訳です（ただし原書の詳細な献辞 Acknowledgements は割愛）。全文をまず今田匡彦が翻訳し、アレクサンダー・テクニーク特有の用語や発想法の観点から、小野ひとみが全体を見直し、推敲をしました。

　翻訳にあたっては、原書でイタリックで表記されている部分を太字で示し、訳者として特に強調したい部分には傍点（丸点）を付けました。［　］は原著者による補足、〔　〕は訳者による注記です。

　原書でたびたび引用されているフルトヴェングラー、ネイガウス（ノイハウス）等の著作の中にはすでに邦訳が出版されているものもありますが、F.M. アレクサンダーの発想法や用語の用い方との共通性や相違点を明らかにするために、邦訳は参考にとどめ、原著者による英文の引用文から直接訳出しています。

　著者のペドロ・デ・アルカンタラ氏はイェール大学音楽院で修士号を取得したチェリストです。ロンドンでアレクサンダー・テクニークを、F.M. アレクサンダーの直弟子であったパトリック・マクドナルド、ショシャナ・カミニッツから学び、ウィルフレッド・バーロウのスーパーヴィジョンを受けながらテクニークの教師としてのキャリアをスタートさせました。現在はパリに住み、フランスのアレクサンダー・テクニーク指導者協会（ＡＰＴＡ）に所属して指導を続けています。

　翻訳にあたって、アルカンタラ氏は弟子とともにすべての訳稿にていねいに目を通し、的確なアドヴァイスをくださいました。その多大な労力に深く感謝するとともに、「大変わかりやすい翻訳で嬉しい」という言葉をいただいたことで、自信をもってこの日本語版を刊行できることを、私もとても嬉しく思っています。

　アレクサンダー・テクニークには独特の用語があり、一般的な言葉でも特有の使い方をしている場合が多々あるのですが、それをわかりやすい日本語に置き換えるのは至難のわざでした。この訳書では、漢字にフリガナをつけることができるという日本語の利点を生かして、テクニークの用語を一般の言葉と区別するようにし、言葉の意味を漢字で示しつつ、覚えやすく言いやすいカタカナ語として慣れ親しんでいただけるよう工夫したつもりです。

　重要なアレクサンダー用語としてフリガナをつけた言葉には、たとえば抑制（インヒビション）、方向性（ディレクション）、誤用（ミスユース）、取り組み（プロシージャー）などがあります。ほかに自己（セルフ）という言葉もしばしば出てきますが、これは特別な用語というわけではないものの、心身を分けて考えず総体として自分自身を捉えてほしいというアレクサンダーの考え方をはっきりと示すものとして、フリガナつきの言葉としました。

　なお、「テクニーク」と「テクニック」の2通りの表記を使っていますが、これまで慣例的にアレクサンダー・テクニークと呼ばれてきたのに従って、「テクニーク」はアレクサンダー・テクニークを指す時に使用し、それ以外、たとえば演奏技術を指すときには「テクニック」と表記しています。

　アルカンタラ氏が「はじめにひとこと」で懇願しているように、私もまた、アレクサンダー・テクニークを学びたいと思う方には、本を読むだけではなく、ぜひレッスンを体験していただきたいと思います。そしてレッスンの際に、本書で学んだアレクサンダー・テクニークの用語が役に立って、レッスン体験がスムーズに進むことを願っています。今日では音楽家が留学したり海外で活動することも多くなり、海外でアレクサンダー・テクニークに触れる機会もあると思います。本書に登場するアレクサンダー用語は、世界で通用するものです。どうぞ海外でもレッスンを受けてみてください。

　　　　　＊　　＊　　＊　　＊　　＊

　1997 年に原書の *Indirect Procedures* が出版されたころ、私はまだま
だ新米のアレクサンダー・テクニーク教師で、教師養成コース時代から引
き続き、F.M. アレクサンダーの著書を始めとするアレクサンダー関連書
を読みながら勉強を続けていました。しかし、ペドロも「はじめにひとこ
と」で述べているように、心身の感覚を主要なテーマにしている事柄を書
物から学ぶことは難しいのだなと改めて感じさせられました。言葉を尽く
し、具体的な例をあげて、なんとかアレクサンダー・テクニークの真髄を
伝えようとすればするほど、読みづらく、かえって真髄がぼやける本にな
っていくようなのです。

　しかし本書を一読したとき、内容はもちろん、その見事な文章力と構成
力に、私はとても感動しました。音楽家でもある私にとって、これほど深
く納得できる本はこれまでに（そして今も）ありません。私はこの本を、
日本の皆様、特に音楽家の方々にぜひ読んでいただきたい、そのために力
を尽くしたいと思いました。

　原書が刊行された翌年に、ロンドンの英国王立音楽大学で開かれた学会
（音楽教育機関でアレクサンダー・テクニークを教えている教師たちの学会）
で、私はペドロに会うことができ、さらにワークショップに参加して彼の
指導を直接体験することができました。そして改めて、日本語版を出版し
たいという思いを強くしました。翻訳書を刊行するためにどのような手順
が必要かということなどまったく知らないままに、私は彼に「私はこの本
を翻訳して出版します！」と宣言してしまったのです。

　あれから本当にさまざまな紆余曲折がありましたが、10 年がかりでよ
うやく実現することができ、感無量です。読者の皆様が、アレクサンダ
ー・テクニークのレッスンを受け、学び、テクニークを使いながら充実し
た幸せな音楽生活を送るためのガイドブックとして、この本を大いに活用
してくださるなら、それがなによりも私の喜びです。

＊　　＊　　＊　　＊　　＊

　最後に、長年にわたって私の言葉を信じて待ち、日本語版に対する素敵

な序文を寄せてくださった著者、ペドロ・デ・アラカンタラ氏に、改めて感謝いたします。そして、多忙ななか、翻訳に協力してくださった今田匡彦氏に敬意を表したいと思います。著者の該博な知識と、1つ1つの言葉を吟味して用いている厳格な文章、400字詰原稿用紙に換算すると900枚近い長文を翻訳するのは、今田さんの尽力なくしては不可能だったと思います。本当にありがとうございました。そして、出版をしぶりたくなるような手間のかかる本書の真の価値を理解してくださった春秋社、そして編集者の片桐文子氏に厚く御礼申し上げます。本書は、片桐氏が自らアレクサンダー・テクニークを学びながら、熱心に編集にあたってくださったおかげで、納得のゆく仕上がりになったと思います。

　末筆になりましたが、読者の皆様、読み続けるのを、ややもすると投げ出したくなるようなこの分厚い本を最後までお読みいただき、感謝いたします。決して後悔はなさらないと信じております。

　皆様の今後のアレクサンダー・テクニークのワークに幸あれ！

2009年2月
アレクサンダー・テクニーク教師
小野ひとみ

人名索引

▣ワ▣

著 者 ....

ペドロ・デ・アルカンタラ（Pedro de Alcantara）
イェール大学音楽院で修士号（音楽）を取得。1986年にアレクサンダー・テクニークの公認教師となる。チェリスト、音楽教師、さらに文筆家としても、若い読者向けの小説を数篇発表し、オックスフォード大学出版局の The Integrated Musician シリーズの編集を担当するなど、幅広い活動を展開している。
http://www.pedrodealcantara.com/

監訳者 ....

小野ひとみ（Hitomi Ono）
声楽家、アレクサンダー・テクニーク教師。相愛大学講師。大阪音楽大学卒業後、欧米各国で学ぶうちにアレクサンダー・テクニークに出会う。1991年にアマック・コーポレーションを設立、音楽家のための研究・演奏の場を主宰するかたわら、93年より日本人初の STAT（アレクサンダー・テクニーク指導者協会）公認教師として活動を始める。コナブルのボディ・マッピング®を教えるアンドーヴァー・エデュケーターズ®日本代表としても活動している。著書『アレクサンダー・テクニーク』（小社刊）、共訳『音楽家ならだれでも知っておきたい「からだ」のこと』（誠信書房）ほか。
http://www.amac.co.jp/　電話：0797-34-3451　Eメール：info@amac.co.jp

訳 者 ....

今田匡彦（Tadahiko Imada）
弘前大学教育学部教授。専門は音楽教育学。国立音楽大学卒業後、神田サウンドスケープ研究会に参加。カナダ政府給費留学生として渡加。サイモン・フレーザー大学教育学部修士課程、ブリティッシュ・コロンビア大学教育学部博士課程修了（哲学博士号取得）。英国ロンドンのローハンプトン大学博士研究員（1999-2001）、米国テネシー大学マーチン校客員教授（2002）。共著書に『音さがしの本』（小社刊）、Music Education Policy and Implementation（弘前大学出版会）が、訳書に『サウンド・エデュケーション』（小社刊）がある。サウンドスケープ論、記号論により音楽の肌理について思考する。

INDIRECT PROCEDURES:
A Musician's Guide to the Alexander Technique
by Pedro de Alcantara
Copyright © Pedro de Alcantara 1997
INDIRECT PROCEDURES
was originally published in English in 1996.
This translation is published by arrangement
with Oxford University Press.

本書は *Indirect Procedures*（1996, 原文英語）の全訳であり、
オックスフォード大学出版局との合意に基づき刊行された。

音楽家のための
アレクサンダー・テクニーク入門

2009年4月1日　初版第1刷発行

著　者＝ペドロ・デ・アルカンタラ
監訳者＝小野ひとみ
訳　者＝今田匡彦
発行者＝神田　明
発行所＝株式会社　春秋社
　　　　〒101-0021 東京都千代田区外神田2-18-6
　　　　電話　（03）3255-9611（営業）・（03）3255-9614（編集）
　　　　振替　00180-6-24861
　　　　http://www.shunjusha.co.jp/
装　幀＝本田　進
印刷・製本＝萩原印刷株式会社

ISBN 978-4-393-93495-1 C0073　　　　Printed in Japan, Shunjusha
定価はカバー等に表示してあります

春秋社

アレクサンダー・テクニーク
やりたいことを実現できる〈自分〉になる 10 のレッスン

小野ひとみ　惰性の習慣、無駄な緊張、身体不在の意識先行で本来の力を失っている
　　　　　　現代人。今・ここにある自分への気づきを促し、自由自在な動きを取り
　　　　　　戻す、注目の心身コントロール法。　　　　46 判変型／208 頁／1680 円

ピアニストならだれでも知っておきたい「からだ」のこと

T. マーク／小野ひとみ（監訳）・古屋晋一（訳）
　　　　　　コナブルのボディ・マッピングによる「身体の正しい使い方」。骨格・
　　　　　　筋肉の正しい情報と、自分の身体への鋭敏な筋感覚を養うエクササイズ
　　　　　　を満載。望み通りの演奏を目指して。　　　46 倍判／200 頁／2415 円

音楽家の 身体メンテナンス BOOK

J. ジュベット・イ・ルセット＋ G. オーダム／中村ひろ子（訳）
　　　　　　最高のパフォーマンスを目指して。スポーツ医学を応用し、身体の基本
　　　　　　的な構造・機能を解説。音楽家によくあるケガや不調、あがり症の対処
　　　　　　や日常のトレーニング法を提案。　B5 判変型フルカラー／152 頁／2625 円

ピアノ奏法　音楽を表現する喜び

井上直幸　　あなたはピアノを楽しんで弾いていますか？　自分の音楽を表現できて
　　　　　　いますか？　ピアニストが語る音楽表現。　A5 判／176 頁／2100 円

DVD ブック ピアノ奏法

井上直幸（演奏・解説）
　　　　　　第①巻 作曲家の世界：代表的作曲家 7 人の様式特徴と演奏法。
　　　　　　第②巻 さまざまなテクニック：腕・手指の用法、タッチとペダリング。
　　　　　　　　　A5 判変型ケース入／各 68 頁／DVD ① 116 分 ② 75 分／各巻 2940 円

シャンドール ピアノ教本　身体・音・表現

G. シャンドール／岡田暁生（監訳）
　　　　　　華麗な名人芸で著名なピアニストが指奏法・重力奏法の誤りを明快に指
　　　　　　摘。指〜腕を効率的にコーディネートする 5 つの基本動作を提唱する
　　　　　　ロングセラー。図版・譜例 150 点。　　　A5 判／368 頁／2940 円

指揮者の奥義

H. シェルヒェン／福田達夫（訳）
　　　　　　500 に及ぶ作品例と実習曲（ベートーヴェン交響曲第 1 番他）を基に、
　　　　　　指揮の教え方・学び方を詳説した名指揮者による実践書。明晰かつ変幻
　　　　　　自在なタクトの妙技が明かされる。　　　46 判／368 頁／2940 円

価格は税込